Der schmale Pfad zum Glück
Eine Wegbeschreibung zur inneren Harmonie

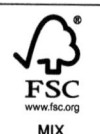

Jürgen Kramke

Der schmale Pfad zum Glück

Eine Wegbeschreibung zur inneren Harmonie

Bibliografische Information der Deutschen Bibliothek:
Die Deutschen Bibliothek verzeichnet diese Publikation in der
Deutschen Nationalbibliographie; detaillierte bibliographische
Daten sind im Internet über http://dnb.ddb.de abrufbar.

© 2019 Jürgen Kramke
Umschlaggestaltung und Bilder Petra Kramke
Überarbeitete Neuauflage
Alle Rechte vorbehalten
Herstellung und Verlag: Books on Demand GmbH, Norderstedt

ISBN: 978-3739225975

Inhaltsverzeichnis

Vorwort

Leider wird den meisten Menschen der Keim zum Unglücklichsein bereits in die Wiege gelegt. Die von den Eltern und Lehrern vermittelten Werte, wie z. B. das Streben nach Besitz, Macht und Durchsetzungsvermögen, tragen nicht gerade dazu bei, ein ausgeglichener und glücklicher Mensch zu werden. Denn solange der Mensch die in der Welt so hoch angesehenen Ziele noch nicht erreicht hat, ist er unglücklich. Hat er sie dann nach vielen Mühen erreicht, merkt er, dass ihm das Glücksgefühl durch die Hände gleitet. Und er muss sehr viel Energie dafür aufwenden, um das Erreichte zu bewahren und wenn möglich zu vermehren.

Dieser kräftezehrende Prozess führt nicht selten zu der Erkenntnis, dass die Freuden und das Glück, wie sie die Welt mit ihren vielfachen Verlockungen zu geben vermag, meist nur von kurzer Dauer sind. Hier dämmert dem verzweifelt nach einem Ausweg suchenden Menschen die Erkenntnis, dass Glücklichsein eine Kunst ist, die erlernt werden will.

Der schmale Lehrpfad zum Glücklichsein führt nicht selten zur Religion. Zu dieser Erkenntnis ist auch der bekannte Tiefenpsychologe Carl Gustav Jung gelangt, als er schrieb: *„Unter allen meinen Patienten jenseits der Lebensmitte, das heißt jenseits 35, ist nicht ein einziger, dessen endgültiges Problem nicht das der religiösen Einstellung wäre. Ja, jeder krankt in letzter Linie daran, dass es das verloren hat, was lebendige Religionen ihren Gläubigen zu allen Zeiten gegeben haben, und keiner ist wirklich geheilt, der seine religiöse Einstellung nicht wieder erreicht, was mit Konfession oder Zugehörigkeit zu einer Kirche natürlich nichts zu tun hat."*
(C. G. Jung, Gesammelte Werke, Band 11, 362)

Während meiner langjährigen Vortragsarbeit sind einige Kurzgeschichten und Feierstunden entstanden, die das Thema "Glücklichsein" in einfühlsamer Weise aufgreifen. Die meist emotional angelegten Texte möchten den Leser dazu verführen, für kurze Zeit dem Stress des Alltags zu entfliehen, um sich auf die wirklich wichtigen Dinge des Lebens besinnen zu können. In diesen Geschichten nimmt Jesus Christus eine zentrale Stellung ein, denn Er hat wie kein Zweiter auf dieser Welt, den Weg zum wahren Glück aufgezeigt.

Viel Freude beim Lesen dieses Buches wünscht Ihnen
Jürgen Kramke

Der Lotse

Leider ist es in der heutigen Zeit etwas aus der Mode gekommen, sonntags in die Kirche zu gehen, um gemeinsam mit anderen Menschen Gott die Ehre zu erweisen. Abgesehen davon, dass für die meisten Menschen Gott überhaupt nicht existiert, ist der Kirchenbesuch selbst für die Menschen, die an Gott glauben, oftmals mit so vielen Hindernissen verbunden, dass sie es vorziehen, die für den Kirchgang notwendige Zeit anderwärtig zu verwenden. Die meist mehr oder weniger gut nachvollziehbaren Gründe für das Fernbleiben von den Feierstunden sind so vielgestaltig, dass man darüber wahrscheinlich ein Buch schreiben könnte.

Ich denke, dass die Prediger in den verschiedenen Kirchengemeinden meist vor leeren Bänken stehen, liegt nicht unbedingt daran, dass die Prediger so schlecht sind, oder dass das, was sie zu sagen haben, alles verstaubter Schnee von gestern ist. Ich glaube, der hauptsächliche Grund für das Fernbleiben der Menschen liegt darin, dass Gott in unserer Gesellschaft so gut wie gar keine Rolle mehr spielt. Egal in welchem meinungsbildenden Medium man schaut, Gott spielt in den Meldungen, wenn Er überhaupt erwähnt wird, nur eine völlig unbedeutende Statistenrolle. Die wirklichen Helden unserer Zeit sind Tennisspieler, junge, gut aussehende Schauspieler und Torwarte. In der Regel spielt Gott im Leben dieser Personen, wenn überhaupt, keine besonders wichtige Rolle. Zumindest aber erwecken sie bei ihren großen Fangemeinden nicht unbedingt den Eindruck, dass man den ungezügelten Spaß und die Freude an weltlichen Vergnügungen zugunsten eines nebulösen Gottes infrage stellen sollte.

Es ist daher nicht weiter verwunderlich, wenn dank der Medien die Menschen der heutigen Zeit auf alles Mögliche Lust haben, nur auf den ihnen unbekannten Gott haben sie keine Lust. Sie sind bereit für die Dinge, die ihnen Spaß und Ablenkung vom trüben Alltag bringen, viel Geld, Zeit und Energie aufzubringen, aber die Zeit, darüber nachzudenken, welchen Stellenwert Gott im Leben des Menschen haben sollte, haben sie nicht.

Eine, so finde ich, sehr bedauerliche Entwicklung in unserer Gesellschaft, denn auf diese Art und Weise werden in unserer mediengesteuerten Welt Menschen erzogen, die von der wirklichen Freude und der wahren Glückseligkeit keinerlei Vorstellungen haben. Einer Freude, die völlig unabhängig von dem Besitz materieller Güter ist, einer Freude, die nicht davon abhängt, ob der Mensch von anderen Menschen um seiner selbst willen geliebt wird, einer Freude, die nicht von außen in den Menschen hinein getragen wird, sondern die aus dem tiefsten Innern des Menschen emporwallt. Mit dieser Art von Freude kann die umsatzorientierte Mediengesellschaft natürlich nicht allzu viel anfangen, denn eine Freude, die von innen heraus kommt, die nicht teuer erkauft werden muss, bringt keine Werbeeinnahmen und somit keinen materiellen Gewinn. Und überhaupt, was nichts kostet, hat bekanntlich keinen Wert.

Ich denke, die medienorientierten Menschen der heutigen Zeit wissen meist gar nicht, mit wie viel Kraft und Energie es verbunden ist, von einer auf äußere Anreize angewiesenen Lebensliebe zu einer aus dem Inneren entspringenden Gottesliebe zu gelangen. Damit der Mensch einen Seelenzustand erreicht, der in ihm wahre Freude aufkommen lässt, sind oftmals schwerste innere Kämpfe notwendig. Es ist einer der schwierigsten Kämpfe im Leben des Menschen, wenn er seinen weltzugewandten Willen soweit umbilden will, dass durch das urwaldähnliche Dickicht der Begierden und weltlichen Neigungen der eine oder andere Strahl der göttlichen Liebe durchdringen kann.

Doch bevor dies geschehen kann, muss der Verstand des Menschen erkennen, dass die durch äußere Reize entstehende Befriedigung des weltzugewandten Willens ein ausgesprochen unökonomisches Unterfangen ist. Denn der aus der Lebensliebe gespeiste Wille des Menschen braucht immer wieder neue und bessere Außenimpulse, um meist nur für kurze Zeit zufrieden zu sein. Der Verstand ist normalerweise in der Lage zu erkennen, dass die ungezügelte Befriedigung des Willens mit weltlichen Lustbarkeiten langfristig zu einem Desaster führt. Zumal die göttliche Vorsehung dafür sorgt, dass es im Leben des Menschen immer wieder Situationen gibt, die dem Verstand die Begrenztheit und die Endlichkeit des irdischen Lebens vorführen. Die Folge dieses Erkennens ist die, dass der Verstand nach Auswegen sucht, die dem Willen, unabhängig von äußeren Reizen, Zufriedenheit schenken. Wenn er nun wahrhaftig sucht, dann wird er nicht umhin kommen, sich mit der Religion auseinander zu setzen. Die Auseinandersetzung mit Gott kann, wenn der Verstand des Menschen offen genug ist, dazu führen, dass es zu einer Verbindung der göttlichen Liebe mit dem Verstand kommt. Die daraus entspringende Weisheit ist die Kraft, die es dem Verstand ermöglicht, den nach weltlicher Befriedigung schielenden Willen umzubilden.

Jetzt geht der innere Kampf erst richtig los. Denn der weltzugewandte Wille ist nicht so ohne Weiteres bereit, von den vielen lieb gewonnenen im Falschen begründeten Wahrheiten loszulassen. Er wird immer wieder Begründungen finden, warum der Mensch unbedingt die eine oder andere weltliche Befriedigung benötigt. Er wird versuchen, den für die Befriedigung seiner weltlichen Gelüste schädlichen Einfluss der göttlichen Liebe zu unterbinden.

Spätestens an dieser Stelle der Weisheitsentwicklung wird der Verstand erkennen, dass er den Kampf gegen die Weltliebe in seiner Seele nicht allein gewinnen kann. Die aus der Erziehung stammenden Bedürfnisse nach weltlichen Glücksimpulsen sind im Willen des Menschen so stark verankert, dass es die von der göttlichen Liebe inspirierte Weisheit des Verstandes nicht ohne Hilfe schafft, den Willen umzubilden.

Was kann der Verstand in dieser Situation tun? Wie soll er als Steuermann das kleine Boot seiner Seele durch die gierigen Wogen der Welt führen, die alles daransetzen seine Lebensliebe zu verschlingen? Die Welt mit ihrer breiten Palette an materiellen Ablenkungen und Vergnügungen ist doch inzwischen so perfekt organisiert, dass es für den einzelnen Menschen einer kaum zu schaffenden Anstrengung bedarf, um diesen Verlockungen nicht zu erliegen. Um überhaupt eine Chance zu haben, durch das tobende Meer der weltlichen Verführungen einen sicheren Hafen zu erreichen, ist es unumgänglich, einen Lotsen an Bord zu nehmen.

Nun gibt es natürlich eine Menge Lotsen auf dieser Welt, die von sich sagen, dass sie die optimalen Voraussetzungen mitbringen, um unser kleines Seelenboot durch das tosende Meer der Welt mit ihren vielen Untiefen und Sandbänken zu führen. Das Erste, was diese Lotsen machen, besteht darin, dass sie uns ihre meist aus esoterischen Büchern bestehenden Seekarten verkaufen. Damit verknüpfen sie die Zusage, dass wir uns nur genau an ihre in den Seekarten angegebenen Routen halten müssen, um in den von ihnen als sicher propagierten Hafen zu gelangen. Ein kleines Detailproblem bei diesen Lotsen besteht darin, dass sie uns für gutes Geld lediglich die Karten mit einer mehr oder weniger guten Wegbeschreibung verkaufen, uns aber ansonsten ganz allein das Boot steuern lassen.

Leider sind viel zu viele Menschen, als sie allein gelassen nur mit einer auf Weltlotsen basierenden Seekarte durch das von Ungewittern hochgepeitschte Weltenmeer fuhren, in den Untiefen der falschen Begründungen versunken. Andere wiederum sind auf den Sandbänken ihrer neuen Philosophien aufgelaufen, ohne zu merken, dass sie bei der Umbildung ihres Willens feststecken. Aber dennoch gibt es Menschen, die den von diesen Lotsen versprochenen Hafen erreicht haben. Dort angekommen zurren sie an der Hafenmauer das Boot ihrer Seele fest, begeben sich in die nächste Herberge und wiegen sich in Sicherheit.

Doch diese Sicherheit, die sich meist auf die Philosophien von Menschen stützt, ist trügerisch. Denn der Sturm weltlicher Begründungen kennt keinen Halt vor weltlichen Glaubensgebäuden. Kaum glaubt sich die Seele sicher vor den Anfechtungen der Welt, schon stürmen neue und natürlich noch bessere Weltlotsen in die Herberge und wollen uns ihre wesentlich besseren Seekarten verkaufen. Sie beeilen sich, uns zu versichern, dass ihre Karten wesentlich genauer und detailreicher sind und dass das von ihnen angepriesene Ziel viel besser als diese dunkle Kaschemme ist. Und so wandern die suchenden Menschen von einem esoterisch-philosophischen Hafen zum anderen, ohne dem Ziel einer wahrhaftigen Umwandlung ihrer Seele näher zu kommen.

Irgendwann, meist nach vielen Umwegen, wendet sich der Verstand an einen Lotsen, der ihm bisher nicht in den Sinn gekommen ist, weil er einerseits in der Welt nicht so besonders angepriesen wird und weil er andererseits seine Dienste umsonst anbietet, was ja doch recht verdächtig ist. Denn was nichts kostet, kann ja wohl auch nicht viel wert sein. Aber dennoch, nach den vielen angefahrenen Häfen, die sich alle als ziemlich dunkle Orte herausgestellt haben, in denen die Seele keinen Frieden gefunden hat, kann es ja nichts schaden, diesem von der Welt verschrienen Lotsen einen Besuch abzustatten.

An der Haustür des kleinen freundlich aussehenden Hauses am Rande der Stadt steht der wohlklingende Name Jesus Christus. Kaum haben wir den Klingelknopf berührt, öffnet sich schon die Haustür, und ein freundlicher Mann, so um die 30, schaut uns liebevoll in die Augen und fragt uns, was er denn für uns tun könne. Ein wenig verdutzt über den ungewöhnlich angenehmen Empfang, fragen wir etwas zögerlich, ob er uns eine Seekarte verkaufen kann, mit der wir durch das tosende Meer unserer weltzugewandten Lebensliebe in einen sicheren Hafen gelangen können. Wir erklären ihm, dass uns unsere bisherigen Reisen meist nur in ganz finstere, von den dunklen Wolken der weltlichen Wünsche und Begierden verhangene

14

Häfen geführt haben, in denen sich weder ein innerer Frieden noch helle Erkenntnisse einstellen wollten.

Nachdem uns Jesus Christus geduldig mit liebevollem Ernst zugehört hat, spricht Er die folgenden Worte: *„Ich bin das Licht der Welt; wer mir nachfolgt, wird nicht im Finstern gehen, sondern das Licht des Lebens haben".* (Joh. 8,12)

Natürlich versteht unser Verstand diese Worte nicht und fragt sofort nach, was Jesus damit sagen will. Dieser antwortet:

„Kommt zu mir alle, die ihr mühselig seid und beladen, und ich will euch erquicken. Nehmt mein Joch auf euch und lernt von mir, denn ich bin sanftmütig und demütig von Herzen, und ihr werdet Erquickung finden für eure Seelen, denn mein Joch ist sanft, und meine Bürde ist leicht." (Matth. 11,28)

Okay denkt sich der Verstand, das hört sich ja alles ganz gut an, und darum bittet er den Lotsen Jesus Christus aus alter Gewohnheit, dass er ihm eine Seekarte geben soll, mit der er sein kleines Lebensschifflein in den nächsten und hoffentlich sicheren Hafen lenken kann. Jesus lässt sich auch nicht lange bitten und holt aus den hinteren Räumen seines einfach, aber sehr geschmackvoll eingerichteten Hauses ein recht umfangreiches Kartenwerk mit dem klangvollen Namen „Heilige Schrift" hervor. Der Verstand nimmt das Buch entgegen, bedankt sich und begibt sich in die Kajüte seines Lebensbootes, um dieses neue Kartenwerk zu studieren.

Als inzwischen erfahren im Umgang mit dieser Art von Seekarten, erkennt der Verstand recht bald, dass dieses Kartenwerk anders als all die anderen bisher verwendeten Karten ist. Und in der Tat ist es so, dass die Heilige Schrift gegenüber all den anderen von Menschen verfassten Schriften den Vorzug hat, dass sich Gott durch sie den Menschen offenbaren will. Durch die Bibel kann der suchende Mensch alles erfahren, was er wissen muss, um sein Lebensschifflein so zu führen, dass es nicht an den vielen Klippen der weltlichen Versuchungen zerschellen muss.

Durch das Studium der Heiligen Schrift kann der Mensch erfahren, welch herrliche Eigenschaften Gott hat und welch ein hohes Ziel Er für den Menschen vorgesehen hat. Er kann erfahren, wovor sich der Mensch in Acht nehmen sollte und welche Fehler er im Laufe seiner Persönlichkeitsentwicklung vermeiden sollte. Je mehr sich der Verstand des Menschen mit der Bibel auseinandersetzt, um so deutlicher wird ihm bewusst, warum ihn die bisherigen weltdurchtränkten Philosophien weder den erhofften Frieden noch die notwendige Weisheit bringen konnten, um seinen Willen umzubilden. Ihm wird klar, dass es im Grunde genommen nur eine wahre Seekarte der Liebe und Weisheit gibt, die es dem Verstand ermöglicht, den Willen umzubilden. Alle anderen Karten sind oftmals so weit von der Wahrheit entfernt, dass es überhaupt nicht verwunderlich ist, dass die bisherigen Versuche gescheitert sind, einen sicheren und lichtdurchfluteten Hafen anzusteuern, in dem die menschliche Seele die Voraussetzungen findet, um die Glückseligkeit zu erlangen.

Durch das Studium der Seekarte mit dem Namen „Heilige Schrift" erkennt der Verstand aber noch etwas, was sein ganzes weiteres Handeln beeinflussen wird. Ihm wird nämlich bewusst, was der von der Welt verachtete Lotse Jesus Christus damit meinte, als Er sagte, dass Er das Licht der Welt sei. Er spürt, dass die Worte, welche von Jesus in der Bibel aufgezeichnet sind, tiefe Wahrheiten sind, deren Beachtung dem Verstand lichtvolle Weisheitsimpulse schenkt, die ihm zum ersten Mal die Mittel in die Hand geben, seinen Willen umzubilden. Er erkennt, dass Jesus Christus das Licht ist, das die Finsternis aus seiner Seele verbannen kann. Aber er erkennt auch, dass dieses Unterfangen einer so großen Kraftanstrengung bedarf, dass er dies ohne Hilfe nicht umsetzen kann.

Wenn dann der Verstand deprimiert in der Kajüte seines Lebensbootes sitzt, kommen ihm die Worte in den Sinn, welche Jesus zu ihm bei seinem ersten Besuch gesprochen hatte. Ihm wird langsam bewusst, das die Worte: *„Kommet alle zu mir, die ihr mühselig und beladen seid, ich will euch erquicken"*, auch etwas mit ihm selbst zu tun haben. Und so begibt sich der Verstand noch einmal zu dem Lotsen, um ihn zu fragen, ob er ihm jemanden empfehlen könnte, der ihn bei seiner hoffentlich letzten Fahrt durch die tobende See seiner Seele behilflich sein könnte.

Der Daumen will gerade den Klingelknopf berühren, als sich die Tür des Lotsenhauses öffnet und Jesus Christus, mit schwerem Ölzeug bekleidet, in der Tür steht. Der Verstand erschrickt, denn damit hat er nicht gerechnet, dass Jesus gerade einen Job übernehmen muss und von daher sicherlich keine Zeit für ein kurzes Gespräch hat. Er will sich schon völlig entmutigt abwenden, als Jesus ihm zu verstehen gibt, dass Er bereits auf ihn gewartet hat, um mit ihm gemeinsam die große Fahrt anzutreten. Völlig verblüfft geht der Verstand gemeinsam mit Jesus Christus in das Führerhaus seines Lebensbootes und begibt sich mit ihm auf die Reise zum Hafen der himmlischen Glückseligkeit.

Die Tatsache, dass Jesus mit schwerem Ölzeug bekleidet ist, deutet schon darauf hin, dass diese Fahrt sicherlich kein Zuckerschlecken wird. Ganz im Gegenteil, Jesus kennt doch all unsere Seelenuntiefen, Er weiß doch um die versteckten Weltwinkel in unserem Willen und Er kann uns nicht eher in den Hafen der himmlischen Glückseligkeit einlaufen lassen, bis die letzte Sandbank weltlicher Philosophien abgetragen und die letzte Untiefe weltlicher Begründungen mit himmlischen Weisheiten aufgefüllt ist. Jesus ist aber auch derjenige, der uns in den Zeiten, in denen wir ob der großen Turbulenzen in unserer Seele verzagen wollen, Kraft und Zuversicht schenkt. Er macht uns Mut, wenn wir ängstlich werden, Er schenkt uns Ruhe, wenn wir aufgeregt werden, Er gibt uns Kraft, wenn wir schwach werden, und Er hält uns, wenn wir zu fallen drohen. Der Herr Jesus Christus ist der einzige Lotse in unserem Leben, auf den wir uns wirklich immer und zu jeder Zeit einhundertprozentig verlassen können. Er ist unser Wegbereiter, unsere Wahrheit und unser Leben.

Für mich ist es ein sehr schöner Gedanke, dass der Herr im Leben eines jeden Menschen der Lotse sein möchte. Mir leuchtet es auch ein, dass der Mensch erst einmal die wichtigsten Passagen des großen, vom Herrn empfohlenen Kartenwerks kennen muss, bevor Jesus das Führerhaus unseres Lebensbootes betreten kann. Denn solange in unserem Willen die Liebe zur Welt vorherrscht und unsere Weisheit aus rein weltlichem Wissen besteht, solange ist in unserer Seele einfach kein Platz für Jesus.

Bereits durch das Studium des reinen Wortsinns der Heiligen Schrift wird dem Menschen aufgezeigt, welche Gesetzmäßigkeiten ihm auf seinem weiteren Lebensweg helfen können, den Willen in neue Bahnen zu lenken. Eine um ein vielfaches größere Hilfe wird die Heilige Schrift für denjenigen, der beim Lesen die Lehre der Entsprechungen[1] anwendet. Wer dies tut, dem wird bald bewusst, dass es Gott gefallen hat, dem Menschen eine Seekarte in die Hand zu geben, mit deren Hilfe er alle Untiefen in seiner Seele ausloten kann. Dem Verstand des Menschen wird recht schnell klar, dass er das Führerhaus in seinem Lebensboot möglichst

---

[1] siehe Seite 250

schnell von all dem zurückgelassenen Zeug der früheren Lotsen befreien muss, damit für den einzig wahren Lotsen Jesus Christus Platz ist.

Der Verstand muss lernen, welch eine große Bedeutung die Worte: *„Prüfet alles und behaltet das Gute!"* haben. Er muss all sein bisher als sicher geglaubtes Wissen dahin gehend überprüfen, ob sich nicht als Wahrheit getarnte Weltfalschheiten in seiner Seele manifestiert haben, die Jesus daran hindern, unser Lotse zu sein. Er muss sich fragen, ob denn die vielen alltäglichen Dinge, mit denen er sich umgibt, auch wirklich im Sinne Jesu sind.

Was nutzt es meiner Seele, wenn ich z. B. daran glaube, dass mich bestimmte Edelsteine, die ich an meinem Körper trage, mehr vor Krankheiten schützen als das tägliche Gebet zum Herrn, der von sich sagt, dass Er unser Heiland sein will? Was bringt es meiner Seele, wenn ich mein Seelenheil bei einem Psychologen suche, der nicht an Gott glaubt und somit auch nur ein sehr begrenztes Wissen über die Seele des Menschen haben kann, wo uns doch Jesus zuruft: *„Kommet alle, die ihr mühselig und beladen seid, Ich will euch erquicken."* Welchen Wert hat es für meine Seele, wenn ich einen großen Teil meiner Lebenszeit damit verbringe, mich z. B. mit fernöstlichen Philosophien auseinanderzusetzen, während ich für den, der von sich sagt, dass Er das Licht der Welt ist, so gut wie keine Zeit habe?

Diese oder ähnliche Dinge liegen bunt durcheinander gewürfelt im Führerhaus des Lebensbootes herum und warten darauf, von dem Verstand über Bord in das Meer des Vergessens geworfen zu werden. Die Bibel mit ihren tiefen Gedanken kann ihm dabei eine große Hilfe sein. Wenn er sich durch sie darüber bewusst wird, dass Gott die alles umfassende Liebe ist und dass durch Jesus Christus die göttliche Weisheit Mensch geworden ist, deren Hauptinteresse darin besteht, jeden einzelnen Menschen so zu führen, dass die göttliche Liebe in seine Seele einfließen kann, dann hat der Verstand die Messlatte gefunden, an der sich alle Dinge der Welt messen lassen. Dann sollte es ihm auch nicht mehr so schwer fallen, all die vielen Facetten des Lebens danach abzuklopfen, ob sie mit den Leitsätzen unseres Herrn Jesus Christus vereinbar sind.

Wenn der Mensch dies tut, dann ist die Zeit nicht mehr fern, und der Lotse aller Lotsen zieht in die Kajüte seines Lebensschiffes ein, um mit ihm gemeinsam die nicht immer einfache Fahrt durch das Meer des Lebens zu beginnen. Dazu setzt der Verstand die Segel und lässt sich gemächlich von dem Wind der göttlichen Wahrheit aus dem schützenden Hafen der weltlichen Begründungen hinaustreiben. Kaum hat die Seele das offene Meer seines weltzugewandten Willen erreicht, brechen auch schon die Stürme des im Falschen begründeten und nach weltlicher Befriedigung strebenden Willens los. Der Verstand hält das Ruder des Bootes fest umklammert und steuert, so gut es eben geht, gegen die Wellen der Begierden an. Der Sturm wird immer stärker, und die Wellen nehmen Dimensionen an, die der Seele angst und bange werden lassen. In dieser extrem unangenehmen Situation fällt dem Verstand ein, dass ja unten in der Kajüte der Lotse sitzt und eigentlich nur darauf wartet, das Ruder übernehmen zu dürfen.

Ja lieber Leser ist es in unserem Leben nicht auch manchmal so, dass wir versuchen, aus eigener Kraft durch die äußeren und inneren Anfeindungen der Welt zu gehen? Ertappen wir uns nicht auch bisweilen dabei, dass wir uns in der Zeit weltlicher Anfechtungen viel zu spät, oftmals gar nicht, an unseren Herrn Jesus Christus wenden? Wenden wir uns nicht noch viel zu oft an die Lotsen der Welt, obwohl unser Jesus in vollem Ölzeug mit der besten Seekarte der Welt unter dem Arm nur auf einen Wink von uns wartet, um unser Lebensruder übernehmen zu können?

Und dies, obwohl wir wissen, dass nur Jesus uns den Weg zur wahren Glückseligkeit zeigen kann, dass nur Er die notwendigen Wahrheiten kennt, die uns von dem Joch unserer Weltzugewandtheit befreien können und wir nur durch Ihn das wahre unsterbliche Leben erhalten können! Nur Jesus allein ist die Instanz in der gesamten Schöpfung, die jedem Einzelnen von uns den Weg aus seiner Weltgefangenschaft weisen kann. Nur mit Jesus können wir den Hafen der göttlichen Liebe und Weisheit erreichen.

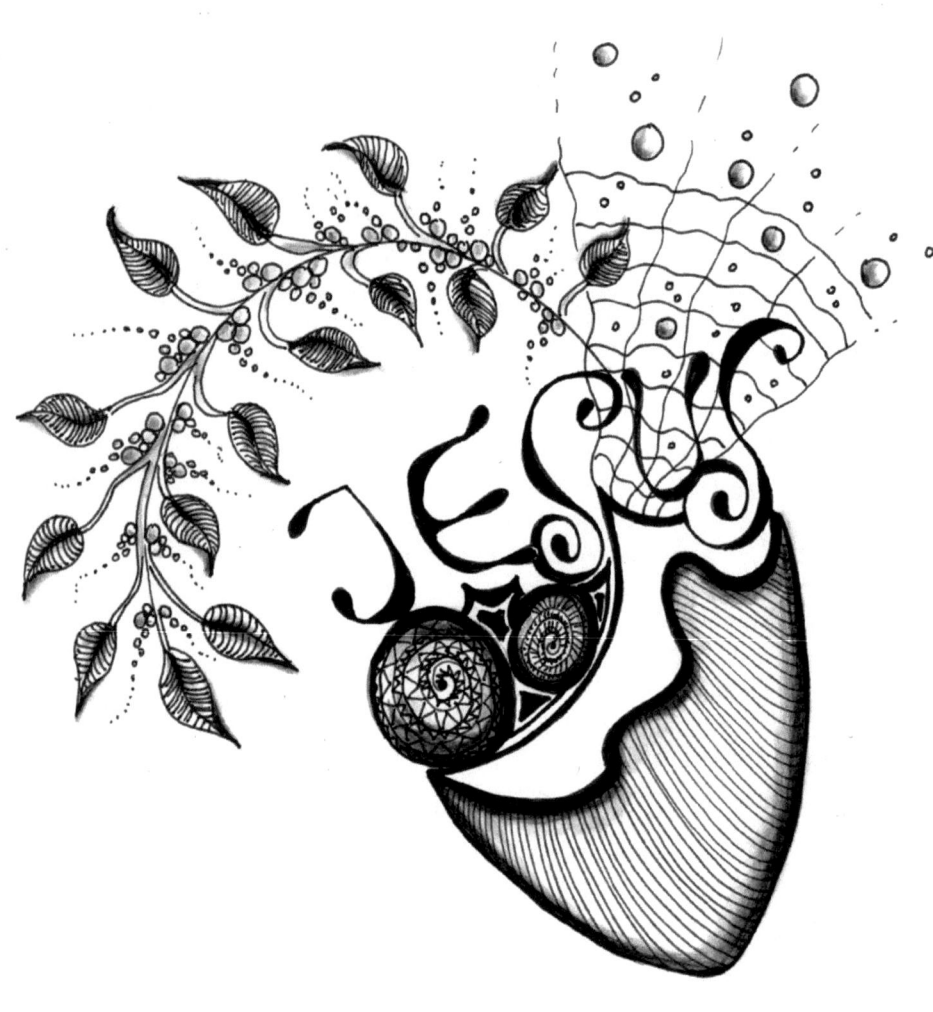

Als nun das Wort Gottes erklang, da erschien dieses Wort in jeder Kreatur, und dieser Laut war das Leben in jedem Geschöpf. Aus dem gleichen Wort heraus wirkt des Menschen Geist die Werke, aus dem gleichen Laut bringt die Vernunft ihre Werke tönend, rufend oder singend
hervor. [Hildegard von Bingen (1098 - 1179)]

Die Liebe als Grundlage des Lebens

Wer sich einmal eine der vielen Fernsehserien anschaut, wird sehr schnell bemerken, dass von den Menschen des ungezügelten Fernsehkonsums der Begriff "Liebe" häufig mit körperlichem Wohlbefinden in Verbindung gebracht wird. Wenn das im Film dargestellte Paar eine sexuelle Beziehung eingeht, wird dies als ein Beweis dafür gesehen, dass die beiden sich lieben. In diesen Filmen wird dem Zuschauer suggeriert, dass es sich bei der körperlichen Einlassung auf einen anderen Menschen um Liebe handelt, wenn mindestens einer der beiden danach den Wunsch verspürt, mit dem Anderen eine feste Beziehung einzugehen.

Leider haben diese Serien auf sehr viele Menschen eine prägende Wirkung. So wie die Gewaltbereitschaft vieler Jugendlicher durch die oft brutalen Gewaltszenen der Fernsehserien beeinflusst wird, so prägt sich auch bei den Menschen der heutigen Zeit ein völlig falsches Bild für den Begriff "Liebe" ein. Dieser auf körperlichen Lustgewinn basierende Liebesbegriff führt dazu, dass die Menschen sich nur dann geliebt fühlen, wenn dies mit einem körperlichen Wohlbefinden einhergeht. Dies kann so weit gehen, dass die Liebe auf den Auslöser für das körperliche Wohlbefinden übertragen wird. Und das muss nicht unbedingt ein Mensch sein, es kann auch ein Tier oder ein Auto sein.

Der Begriff „Liebe" wird in unserer Gesellschaft meist mit „Fun" und Spaß in Verbindung gebracht. Alles, was dem Menschen gute Gefühle, Kurzweil und Entspannung bringt, liebt er, alles was ihm schlechte Gefühle, Langeweile und Stress bringt, liebt er nicht. Gibt ihm sein Partner gute Körpergefühle, ist er seiner Meinung und verhält sich das Gegenüber so, wie er es sich wünscht, dann liebt er seinen Partner und der Partner liebt ihn. Erfüllt der Partner diese Kriterien nicht, dann kann es mit der Liebe sehr schnell vorbei sein.

Diese weitverbreitete Form der Liebe hat einen gravierenden Nachteil, sie muss permanent bestätigt werden. Die Frage, ob mich mein Partner, mein Hund oder mein Auto noch lieben, taucht immer wieder aufs Neue auf, wenn sich mein Wohlbefinden verschlechtert. Natürlich gibt es verschiedene Techniken, eventuellen Liebesverlusten entgegenzuwirken. Ich kann meinem Partner etwas kaufen, von dem ich weiß, dass er sich freut. Diese Freude führt in der Regel dazu, dass sich der Partner für eine gewisse Zeit so verhält, wie ich es brauche, um mich geliebt zu fühlen. Bei einem Hund ist das Problem sehr schnell durch den Kauf eines neuen Kauknochens zu lösen. Und bei einem Auto kann die Anbringung eines neuen Rallyerückspiegels schon wahre Wunder wirken.

Bei genauerer Betrachtung dieser von den Medien propagierten Liebe handelt es sich um eine ausgeprägte Eigenliebe. Der Mensch liebt nur noch die Dinge, die mit möglichst wenig Aufwand an Zeit, Energie und Geld sein Wohlbefinden steigern. Verhält sich das Gegenüber so, dass es dem Menschen mit minimalen Aufwand „Fun" bringt, so ist er schnell bereit, von Liebe zu sprechen.

Es ist leicht nachzuvollziehen, dass diese Form der Liebe keine wirklich tiefen Empfindungen entstehen lässt. Ein Mensch, der Liebe mit der Befriedigung seines körperlichen Wohlbefindens verwechselt, wird sich nur schwer vorstellen können, was damit gemeint sein könnte, wenn der Psalmist David voller Freude ausruft: „Ich bin von Liebe erfüllt, denn es hörte der Herr auf mein lautes Flehen." (Ps. 116,1)

Und natürlich wird der von Fernsehserien geprägte Mensch auch nichts mit der Liebesdefinition eines Paulus anfangen können, wie er sie in seinem Brief an die Korinther beschreibt:

„Die Liebe übt Nachsicht; in Güte handelt die Liebe. Sie eifert nicht; die Liebe macht sich nicht groß, sie bläht sich nicht auf. Sie benimmt sich nicht ungehörig; sie sucht nicht das Ihre; sie lässt sich nicht erbittern; sie rechnet das Böse nicht an. Sie hat nicht Freude am Unrecht, freut sich jedoch an der Wahrheit. Sie erträgt alles, sie glaubt alles, sie hofft alles, sie duldet alles."

Offensichtlich spricht Paulus von einer Liebe, die sich weit über die Reduzierung auf körperliches Wohlbefinden erhoben hat. Eine Liebe, die nach der Befreiung von dem Joch der materiell abhängigen emotionalen Bestätigung strebt. Eine Liebe, die es dem Menschen ermöglicht, die weltlichen Begründungen seiner bisherigen Lebensphilosophie infrage zu stellen. Eine Liebe, die der Seele des Menschen soviel Freiraum schenkt, dass der im Innersten eines jeden Menschenherzens verborgene göttliche Liebessamen zum Keimen kommen kann. Eine Liebe, die den Menschen veranlasst, nach der Wahrheit zu suchen. Einer Wahrheit, wie er sie nur bei Gott finden kann.

Oft ist es so, dass nach vielen Schicksalsschlägen im Menschen der Wunsch aufkeimt, Gott kennenzulernen. All sein Bemühen, von der Welt geliebt zu werden, ist kläglich gescheitert. In seinem Inneren überkommt ihn die Ahnung, dass das Streben nach weltlichem Glück immer nur für kurze Zeit Freude bringt. Ihm wird bewusst, dass sein bisheriges Lebensfundament auf Sand gebaut ist, und in ihm kommt ein Sehnen nach unvergänglicher Freude auf.

Wenn der Mensch in dieser seelischen Verfassung bereit ist, sich auf die Heilige Schrift einzulassen, wird sich ihm eine neue, bisher ungekannte Lebensdimension auftun, er wird Wahrheiten und Liebestiefen kennenlernen, wie er sie sich in seinen kühnsten Träumen nicht vorstellen konnte. Er wird erkennen, dass es einer radikalen Änderung seines bisherigen Lebens bedarf, um wirkliche tiefe Liebe erfahren zu können. Und weil es dem Menschen sehr schwer fällt, den breiten Weg der materiell orientierten Liebe zu verlassen, hat es die göttliche Vorsehung so eingerichtet, dass ihm, wenn er es wünscht, ein Helfer zur Seite gestellt wird, der mit ihm gemeinsam den schmalen Pfad gehen will, der von der weltorientierten Scheinliebe zur himmlischorientierten Realliebe führt.

Es versteht sich von selbst, dass dieser Helfer jemand sein muss, dem einerseits alle Tücken des irdischen Lebens bekannt sind und der andererseits mit allen Geheimnissen der himmlischen Liebe und Weisheit vertraut ist. Er muss unglaublich viel Geduld haben, denn wir Menschen neigen immer wieder dazu, rückfällig zu werden. Er sollte selbst auf der materiellen Ebene Schweres erfahren haben, bevor in ihm die göttliche Liebe erwacht, gewachsen und zur Frucht gediehen ist. Der Helfer sollte eine Sprache sprechen, die wir auch verstehen können, und er sollte für uns individuelle Programme bereithalten, die unsere speziellen Schwächen und Stärken berücksichtigen. Und Er sollte die notwendigen Wahrheiten kennen, um uns den Weg zum ewigen Leben zeigen zu können.

Beim Studium des Neuen Testaments wird man auf eine Person stoßen, die diese eben aufgezählten Eigenschaften in einzigartiger Weise besitzt. Jesus Christus, unser Herr, erfüllt all die Eigenschaften, die ein weiser und liebevoller Führer besitzen muss, um uns Menschen aus der Falle unserer Eigenliebe herausführen zu können. Er besitzt Weisheit wie kein anderer, er ist geduldig und langmütig, Er hat auf dieser Erde viel Ungerechtigkeit und Leid erfahren müssen, und Seine Liebe hat einen so hohen Grad erreicht, wie sie einem Gott ebenbürtig ist. Dass Jesus diese Eigenschaften besitzt, geht schon allein aus der Tatsache hervor, dass Er unschuldig am Kreuze hängend ausrief: *„Vater vergib ihnen, denn sie wissen nicht was sie tun".*

Jesus Christus, der unschuldig zu Tode gebracht wurde und am dritten Tag nach seiner Beerdigung von den Toten zum Leben auferstanden ist, hat mit dieser Tat bewiesen, dass Er alles Wissen und alle Fähigkeiten besitzt, um den Tod zu überwinden. Wer könnte besser geeignet sein, uns, die wir in der finsteren Nacht der Welt leben, das Licht der Erkenntnis und der Liebe zu bringen? Jesus ist der Einzige, der den Kampf mit der Welt, mit all ihren Verlockungen, wirklich gewonnen hat. Dieser lebendige Jesus ist der Einzige, der uns, die wir mit der Welt verstrickt sind, den Weg zum Himmelreich zeigen kann.

Jesus Christus, der von sich mit Recht sagt, dass Er der Weg, die Wahrheit und das Leben ist, ruft uns zu: *„Kommet alle, die ihr mühselig und beladen seid, ich will euch erquicken."* Er reicht uns seinen starken Arm und will uns auf dem schmalen Pfad, der uns von der breiten Prachtstraße der glitzernden Welt wegführt, Führer und Stütze sein. Er möchte uns den kürzesten Weg zu wahrer Freude, wahrem Glück und wirklicher Liebe zeigen. Er möchte uns in ein Reich führen, in dem die Schätze weder von Motten noch von Rost verzehrt werden und wo es keine Diebe gibt, die einbrechen und stehlen wollen.

Die ganze Sache hat nur einen Haken. Und dieser Haken ist in uns selbst begründet. Wir Menschen neigen dazu, ungeduldig, besserwisserisch und unflexibel zu sein.

Es ist in unserem Leben doch oft so, wie wenn wir in einer uns unbekannten Berggegend eine Wanderung zum Gipfel unternehmen wollen. Wir schließen uns einem Bergführer an und kommen gut voran. Natürlich geht uns das alles viel zu langsam und irgendwie nerven auch die ständigen Ratschläge des Bergführers, aber dennoch erreichen wir gut gelaunt die erste auf dem Weg zum Gipfel liegende Berghütte. Dort angekommen bereitet es uns ein großes Vergnügen, die Speisen und Getränke des Hüttenwirts ausgiebig zu verkosten. Die Mahnungen unseres Bergführers, den Magen nicht zu überlasten, ignorieren wir, denn wir wissen ja wohl am besten, was wir uns zutrauen können und was nicht. So vergeht die Zeit, wir werden müde und träge, sodass wir unsere Wanderung abbrechen müssen und ohne nur in die Nähe des Gipfels gekommen zu sein, gerade noch rechtzeitig vor der Dunkelheit den Abstieg zum Ausgangspunkt unserer Wanderung schaffen.

Geht es uns nicht oft genauso, wenn wir durch das unbekannte Gebirge unserer weltzugewandten Seele wandern? Am liebsten halten wir uns in den bequemen, meist in schattigen Tälern liegenden Dörfern auf, wo wir all die angenehmen weltlichen Ablenkungen haben, wie sie uns in einem touristisch erschlossenen Ort geboten werden. Dass das Licht der göttlichen Liebe und Weisheit nicht bis runter in das Tal unserer Seele scheint, fällt meist gar nicht so auf, da wir uns ohnehin in den hellerleuchteten Gebäuden unserer Weltweisheit aufhalten. Wir beschäftigen uns mit großer Hingabe mit den Dingen, die uns das Gefühl geben, weise und geliebt zu sein. Wir suchen nach Schätzen und wundern uns, warum sie trotz all unserer Bemühungen von Rost und Motten verzehrt werden. Kaum haben wir mal nicht aufgepasst, haben die Diebe der Nacht uns bestohlen.

Es ist nur natürlich, dass unsere weltzugewandte Weisheit früher oder später spürt, dass die Liebe, wie sie die Welt zu geben vermag, nicht das Ziel des Lebens sein kann. Auf dieser Stufe der Persönlichkeitsentwicklung ergibt es sich meist, dass wir bereit sind, uns einem Bergführer anzuvertrauen, der uns aus dem dunklen Tal unserer Weltliebe in die lichten Bergregionen unserer Liebe zu Gott führen soll. Natürlich gibt es auch auf diesem Gebiet eine unglaublich große Anzahl von mehr oder weniger, meist weniger guten Bergführern.

Alle versprechen uns, dass wir nur durch Sie auf dem kürzesten Weg zur Bergspitze gelangen können. Ein paar esoterische Bücher hier, ein paar Meditationen dort, und nachdem wir ein ordentliches Entgelt an den jeweiligen Führer bezahlt haben, sind wir schon auf dem besten Weg zur Talstation der Seilbahn, die uns in die hohen Bergregionen bringen soll. Einfacher und bequemer geht es ja wohl nicht. Oder?

Leider ist es so, dass es in dem Gebirge der menschlichen Seele keine Seilbahnen gibt. Jeder Schritt, den wir zur Überwindung der Welt in uns gehen wollen, müssen wir selbst gehen. Es ist auch nicht möglich den zweiten Schritt vor dem Ersten zu tun, denn solange ein Fundament unseres Glaubens auf Falschem aufgebaut ist, solange wird das Glaubensgebäude immer Gefahr laufen einzustürzen.

All dies verschweigen uns meist die gutbezahlten Bergführer der Welt. Sie wollen uns mit ihren falschen Begründungen in ihren Bann ziehen und uns letztendlich von der Wahrheit, wie man sie nur bei Gott finden kann, und der daraus entspringenden Liebe fernhalten. Zum Glück findet sich in unserem Tal, etwas außerhalb des Welttrubels, ein Bergführer, der uns kostenlos und ohne falsche Versprechen zum Gipfel führen möchte. Er wird eigentlich nur deshalb so ungern als Führer genommen, weil er die oft als unangenehm empfundene Eigenart hat, dem Wanderer, den er begleitet, ziemlich schonungslos die Wahrheit zu sagen. Trotz dieser und noch einiger anderer für den Weltmenschen unangenehm erscheinenden Eigenarten kommt der suchende Mensch, meist erst nachdem er bemerkt hat, dass die von der Welt so hoch gelobten Bergführer, gar kein Interesse daran haben, ihn zum Gipfel zu führen, zu dem von der Welt gemiedenen Bergführer mit dem klangvollen Namen Jesus Christus.

Unser Führer Jesus Christus wartet bereits auf uns und hat schon alles so vorbereitet, dass wir zügig unseren dunklen Ort im Tal verlassen können, um zu den lichtdurchfluteten Almen der höheren Bergregionen zu wandern. Zunächst einmal geht es gut voran, die breiten gut ausgebauten Wege unserer Glaubensbegründungen führen von unserer Glaubensherberge zum Ortsrand, ohne dass wir uns besonders anstrengen müssen, zumal unser Führer Wort hält und unser gesamtes Gepäck trägt. Kaum haben wir den sichergeglaubten Ort unserer Lebensbegründungen verlassen, werden aus den gut befestigten Straßen schmale dunkle Pfade. Alles, was wir in unserer Lebensphilosophie als wahr und richtig anerkannt haben, erscheint uns ohne das Licht der Weltweisheitslampen dunkel und leer. Unser Führer Jesus bemerkt natürlich unsere Unsicherheit und muntert uns auf, Geduld zu haben, denn je höher wir den Berg erklimmen, das heißt, je weiter wir uns von der Weltweisheit entfernen, umso mehr göttliches Licht kann in uns einströmen. Doch bereits hier, am Fuße des Berges, macht sich unsere Ungeduld bemerkbar.

Dieser Zustand der Dunkelheit, der sich da in unserem Herzen breitmachen will, ist uns unangenehm. Wir spüren einerseits, dass die althergebrachten Lebensbegründungen, wie wir sie in den dunklen Tälern unserer Seele gelebt haben, falsch sind, und wir haben andererseits noch viel zu wenig Wissen von dem, was uns auf den lichtdurchfluteten, gottzugewandten Bergspitzen unserer Seele erwartet. Das macht uns ängstlich und verzagt. Wie oft geschieht es dann, dass wir unserem Bergführer den Rücken zukehren, um in das sicher geglaubte Tal unserer festgefahrenen Meinungen abzusteigen.

Natürlich spürt unsere Seele sehr bald, dass die Rückkehr in das Tal der weltzugewandten Freuden keine wahre Weisheit und keine wahre Liebe aufkommen lässt. Und so wenden wir uns wieder, etwas verzagt, an unseren Bergführer Jesus. Zu unserem großen Erstaunen werden wir feststellen, dass Jesus bereits auf uns gewartet hat. Ohne dass nur die Andeutung eines Vorwurfs in seinen Augen liegt, steht Er mit weit geöffneten Armen da, um uns freudig zu umarmen, unser Gepäck abzunehmen und ohne weitere Umschweife den erneuten Aufstieg in die lichteren Gefilde unserer Seele zu beginnen.

Diesmal kennen wir ja schon ein kleines Stück des Weges, und wir können die Zeit, bis wir neue Wege beschreiten, nutzen, von unserem Bergführer wichtige Informationen über den weiteren Weg zu erhalten. Jesus wird uns auf den von Ihm empfohlenen Wanderführer für die menschliche Seele aufmerksam machen, der sehr präzise alle Wege und Pfade zum Gipfel beschreibt. In diesem Buch sind neben den rechten Wegen auch gute Rastplätze und Herbergen beschrieben. Aber auch an Warnungen vor tiefen Schluchten, in die keinerlei göttliches Licht mehr dringen kann, fehlt es nicht. Das wirklich Verblüffende an dieser Buchempfehlung besteht darin, dass wir es bereits in unserem Bücherschrank zu stehen haben, nur war uns bisher die Wichtigkeit für unser persönliches Leben nicht bewusst.

Da uns dieses Buch von unserem Jesus empfohlen wird, darf man es zurecht als Heilige Schrift bezeichnen. So gesehen haben wir alles, was wir benötigen, um aus dem tiefen Tal unserer Weltzugewandtheit, mit all ihren auf Falschem begründeten Scheinwahrheiten, den Gipfel der göttlichen Liebe und Weisheit zu erklimmen. Jesus ruft uns bei Matthäus 7,7 zu:

„Bittet, und es wird euch gegeben werden; suchet, und ihr werdet finden; klopfet an, und es wird euch aufgetan werden! Denn jeder, der bittet, empfängt, und wer sucht, der findet, und wer anklopft, dem wird aufgetan werden. Oder wer ist unter euch, der seinem Sohn, wenn er um Brot ihn bittet, einen Stein gäbe? Oder, wenn er um einen Fisch bittet, ihm eine Schlange gäbe? Wenn nun ihr, die ihr böse seid, euren Kindern gute Ga-

ben zu geben wisst, um wie viel mehr wird euer Vater im Himmel denen Gutes geben, die ihn bitten!"

Lassen wir doch die Heilige Schrift zu unserem ganz persönlichen Wanderführer werden, und unser Jesus wird sich nicht lange bitten lassen, um uns aus den tiefen und dunklen Tälern unserer Seele herauszuführen. Mit seiner Hilfe wird es uns gelingen, die Welt immer mehr zu überwinden, um dadurch das Licht der göttlichen Liebe in uns einfließen zu lassen. Dieses wärmende und belebende Licht wird unseren Verstand und unsere Liebe in neue Regionen führen, von denen wir uns bis jetzt noch keinerlei Vorstellungen machen können. Jesus möchte sich an uns verschenken, er möchte unser Wegbegleiter aus der tiefen Nacht unserer Weltzugehörigkeit in das helle Licht der göttlichen Liebe sein. Nur Er allein kann dies, denn nur Er allein ist das Licht der Welt, und dieses Licht ist zu uns gekommen, um uns den Weg zur wahren Liebe zu zeigen.

Nun wird sich vielleicht der eine oder andere Leser denken, das hört sich ja alles ganz schön und nett an, mit dem Bergführer und dem Wanderbuch, aber was kann ich persönlich tun, damit der Herr an und in mir wirken kann. Ich weiß, dass ich mich oftmals im dunklen Tal meiner Seele befinde und würde gerne die lichten Höhen meiner Seele erklimmen. Doch meist zieht mich der Alltag mit seinen Tätigkeiten so in seinen Bann, dass es mir oft wirklich schwerfällt, meinen Blick nach oben, zum Herrn, zu richten.

Ich denke, diese Erfahrung machen wir alle, mehr oder weniger jeden Tag aufs Neue. Wir nehmen uns zwar fest vor, den Herrn in jeder Situation des Tages als den Mittelpunkt unseres Lebens zu sehen, aber kaum sind wir im Büro, im Supermarkt oder unternehmen den Versuch, eine dieser fürchterlich verkehrsreichen Straßen zu überqueren, schon hat uns der Alltagsstress wieder, und wir haben all unsere guten Vorsätze vergessen. Wir denken an alles Mögliche und reden über alles Mögliche, - nur an den Herrn denken wir nicht und bei welcher Gelegenheit kann man im Alltag schon über Jesus reden? Und abends im Bett fällt es uns wieder siedendheiß ein, - ups, wollten wir nicht gerade heute Jesus in den Mittelpunkt unseres Lebens stellen?

Natürlich habe ich auch kein Patentrezept dafür, wie man dieses Problem lösen kann. Ich vertraue aber darauf, dass der Herr Jesus Christus die Seelenlandschaft eines jeden Menschen so genau kennt, wie ich die meine niemals erkennen kann. Ich vertraue darauf, dass Jesus mein Weg, meine Wahrheit und mein Leben ist. Und ich vertraue auf die Aussage Emanuel Swedenborgs[2], dass die entsprechungsmäßige Auslegung der Heiligen Schrift die zweite Ankunft des Herrn ist.

Durch Swedenborg weiß ich, dass der Wille des Menschen von Kindheit an in der Welt und somit im Falschen verhaftet ist. All unser Wissen, welches wir im Laufe unserer Persönlichkeitsentwicklung erworben haben, haben wir von anderen, meist weltorientierten Menschen bezogen. Dazu gehört natürlich auch die Ausrichtung unseres Gefühlslebens. Ich erinnere nur an den körperbezogenen Liebesbegriff, wie er in den Fernsehserien gelehrt wird. Swedenborg sagt nun, dass wir unseren im Falschen begründeten, das heißt der Welt zugewandten Willen nur über die Weisheit unseres Verstandes umbilden können.

Unser Verstand hat die von der göttlichen Vorsehung eingerichtete Gabe, mit der Liebe Gottes eine Verbindung einzugehen, um dadurch Weisheit zu erlangen. Dies kann dadurch geschehen, dass wir in der Heiligen Schrift lesen und die Worte der Liebe und Weisheit, die uns der Herr in diesem Buch schenkt, in uns eine Saite zum Schwingen bringt, die wir vorher noch gar nicht kannten. Hätten wir nicht die Worte, die uns der Herr geschenkt hat, wir wüssten nichts von der Unsterblichkeit unserer Seele, wir wüssten nicht, dass der unendliche und ewige Gott in Jesus Christus auf unserer Erde selbst Mensch geworden ist, und wir wüssten nicht, dass es diesem Gott gefallen hat, die Menschen dieser Erde zur Gotteskindschaft zu erwählen.

Wir erfahren durch die Lehre der Entsprechungen[2] aus der Heiligen Schrift aber noch etwas, was für meine Persönlichkeitsentwicklung von höchster Bedeutung war. Wir können nämlich erfahren, welche Charaktereigenschaften der menschgewordene Gott Jesus Christus hat. Er ist die menschgewordene Weisheit, in Ihm wallt die göttliche Liebe, Er ist die fleischgewordene Geduld, Er ist der Hirte, der jedem seiner verlorenen Schafe nachgeht, um ja nur keines von ihnen zu verlieren, und Er ist barmherzig.

---

[2] siehe Seite 250

Durch das Erkennen dieser wunderbaren Eigenschaften unseres Herrn wurde mir klar, dass ich vor meinem Gott keine Angst zu haben brauche. All die unangenehmen Ereignisse in meinem Leben sind und waren keine Strafen eines rachsüchtigen Gottes, sondern Liebesbeweise eines weisen, geduldigen und barmherzigen Gottes, der mich mit allem Ernst auf meine innerseelischen Untiefen aufmerksam macht. Er wünscht sich doch nichts sehnlicher, als dass Licht, Sein Licht, in die tiefen Schattentäler meiner Seele scheint.

Die Analogie zwischen dem Herrn und einem Hirten, der jedem seiner verlorenen Schafen nachgeht, zeigt mir, dass der Herr Jesus Christus schon seit Anbeginn der Zeit damit begonnen hat, die Rahmenbedingungen für jeden einzelnen Menschen so zu gestalten, dass Er ihn auch finden kann. Es liegt lediglich an uns selbst, ob wir uns finden lassen wollen oder nicht. Damit der Hirt der Hirten uns verlorene Schafe auch finden kann, müssen wir von unserer Seite her eigentlich nicht viel tun.

Zum einen müssen wir durch die Aufnahme der göttlichen Liebe in unseren Verstand die Weisheit erlangen, die notwendig ist, um unseren Willen umbilden zu können, und zum anderen müssen wir Täter des Wortes werden. Es nutzt uns nämlich gar nichts, wenn wir die tollsten Erkenntnisse in unserem Gedächtnis gespeichert haben, sie aber in unserem Leben keinerlei Anwendung finden, weil sie nicht zu unserem Eigentum geworden sind. Nur wenn die Fundamente unseres Glaubens auf Fels gebaut sind, das heißt, wenn die Grundlagen unseres Glaubens göttliche Wahrheiten sind, die mit unserer Lebensliebe in Resonanz stehen, werden wir sie auch in unserem Alltagsleben zur Anwendung bringen. Wenn ich vom Verstand her weiß, dass wirkliche Lebensfreude nur mit Jesus möglich ist, dieses Wissen aber nicht zu einem Gefühl in meinem Willen geworden ist, dann bin ich kein Täter des Wortes.

Es versteht sich von selbst, dass diese Willensumwandlung nicht von heute auf morgen zu vollziehen ist. Das weiß natürlich auch der Herr, und deshalb ist es für mich sehr beruhigend zu wissen, dass eine der großen Eigenschaften unseres Gottes die Geduld ist. Wenn Er mit mir Geduld hat, dann sollte es geradezu meine Pflicht sein, mit mir selbst Geduld zu haben.

Ich denke, die Ungeduld mit uns selbst ist oft ein großer Umweg auf dem Weg zum Himmelreich. Es liegt in unserer durch den Alltag geprägten

Natur, dass wir alles möglichst schnell und ohne große Umwege erreichen wollen. Und weil wir dies so gewöhnt sind, meinen wir, die Umbildung unseres im Falschen begründeten Willens in der gewohnten Geschwindigkeit durchführen zu müssen. Der große Denkfehler bei dieser Vorgehensweise ist der, dass wir meinen, von uns aus möglichst viel, möglichst schnell zu tun. Dadurch, dass wir uns so verhalten, nehmen wir unserem Jesus jegliche Möglichkeit, an uns unmittelbar zu wirken. Er darf sich uns ja nur dann nähern, wenn wir Ihm freiwillig unseren Willen öffnen. Solange wir diejenigen sein wollen, die die Fäden unserer Umbildung in die Hand haben, solange muss sich Jesus zurückhalten.

Sie können diesen langwierigen Prozess Ihrer Willensumbildung dadurch beschleunigen, dass Sie sich für Jesus öffnen, indem Sie sich darum bemühen, Zeit zu finden, in der Sie sich frei von weltlichen Gedanken und Wünschen ganz auf Jesus einlassen können. Suchen Sie sich einen Ort, in dem Sie sich abgeschirmt von der Welt zurücklehnen können, schließen Sie die Augen, und öffnen Sie Ihr Herz nur ein paar Minuten lang für Jesus, der sich nichts sehnlicher wünscht, als Ihr Vater, Freund und Bruder zu sein.

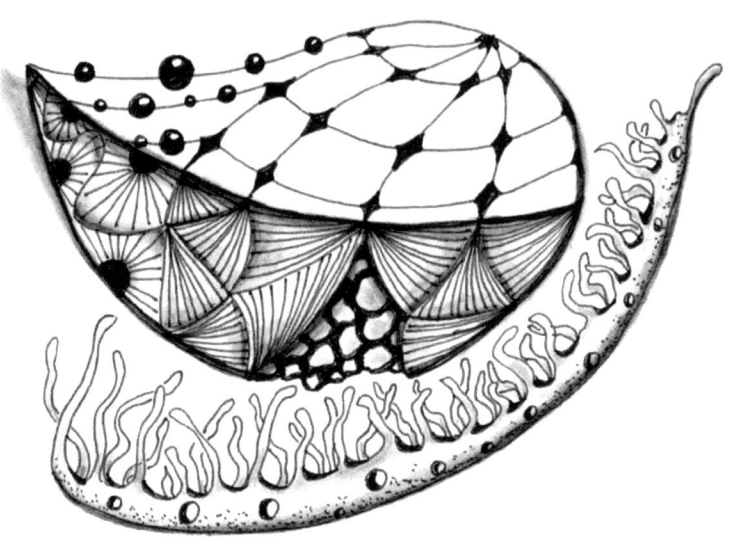

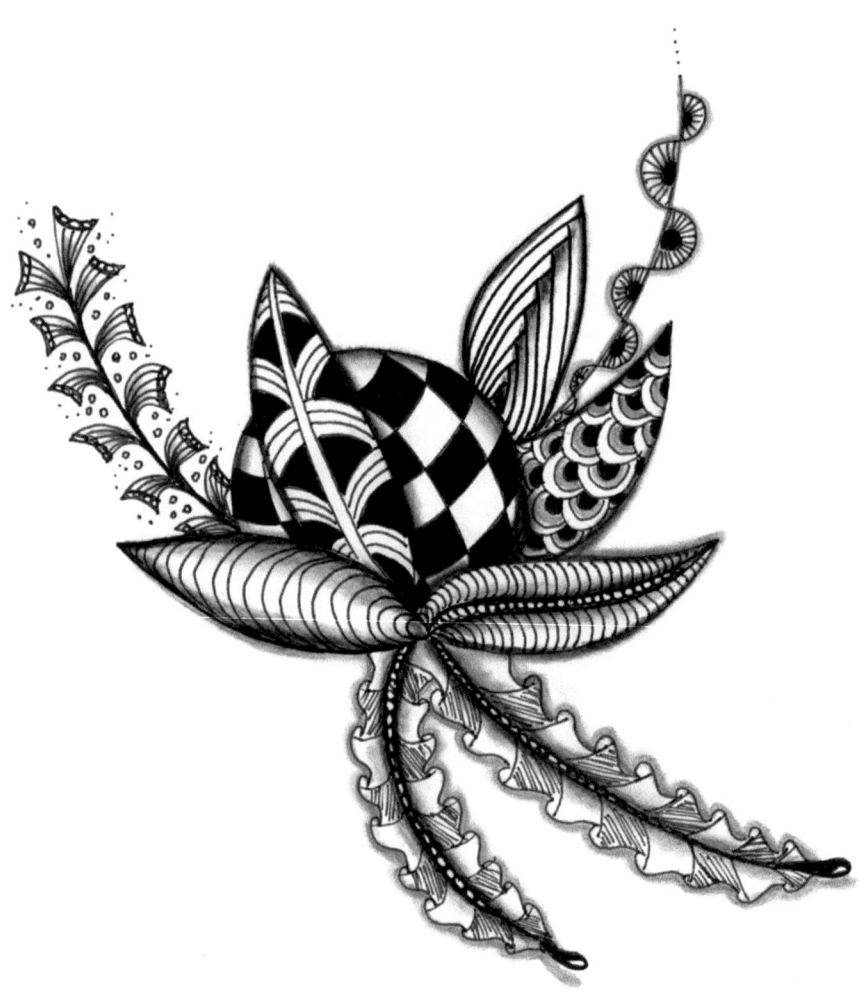

Die wunderbaren Einrichtungen der Sonne, der Wandelsterne, der Kometen, können nur nach Plan eines allwissenden und allmächtigen Wesens und nur nach dessen Weisung zustande kommen. Daraus folgt, dass Gott der wahrhaft lebende, allweise und allmächtige Gott ist, das unendlich vollkommene Wesen, welches hoch über dem Weltall steht.

[Sir Isaac Newton (1643 - 1727), englischer Mathematiker, Physiker und Astronom]

Im Anfang ...

Ich habe die Erfahrung gemacht, dass meistens die ersten Sätze eines Buches darüber entscheiden, ob ich dieses Buch ganz lese oder ob ich bereits am Anfang das Interesse am Weiterlesen verliere. Am liebsten sind mir die Bücher, die einerseits von Anfang bis zum Ende interessant geschrieben sind und durch deren Lektüre ich andererseits etwas lerne, das ich auch in meinem weiteren Leben anwenden kann. Irgendwann vor längerer Zeit bin ich auf ein Buch gestoßen, das diese Forderungen in einzigartiger Weise erfüllt. Es ist dem Buchstabensinn zwar nicht immer einfach zu verstehen, aber es ist oft sehr spannend geschrieben und ich konnte bisher immer eine Menge Dinge lernen, die ich in meinem Leben auch anwenden konnte. Dieses Buch hat mein ganzes Bewusstsein, ja mein ganzes Leben verändert und ich bin zu der Überzeugung gelangt, dass dieser Lern- und Entwicklungsprozess nie enden wird.

Das Buch, das ich meine, ist die Heilige Schrift, die mir, je länger ich mich mit ihr beschäftige, immer tiefere Erkenntnisse über den Herrn und vor allem aber über mich selbst und mein Verhältnis zu Jesus schenkt.

Wie ich ja schon erwähnte, ist der Anfang eines Buches für mich ein wichtiger Indikator dafür, ob ein Buch lesenswert ist oder nicht. Wenn wir die Heilige Schrift aufschlagen, beginnt sie ja bekanntlich mit den Worten:

Im Anfang schuf Gott den Himmel und die Erde.
Die Erde war wüst und leer, Finsternis lag über der Urflut, und der Geist Gottes schwebte über den Wassern.
Da sprach Gott: „Es werde Licht!" Und es ward Licht.
Gott sah, dass das Licht gut war. Da trennte Gott Licht von Finsternis und nannte das Licht Tag, der Finsternis aber gab er den Namen Nacht.

Als aufgeklärter Mensch weiß ich natürlich, dass das materielle Universum und unsere Erde nicht gleichzeitig entstanden sind. Als die Erde entstanden ist, gab es schon lange unsere Sonne, sodass natürlich schon Sonnenlicht existierte, bevor es die Erde gab. Eigentlich ein Grund, das Buch mit dem Gedanken, so ein Quatsch, zuzuschlagen und auf eine weitere Lektüre zu verzichten.

Glücklicherweise habe ich dies nicht getan und darauf vertraut, dass ich irgendwann einmal den Sinn dieser Worte verstehen werde. Als ich dann eines Tages die Schriften von Emanuel Swedenborg kennenlernen durfte, wurde mir im Laufe deren Studien immer bewusster, welch eine Perle uns der Herr mit den ersten Sätzen der Heiligen Schrift geschenkt hat. Denn dadurch, dass Gott der Menschheit durch Emanuel Swedenborg[3] die Entsprechungswissenschaft wiedergeschenkt hat, ist es möglich geworden, die tiefe Weisheit, die in den Worthülsen enthalten ist, zu erkennen. Und in dem Maße wie der Mensch immer mehr den Herrn, der ja durch jedes einzelne Wort in der Bibel zu uns spricht, erkennen, in dem Maße können wir seine Liebe zu uns Geschöpfen erkennen und unsere Liebe zu ihm beginnt zu erwachen und mit dem Fortschreiten unserer Studien zu wachsen.

Aus diesem Blickwinkel gesehen, bekommen die Worte: „Im Anfang schuf Gott den Himmel und die Erde" eine völlig neue Dimension. Wir müssen nur damit beginnen den Worthülsen ihre tiefere Bedeutung zu entlocken. Durch Swedenborg kann man wissen, dass mit dem Wort „Anfang" die noch nicht wiedergeborene menschliche Seele gemeint ist. Mit dem Wort Himmel ist der innere Mensch und mir dem Wort Erde der äußere Mensch mit seiner Zuwendung zur Materie gemeint. Wenn man mit diesen Informationen den Satz: „Im Anfang schuf Gott den Himmel und die Erde" nachempfindet, dann beginnt die Heilige Schrift mit der Feststellung, dass der Mensch die Bühne dieses Lebens in einem Zustand betritt, in dem durch die göttliche Vorsehung der Himmel und die Erde, also die Entwicklungsmöglichkeit zu Gott hin aber auch von Gott weg in seiner Seele angelegt ist. Die Seele des Menschen gleicht in dieser Zeit einer Wüste, die Leer und Öde ist. Ein Zustand, wo der Mensch mit allem möglichen Weltwissen vollgestopft ist, dass ihm dabei helfen soll seine materiellen Bedürfnisse zu stillen. Meist ist er sich dabei seiner geistigen Bestimmung noch völlig unbewusst. Er gleicht einer leeren und öden Erde, in der nichts Gutes und Wahres eingesät ist. Leer ist, wo nichts Gutes, und öde, wo nichts Wahres ist. Dieser Zustand wird mit den Worten: „und Finsternis auf den Angesichten des Abgrundes", beschrieben. Finsternis bezeichnet die Unwissenheit in allem, was zum Glauben an den Herrn und somit zum geistigen und himmlischen Leben gehört.

---

[3] siehe Seite 249

Die Angesichte des Abgrundes sind die Begierden des Menschen mit den daraus entstehenden Falschheiten, aus denen er sich begründet und die ihn rastlos durch sein Leben treiben. Und weil ihm das Licht der wahren Erkenntnisse fehlt, so ist er wie ein Abgrund oder eine dunkle verworrene Masse von weltlichen Ideen und Gefühlen. Hier wird mit diesen wenigen Worten die gesamte Gefühlspalette des Menschen angedeutet, wenn er sich noch völlig in den Begründungen der Welt verstrickt hat und noch überhaupt keine Vorstellung davon hat, dass der Herr ihn liebt und sich nichts sehnlicher wünscht als ihn weg von der Welt und hin in die himmlischen Gefilde zu führen.

... und der Geist Gottes schwebte über die Angesichte der Wasser.

Unter Geist Gottes wird in diesem Zusammenhang die Barmherzigkeit des Herrn verstanden, von welcher ausgesagt wird, sie schwebe über das, was der Herr beim Menschen verbirgt, und hin und wieder im Wort Überreste genannt wird. Es sind Erkenntnisse des Wahren und Guten, die nicht ans Licht oder an den Tag kommen, ehe das Äußere abgeödet ist. Diese Erkenntnisse werden hier Angesichte der Wasser genannt.
Mit anderen Worten, die göttliche Barmherzigkeit sorgt dafür, dass der Mensch immer wieder, wie Zufällig, in Situationen gelangt die es ihm ermöglichen seine Weltzugewandtheit zu überdenken. Sei es durch Schicksalsschläge, Krankheiten oder einfach nur durch Gespräche mit einem Kollegen am Arbeitsplatz. Auch die Midlife-Crisis, mit der fast jeder Mensch früher oder später konfrontiert wird, lässt die Frage nach dem bisherigen Lebenskonzept neu aufkommen. All diese meist als unangenehm empfundenen Dinge sollen eigentlich nur Eines bewirken, sie sollen den durch alle möglichen falschen Begründungen verfestigten Boden der menschlichen Seele auflockern, damit dereinst die zarten Keime der göttlichen Liebe durchbrechen können. Bevor dies aber geschehen kann, muss der Herr oft viele Seelenumbildungsmaßnahmen zulassen, die dem Menschen meist nicht besonders gefallen, da er sich von vielen lieb gewonnen Irrtümern lösen muss.

Und Gott sprach: Es werde Licht, und es ward Licht.

Die erste Erkenntnis, die der Mensch macht, wenn er sich auf den Weg zum Herrn begibt, ist die Tatsache, dass das Gute und Wahre etwas Höheres ist. Ganz äußerliche Menschen wissen nicht einmal, was gut und was wahr ist. Sie meinen, alles, was Gegenstand der Selbstliebe und Weltliebe ist, sei gut, und meinen, alles, was jene Liebe begünstigt, sei wahr. Sie wissen somit nicht, dass jenes Gute böse ist, und dass jenes Wahre falsch ist. Wenn sich aber der Mensch für den göttlichen Einfluss zu öffnen beginnt, dann ist seine erste Erkenntnis die, dass sein Gutes nicht gut ist. Und wenn er noch mehr zum Lichte kommt, erkennt er, dass der Herr ist, und dass der Herr das Gute und Wahre Selbst ist. Dass man wissen muss, dass der Herr ist, sagt Er selbst bei Joh.8/24: "Wenn ihr nicht glaubet, dass Ich bin, werdet ihr sterben in euren Sünden."

Denn dass der Herr das Gute selbst oder das Leben, und das Wahre selbst oder das Licht und somit, dass kein Gutes und Wahres ist, außer vom Herrn, wird auch ganz deutlich bei Joh.1/1,3,4,9 ausgesagt:

"Im Anfang war das Wort, und das Wort war bei Gott und Gott war das Wort. Alles ist durch dasselbe gemacht und ohne dasselbe ist nichts gemacht, was gemacht ist. In Ihm war das Leben, und das Leben war das Licht der Menschen. Das Licht aber scheinet in der Finsternis. Er war das wahrhaftige Licht, das jeden Menschen erleuchtet, der in die Welt kommt".

Es ist unheimlich wichtig, dass der Mensch im Laufe seiner Persönlichkeitsentwicklung erkennt, dass das Wissen und die Wahrheiten die er aus dem Treiben der Welt gezogen hat, keinen Wert haben. Sie helfen ihm zwar innerhalb der Welt zu funktionieren aber eine wirkliche innere Befriedigung bringen sie nicht, denn seine Seele befindet sich noch in der finsteren Nacht der Weltweisheit. Erst wenn er, meist durch äußere Dinge getrieben, bereit ist seine Begründungen neu zu überdenken, kann er am Horizont seiner Seelenerde das Licht der göttlichen Liebe und Weisheit aufglimmen sehen.

Und Gott sah, dass das Licht gut war, und Gott schied zwischen dem Licht und zwischen der Finsternis. Und Gott nannte das Licht Tag und die Finsternis nannte Er Nacht.

Dass Gott das aufkeimende Licht an unserem Seelenhorizont gut heißt, ist sicherlich nicht weiter verwunderlich, da es ja der Herr selbst ist, der in unsere Seele einfließen will. Und in dem Maße, wie Gott in unsere Seele einfließen kann, in dem Maße findet auch eine Scheidung, bzw. Trennung zwischen dem in uns einfließenden göttlichen Licht und unserer weltlich dominierten Seelenfinsternis statt. Swedenborg sagt: *„Finsternis ist, was, ehe der Mensch von Neuem empfangen und geboren wird, erschien wie*

Licht, weil das Böse wie Gutes und das Falsche wie Wahres er- (scheint), aber es ist Finsternis, und das Eigene des Menschen. "

In der Heiligen Schrift wird alles, was des Herrn ist, mit dem Tage verglichen, weil es dem Licht angehört, und alles Eigene des Menschen wird mit der Nacht verglichen, weil es der Finsternis angehört.

Der Mensch, der am Anfang seiner Entwicklung steht, der von den geistigen Dingen keinerlei Ahnung hat und sich ausschließlich der Befriedigung seiner materiellen Bedürfnisse hingibt, ist es, dessen Seele sich in einem Zustand der Nacht befindet. Genau diesen Zustand beschreiben die ersten 24 Worte der Heiligen Schrift: *„Im Anfang schuf Gott den Himmel und die Erde. Und die Erde war eine Leere und Öde; und Finsternis auf den Angesichten des Abgrunds. "*

Die sich anschließenden 10 Worte lassen uns die große barmherzige Liebe des himmlischen Vaters erahnen, die nichts unversucht lässt uns Menschen die Wege so zu ebenen, dass wir Ihn erkennen und lieben dürfen.

- Und der Geist Gottes schwebte über die Angesichte der Wasser -

Diese Worte lassen uns erkennen, dass all die weltlichen Unannehmlichkeiten, die wir so oft als lästig empfinden nichts weiter als kleine Stupser unseres Herrn sind, um uns auf unsere falschen Sicht- und Lebensweisen aufmerksam zu machen. Seine Liebe schwebt über jedem Menschen und es liegt nur an uns, ob wir bereit sind die Weltweisheit zugunsten einer Weisheit, die weit über unserer heutigen Auffassungsgabe liegt, einzutauschen.

Ist es nicht verblüffend wie ein so alter Text, wie man ihn im ersten Buch Moses lesen kann, schon in den ersten Zeilen eine so tiefe Bedeutung hat. Wir werden in die Tiefen unserer eigenen Seele geführt und uns wird mit wenigen Worten ein Zustand beschrieben, den jeder Mensch am Beginn seiner irdischen Laufbahn durchlebt. Wenn wir uns zurückerinnern, gab es nicht auch bei uns eine Zeit, in der an unserem Seelenhorizont noch keinerlei Licht zu erahnen war? Eine Zeit, wo wir mit den Begründungen der Welt ganz gut gelebt haben?

Klar, es gab da schon hin und wieder einige Ungereimtheiten, die unsere Seelenruhe gestört haben, aber haben wir uns nicht doch lieber auf die falschen Auskünfte, die uns die Welt geboten hat, verlassen. Es war doch viel bequemer daran zu glauben, was uns die Priester der aufgeklärten Welt lehrten. Wer will schon gegen den Strom schwimmen, zumal es sich mit dem Strom schwimmend, nach weltlichen Maßstäben ganz gut leben lässt.

Würde nicht der Geist Gottes auch über das Wasser unserer Seele schweben, ich denke wir alle wären schon längst im Sumpf der Welt versunken. Nur die göttliche Erbarmung hat es ermöglicht, dass in unseren falschen Welterkenntnissen, die ja mit dem Wasser gemeint sind, immer mehr Einbrüche zugelassen wurden. Alle Erschütterungen unserer Seele, die jeder von uns schon erleben musste, besser erleben durfte, tragen dazu bei, dass der Mensch eine Ahnung davon bekommt, dass es neben der finsteren Seelennacht noch etwas geben muss was um ein Vielfaches besser und schöner ist als dieser lichtlose Zustand. Wenn dem Menschen dann die Welt langsam schal und öde wird, wenn er merkt, dass die Erklärungsmodelle der modernen Priester, auch Wissenschaftler genannt, auf seine immer drängenderen Fragen keine befriedigenden Antworten mehr haben, dann wird er bereit sein, sich für neue Erkenntnisse zu öffnen. Erkenntnisse die sich mit den Dingen beschäftigen die sich mit den existenziellen Fragen nach dem woher, wohin und warum beschäftigen. Dies ist dann der Zeitpunkt, wenn sich am Horizont unserer Seelenacht ein sanfter Schimmer des göttlichen Weisheit- und Liebelichts erahnen lässt. Dies ist der Zeitpunkt an dem der Herr in unserer Seelenwelt aussprechen kann: „Es werde Licht!"

Ja lieber Leser, wenn dieser Zustand in der menschlichen Seele erreicht ist, und wir wahrhaftig erkennen, dass die Nacht unserer Seele zu einem unerträglichen Zustand geworden ist, dann wird der Herr nichts unversucht lassen, um in uns das Licht von der Finsternis zu trennen. Wir werden uns immer mehr darüber bewusst werden, dass die Weltweisheit nur einen sehr begrenzten Nutzen für unsere weitere Entwicklung hat. Und wir werden immer mehr die göttliche Vorsehung spüren, die uns in allen möglichen und unmöglichen Situationen die Liebe unseres himmlischen Vaters spüren lässt.

In dem Maße, wie in unsere verkrustete Seelenwelt das Licht der göttlichen Liebe und Weisheit eindringen kann, in dem Maße bereitet uns der Herr auf den zweiten Schöpfungstag vor, der uns noch tiefere Einblicke in unsere Seele und in die allerbarmende Liebe unseres himmlischen Vaters schenken möchte.

Wer ohne Sünde ist ...

Als Jesus einmal frühmorgens, vom Ölberg kommend, zum Tempel ging, kam das ganze Volk zu ihm, und er setzte sich nieder und lehrte sie. Da führten Schriftgelehrte und Pharisäer eine Frau herbei, die man beim Ehebruch ertappt hatte, stellten sie in die Mitte und sagten zu ihm: „Meister, diese Frau wurde auf frischer Tat beim Ehebruch ertappt. Im Gesetz hat uns Moses befohlen, solche zu steinigen; was sagst du dazu?"

Das sagten sie, um ihn auf die Probe zu stellen, damit sie einen Grund zur Anklage gegen ihn hätten. Jesus aber bückte sich nieder und schrieb mit dem Finger auf die Erde. Da sie aber nicht nachließen mit ihren Fragen, richtete er sich auf und sprach zu ihnen: „Wer von euch ohne Sünde ist, werfe als Erster einen Stein auf sie". Und er bückte sich abermals und schrieb auf die Erde. Als sie aber dies hörten, gingen sie davon, einer nach dem anderen, von den Ältesten angefangen bis zu den Letzten, und Jesus blieb allein mit der Frau zurück. Da richtete sich Jesus auf und sprach zu ihr: „Frau, wo sind sie? Hat dich keiner verurteilt?" Sie sagte: „Keiner, Herr!" Jesus sprach zu ihr: „Auch ich verurteile dich nicht. Geh hin und sündige fortan nicht mehr!" (Joh. 8,1-11)

Ich finde diesen Bericht im Evangelium nach Johannes ausgesprochen beruhigend, zeigt er doch auf anschauliche Weise, dass unser Jesus jederzeit bereit ist, einem reuigen Sünder den rechten Weg zur Widergeburt zu zeigen. Er weiß um die Probleme, welche wir in der Welt mit ihren mannigfaltigen Verlockungen haben, und so schreibt Er unsere Sünden in den Sand, wenn wir uns nachhaltig darum bemühen, dem Bösen und Falschen aus dem Weg zu gehen.

Dieses Bemühen beinhaltet meines Erachtens auch, dass wir es lernen müssen, dem Pharisäertum zu entsagen. Ich meine damit, dass der Mensch im Allgemeinen dazu neigt, sich im äußeren Anschein zu begründen. So brachten z. B. die Pharisäer als Begründung dafür, dass die Ehebrecherin gesteinigt werden sollte, mosaische Gesetzestexte vor, deren geistige Inhalte schon längst im äußeren Buchstabensinn erstarrt waren.

Irgendwie scheint der Mensch dazu zu neigen, sinnlich erfahrbare Begebenheiten zum Maßstab seiner Betrachtungen und Begründungen zu machen. Und wenn es damals nun einmal schwarz auf weiß geschrieben stand, dass der Ehebruch ein Verbrechen ist, welches mit dem Tod zu bestrafen sei, dann meinte jeder tempelgläubige Jude das Recht zu haben, solch eine Frevlerin zu steinigen.

Da wurde nicht gefragt, welche Ursachen dazu führten, dass die Frau den Ehebruch begangen hatte. Es spielte auch keine Rolle, ob sie vielleicht von dem Mann, mit dem sie den Ehebruch vollzogen hatte, dazu gezwungen wurde oder ob sie aus einer reinen Notsituation heraus in diese Situation gekommen war. Allein die Tatsache, dass die Frau gefehlt hatte und die mosaischen Gesetze den Tod durch Steinigen forderten, reichte den anwesenden Juden völlig aus, um das Urteil zu fällen und schon einmal nach einem passenden Stein Ausschau zu halten.

Jesus hingegen reagierte in dieser Situation völlig anders als die dort anwesenden Juden. Er wusste natürlich um die geistigen Hintergründe des mosaischen Gesetzes, und Er kannte auch die niederen Beweggründe der Pharisäer und Schriftgelehrten. Dazu kam noch, dass der Herr, im Gegensatz zu den sinnlichen Menschen, hinter die äußere Leibeshülle in das Innere des Menschen schauen kann. Und so wusste Er natürlich um die Nöte der Frau, welche sie zum Ehebruch getrieben hatten. Als Jesus dann zu den Anwesenden sagte: „Wer von euch ohne Sünde ist, werfe als Erster einen Stein auf sie", gingen sie davon, einer nach dem anderen, von den Ältesten angefangen bis zu den Letzten.

Ich empfinde die Tatsache, dass sich die Pharisäer und Schriftgelehrten möglichst unauffällig vom Ort des Geschehens zurückgezogen haben als einen Beweis dafür, dass sie, geistig gesehen, die eigentlichen Ehebrecher waren. Denn in der Sprache der Entsprechungen bezeichnet der Ehebruch die Verbindung des Falschen mit dem Bösen. Und ihre aus dem äußeren Buchstabensinn der Thora entlehnten Begründungen für ihr herz- und liebloses Ansinnen sprachen ja nun nicht gerade dafür, dass sich in ihrem Seelenverstand himmlische Wahrheiten befanden. Sie waren sosehr in ihrem Hochmut verstrickt, dass sie gar nicht bemerkt haben, wie weit sie sich schon von der Liebe zu Gott und ihren Nächsten entfernt hatten.

Im Gegensatz zu den verstockten Tempeldienern war das Herz der Ehebrecherin offen für die Liebe des Herrn, sodass Jesus ihre aus einer materiellen Notsituation heraus begangene Sünde in den Sand schreiben konnte. Für die Welt war sie zwar immer noch eine Sünderin, vor Gott hingegen war ihre Schuld getilgt, und so konnte Jesus ihr den Rat geben, dass

sie in der Zukunft nicht mehr sündigen sollte, wenn sie in diesem schuld-
freien Zustand bleiben wollte.

Für mich persönlich ist es ein ausgesprochen angenehmer Gedanke, dass
der himmlische Vater auch heute noch jederzeit bereit ist, die Sünden der
Menschen in den Sand zu schreiben. Die Voraussetzung hierfür ist allerdings, dass sich der Mensch seiner Sünden bewusst wird und danach
strebt, die aus seiner Selbst- und Weltliebe entstehenden falschen Verhaltensmuster umzubilden. Dies kann in der Regel nicht ohne die Unterstützung eines kompetenten Helfers geschehen, denn hierzu sind tiefe Einblicke in Seelenbereiche notwendig, die der Mensch sehr gerne meidet, weil
sie mit Wut, Hass, Schmerzen und ähnlichen, als überwunden gehofften
Gefühlen verbunden sind.

Der wohl mit Abstand beste und kompetenteste Helfer im Diesseits wie
im Jenseits dürfte wohl unser Jesus sein. Denn Er kennt wie kein Zweiter
die Abgründe unserer Seelen und Ihm ist kein noch so unangenehmer
Aspekt menschlicher Verirrungen unbekannt. Von daher darf man sich
ohne falsche Scham im Gebet an Jesus wenden und Ihn um Seine liebevolle und barmherzige Lebenshilfe bitten.

Ich persönlich bin felsenfest davon überzeugt, dass der Herr sich nicht
sehr lange bitten lässt, wenn unser Wunsch nach innerlicher Neuausrich-
tung wahrhaftig ist. Und so werden sich schon bald die ersten Lebenssituationen einstellen, in denen wir uns mit neuen Gedanken und Gefühlen
auseinandersetzen dürfen, die oftmals sehr schön, bisweilen aber auch
sehr unangenehm sein können. Es liegt nun einmal in der Natur des Menschen, dass er nur sehr schwer die breiten gutbeleuchteten Prachtstraßen
der äußeren Welt mit ihren Kathedralen der Weltweisheit und den Paläs-
ten der Eigenliebe verlassen mag, um den schmalen und dornigen Him-
melspfad in seiner eigenen Seelenwelt zu betreten.

Doch zu unser aller Glück ruft uns der Herr allzeit zu: *„Kommt zu mir
alle, die ihr mühselig und beladen seid, und ich will euch erquicken.
Nehmt mein Joch auf euch und lernt von mir, denn ich bin sanftmütig und
demütig von Herzen, und ihr werdet Erquickung finden für eure Seelen;
denn mein Joch ist sanft, und meine Bürde ist leicht."* (Matth. 11,28)

Ich empfinde es als einen unglaublichen Akt von barmherziger Liebe,
wenn sich Jesus Christus selbst anbietet, uns auf unserem nicht immer
leichten Weg zur Gotteskindschaft zu begleiten. Mit größter Geduld

durchwirkt der Herr unser Leben mit einem feinen Netz seiner unendlichen Liebe, sodass wir, ohne auch nur einen Funken an Willensfreiheit einzubüßen, auf wunderbare Weise von Ihm geführt, geleitet und beschützt werden.

Bei genauerer Betrachtung könnten wir in jedem Augenblick unseres Seins die liebende Hand des himmlischen Vaters spüren. Wobei ich gar nicht so sehr die Tatsache meine, dass wir ohne den ständigen Einfluss der göttlichen Liebe und Weisheit gar nicht existieren könnten. Ich meine auch nicht die spektakulären Lebensereignisse, in denen wir durch den Schutz des Herrn mit knapper Not einem schweren Unfall oder gar Gevatter Tod entronnen sind. Ich meine vielmehr die kleinen, alltäglichen Liebesbeweise des Herrn, ohne die unser Leben doch recht armselig und freudlos wäre.

Natürlich bedarf es einer gewissen Aufmerksamkeit, um die kleinen Geschenke unseres Jesu nicht zu übersehen, doch mit ein wenig Übung ist dies gar nicht so schwer.

Da ist die Sonne, die uns an einem kühlen Morgen mit ihren Strahlen umschmeichelt und uns auf diese Art und Weise die Wärme der göttlichen Liebe verkosten lässt.

Da ist der kleine Vogel, der sich auf einem der vielen Äste des vor dem Fenster stehenden Baumes niedergelassen hat und nun mit voller Kraft sein Lied in den Morgen jubiliert. Es ist, als wollte er uns zurufen:

„Freue Dich, der himmlische Vater hat dir einen neuen Morgen geschenkt. Nutze den Augenblick und öffne dein Herz ganz weit für die Liebe des Herrn, und du wirst Wunder über Wunder erleben. Lass die Liebestrahlen deines und auch meines himmlischen Vaters in deine Seele einfließen, und vielleicht wirst du noch heute auf deinem Seelengrund Jesus Christus begegnen. Sei gewiss, Er wartet dort in Seiner alles erbarmenden Liebe schon seit langer Zeit darauf, dass du dich aufmachst, um Ihm in dir zu begegnen. Mach du nur den ersten Schritt, gehe in dich und du wirst erfahren, wie es ist, wenn die Liebe des Herrn in dir zu wirken beginnt".

Vielleicht wirst du erleben, wie überall die Blumen deiner Liebe zum Herrn aus dem Boden sprießen und ein seichter Wind göttlicher Wahrheiten über deinen Seelengrund weht. Wenn dies geschieht, dann werden sich die Wolken deines Buchstabenglaubens lichten, und über dem Kamm eines in nicht allzu weiter Ferne liegenden Gebirges wird die geistige Sonne aufgehen. Obwohl die Sonne noch halb vom Gebirgskamm verdeckt ist, verspürst du schon die Wärme der göttlichen Liebe, und das Licht der göttlichen Weisheit blendet dich so sehr, dass du gar nicht bemerkst, wie sich Jesus neben dich stellt.

Erst nach einer geraumen Zeit bemerkst du, dass neben dir jemand steht, und du fragst ihn etwas überrascht, wer er denn sei. Als Er dir zur Antwort gibt: „Ich bin das Licht der Welt", wirst du gewahr, dass Jesus Christus dich für würdig erachtet hat, für dich in deiner Innenwelt zum schaubaren Gott zu werden. Schlagartig fallen dir alle deine Verfehlungen und Sünden ein, und du sinkst vor Angst und Scham zu Boden.

Und was macht der Herr?

Zuerst bückt sich Jesus und schreibt schweigend mit dem Zeigefinger Seiner rechten Hand etwas in den Sand. Anschließend greift Er dir liebevoll unter die Arme und stellt dich wieder auf deine noch recht wackligen Beine. Wortlos schaut Er dir einige Sekunden lang liebernst in deine Augen, um dich dann zärtlich an Seine heilige Vaterbrust zu ziehen. Dort spürst du, wie die unendliche Liebe des Herrn dein ganzes Sein ausfüllt, und es ist, als würde Jesus zu dir sagen: „Mein Kind, habe keine Angst, denn Ich habe dir all deine Sünden vergeben, jetzt bist du zu Hause, jetzt bist du bei Mir."

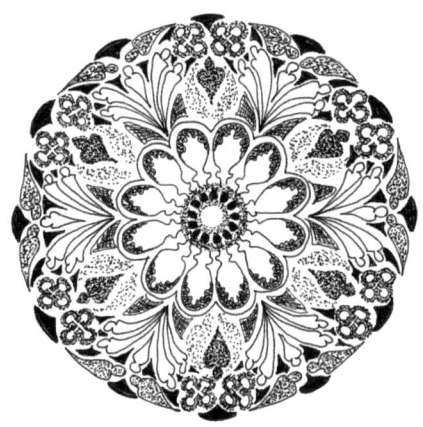

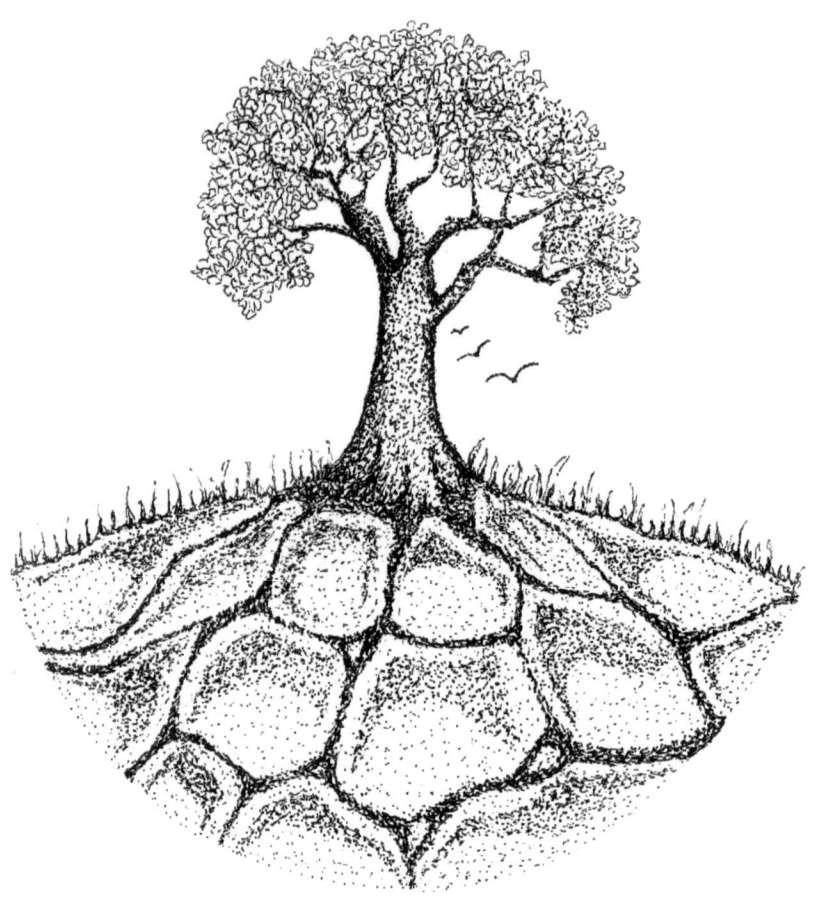

Gott will nicht leere Köpfe und engherzige Gemüter zu seinen Kindern, sondern solche, deren Geist von sich selbst arm, aber reich an Erkenntnis Seiner ist und der in diese Erkenntnis Gottes allen Wert setzt.

[Georg Wilhelm Friedrich Hegel (1770 - 1831), deutscher Philosoph]

Herr, du erforschest mich und kennst mich,
du weißt es, ob ich sitze oder aufstehe,
du verstehst, was ich denke, von ferne,
ob ich wandere oder ruhe, du prüfst es,
und bist mit all meinen Wegen vertraut;
denn ehe ein Wort auf meiner Zunge liegt,
kennst du, o Herr, es schon genau.
Du hältst mich von hinten und von vorne umschlossen
und hast deine Hand auf mich gelegt.
Zu wunderbar ist solches Wissen für mich,
zu hoch: ich vermag's nicht zu begreifen!
Wohin soll ich gehen vor deinem Geist
Und wohin fliehen vor deinem Antlitz?
Stiege ich auf zum Himmel, so wärst du da,
und lagerte ich mich in der Unterwelt, so wärst du dort.
Nähme ich Schwingen des Morgenrots zum Flug
und ließe mich nieder am äußersten Weltmeer,
so würde auch dort deine Hand mich führen
und deine Rechte mich fassen.
Und spräche ich: "Lauter Finsternis soll mich umhüllen
und Nacht sei das Licht um mich herum!"
auch die Finsternis würde für Dich nicht finster sein,
vielmehr die Nacht dir leuchten wie der Tag:
Finsternis wäre für dich wie das Licht.
Du bist es ja, der meine Nieren erschuf,
mich gewoben im Schoß meiner Mutter.
Ich danke dir, dass ich so überaus wunderbar bereitet bin;
wunderbar sind deine Werke,
und meine Seele erkennt das gar wohl,
Meine Wesensgestaltung war dir nicht verborgen,
als im Dunkeln ich gebildet ward,
kunstvoll gewirkt in den Tiefen der Erde.
Deine Augen sahen mich schon als formlosen Keim,
und in deinem Buch standen eingeschrieben
alle Tage, die vorbedacht waren.
Für mich nun- wie kostbar sind deine Gedanken, o Gott,
wie gewaltig sind ihre Summen!
Wollte ich sie zählen, ihrer sind mehr als des Sandes;
Wenn ich erwache, bin ich noch immer bei dir.

Ich könnte mir vorstellen, dass der eine oder andere Leser beim Lesen des 139. Psalms genauso ergriffen ist, wie ich es jedes mal bin, wenn ich ihn höre oder lese. In diesen einfachen Worten kann man förmlich spüren, mit wie viel Liebe und Weisheit sich Gott um jedes einzelne Detail seiner Schöpfung kümmert. Er sorgt dafür, dass die unzähligen Galaxien mit ihren Sonnensystemen durch die Unendlichkeit ihre geregelten Bahnen ziehen können, und Er sorgt dafür, dass die Sonnen und Planeten, auf denen Menschen leben, mit Licht und Wärme versorgt werden.

Dass dies auch wirklich so ist, können Sie ganz einfach dadurch erkennen, indem Sie einmal kurz aus dem Fenster schauen. Nur weil Gott es so eingerichtet hat, können sich das Licht und die Wärme der Sonne über die Flora und Fauna des Gartens ergießen, dadurch können die Pflanzen wachsen und gedeihen und mit dem Nektar ihrer wunderschönen Blüten einen Festschmaus für Bienen und Schmetterlinge bereithalten.

Wenn der himmlische Vater nicht ununterbrochen an jedes Detail Seiner Schöpfung denken würde und diese Gedanken mit Seinem göttlichen Willen fixieren würde, wäre es um Seine Schöpfung und natürlich auch um uns schon längst geschehen. Aber wie uns David in seinem 139. Psalm versichert, kümmert sich Gott nicht nur um die großen und spektakulären Dinge der Schöpfung. Der himmlische Vater befasst sich auch in geradezu rührender Weise um die Belange eines jeden einzelnen Menschen, der ja, im Vergleich zu einer Galaxie, wie ein Nichts erscheint. Und dennoch sagt David, dass sich Gott schon zu einer Zeit um jeden Einzelnen von uns gekümmert hat, als die einzelnen Partikel unserer Seele noch in den Tiefen der dunklen Erde verteilt waren.

Die göttliche Vorsehung hat schon vor Äonen von Jahren all Ihre Tage so vorbedacht, dass Sie dieses Buch finden konnten, um darin erbauliche Texte lesen zu können.

Man muss sich das einmal vorstellen, welch einen immensen Aufwand unser himmlischer Vater betreiben musste, um die Lebenswege eines jeden mit der Herstellung dieses Buches beschäftigten Menschen so zu führen, dass er in Abhängigkeit seiner individuellen Seelenstruktur zur rechten Zeit die notwendigen Entwicklungsimpulse bekommen hat, damit sich in ihm das innere Bedürfnis entwickeln konnte, dieses Buch herzustellen. Die Tatsache, dass der Vater im Himmel sich um jeden einzelnen Menschen ganz individuell kümmert, ihn unter Bewahrung seiner Willensfreiheit führt und leitet, hat David mit wunderschönen Worten ausgedrückt, als er sagte:

„Deine Augen sahen mich schon als formlosen Keim, und in deinem Buch standen eingeschrieben alle Tage, die vorbedacht waren. "

Für mich ist es ein unglaublich schöner Gedanke, dass unserem himmlischen Vater das Lebensglück eines jeden einzelnen Menschen so sehr am Herzen liegt. Es liegt nur an uns, ob wir Sein leises Rufen hören wollen oder nicht. Nur wenn wir bereit sind, unser Herz für Jesus zu öffnen, wird das Licht der göttlichen Gnadensonne auf den Boden unserer Seele fallen können. Die Öffnung unseres Herzens kann allerdings nur dann geschehen, wenn wir ernsthaft versuchen, Jesus in unserem Leben den Stellenwert einzuräumen, der Ihm zusteht, denn nicht umsonst hat Er von sich selbst gesagt, dass Er der Weg, die Wahrheit und das Leben ist.

Durch die fürsorglichen Führungen unseres himmlischen Vaters haben wir den Weg zur Bibel und den Neuoffenbarungsschriften[3] gefunden. Dort schenkt uns unser Jesus in einzigartiger Weise die Wahrheiten, die notwendig sind, um zum wirklichen Leben vorzustoßen. Wenn wir nämlich Täter Seines in den Schriften offenbarten Wortes werden, dann lässt die Liebe zu Jesus und zu unserem Nächsten nicht lange auf sich warten. Diese auf den Wahrheiten der Bibel beruhende Liebe hat natürlich eine ganz andere Qualität als die Liebe, die sich auf den Weisheiten der Welt begründet.

Wenn im Menschen die Liebe zu den Dingen der Welt abnimmt und in ihm gleichzeitig das tief empfundene Sehnen nach Jesus Christus zunimmt, dann ist der Tag nicht mehr fern, wo sich das Herz des Menschen für den Einfluss der göttlichen Liebe und Weisheit öffnet. Dann wird es für den Menschen bisweilen zu einem echten Bedürfnis, sich von der Welt zurückzuziehen, in ein stilles Kämmerlein zu gehen, um sich dort mit seinen Gefühlen und seinen Gedanken voll auf Jesus zu konzentrieren.

Wer sich so mit Jesu verbindet, wird früher oder später erleben, wie es ist, wenn die Sonne der göttlichen Liebe in den östlichen Gebirgsregionen seiner Seelenlandschaft aufgeht und mit ihrem wärmenden Licht die gottzugewandten Regionen der Seele stärkt und belebt. In diesen von der goldenen Morgensonne verwöhnten Seelenbereichen hält sich auch meist unser Jesus auf. Es heißt ja nicht umsonst bei Johannes 1, Vers 8: *„In ihm war das Leben, und das Leben war das Licht der Menschen"*.

Wenn Jesus unser Leben und das Licht in der Finsternis unserer in weiten Bereichen weltzugewandten Seele ist, was sollte uns dann daran hindern, das Tal der Finsternis zu verlassen, um Ihn in den Bergen unserer gottzugewandten Seelenbereiche aufzusuchen?

Eigentlich nichts, wir müssen nur die Frage klären, mit welchem Transportmittel wir aus dem Tal unserer Weltliebe zu dem in der Ferne liegenden Gebirge der himmlischen Liebe kommen sollen.

Dank der Weisheit, die wir uns aus unseren Schriften aneignen konnten, wissen wir, dass es in unserer Seelenwelt keine Orte, sondern nur Zustände gibt, die uns als Orte, Landschaften oder Berge erscheinen. Wenn wir also unser finsteres Tal verlassen wollen, dann müssen wir nur unsere Gedanken auf die Berge im Osten unserer Seele konzentrieren, und schon sind wir dort. Die Nähe zu Jesus in unserer Seele ist nämlich keine Frage des Ortes, sondern eine Frage des Zustandes, in dem sich unsere Lebensliebe befindet.

Also, konzentrieren wir uns auf die Wärme und das Licht, welches von den gottzugewandten Höhen unserer Seele herüberdämmert, und schon haben wir das kalte und dunkle Tal unserer Seele verlassen und befinden uns in einer hellen und freundlichen Bergregion, in der es nach frischen Kräutern und herrlichen Bergblumen duftet. Die gerade über dem Bergkamm aufgestiegene Sonne der göttlichen Liebe umschmeichelt uns mit ihrer Wärme, und das wunderbare Morgenlicht erlaubt es uns, unseren Blick über die wunderschöne Landschaft schweifen zu lassen. Direkt vor uns befindet sich ein kleines, von einem Bach durchflossenes Tal, in dem eine kleine Schafherde mit ihrem Schäfer dafür sorgt, dass das Gras der natürlichen Wahrheiten möglichst kurz gehalten wird. Etwas weiter im Hintergrund spiegelt sich die Sonne in einem kleinen Bergsee, und es ist, als ob dort ein wunderschöner Diamant funkelt. Die Berghänge sind mit Laubbäumen und Nadelbäumen bewachsen, deren Wipfel sich leicht im Wind hin und her wiegen.

Um uns herum summen die fleißigen Bienen, und Schmetterlinge flattern von Blüte zu Blüte, um sich an derem köstlichen Nektar zu laben. Der leichte Wind trägt uns das vereinzelte Blöken der Schafe herüber, und aus dem Tal hört man ganz leise die Glocken der Kirchturmuhr.

Nachdem wir uns ein wenig orientiert haben, fällt uns auf, dass wir Den, weshalb wir uns eigentlich hierher begeben haben, noch nicht entdeckt haben. So intensiv wir auch gucken, der Einzige, den man nach Jesus fragen könnte, ist der Schafhirte vor uns auf der Wiese. Ein bisschen unangenehm ist es ja schon, einen wildfremden Menschen nach Jesus zu fragen, aber was soll man machen, er ist nun einmal weit und breit der einzige Mensch in dieser Gegend, den man fragen kann.

Also fassen wir uns ein Herz und gehen zu dem Schafhirten, um ihn zu befragen. Nachdem wir uns an den Schafen vorbeigedrängelt haben, grüßen wir den Hirten mit dem hier üblichen „Grüß Gott" und wollen gerade ein belangloses Gespräch anfangen, als uns der Hirte freundlich fragt, ob wir nach Jesus Christus suchen.

Natürlich sind wir etwas überrascht von dieser Frage, aber wir lassen uns unsere Verblüffung nicht anmerken und nicken, um Zeit zu gewinnen, heftig mit dem Kopf. Der Hirte bemerkt unsere vermeintlich gut überspielte Verblüffung und versichert uns, dass er wisse, wo sich Jesus aufhält und dass er uns gerne zu Ihm hinführen würde. Leicht verunsichert, aber dennoch sehr erfreut, nehmen wir dieses Angebot gerne an und folgen wortlos dem ausgesprochen sympathischen Hirten. Nach einer kurzen Zeit erreichen wir eine kleine Schutzhütte, vor der eine kleine Bank steht, auf die zu setzen uns unser Führer einlädt.

Wir setzen uns hin und sind von dem Panoramablick völlig fasziniert. Leider wird die Idylle ein wenig durch die Schafe gestört, die uns gefolgt sind und sich nun alle um unseren Hirten drängeln, der sich neben uns auf die Bank gesetzt hat. Der Lärm, den sie dabei produzieren, ist so gewaltig, dass ein Gespräch unmöglich erscheint. Nach einer kurzen Verschnaufpause werden wir etwas ungeduldig, denn schließlich sind wir ja hier, um unseren Jesus zu treffen. Wir wollen gerade gegen das Schafgeblöke anbrüllen, um unseren Hirten nach Jesus zu fragen, als dieser die Hand hebt und die Schafe schlagartig ihr Blöken einstellen.

Von der plötzlichen Stille überrascht, fragen wir mit etwas erhöhter Lautstärke „ob denn Jesus in der Hütte ist?" Lächelnd verneint dies der Hirte, und wir wollen schon etwas sauer werden, als er zu uns sagt: „Schau dich nur um, Jesus ist genau neben dir." Wir schauen uns um, und außer dem Hirten und den stummen Schafen ist niemand zu erblicken. Als ob der Hirte spürt, dass wir uns ein wenig auf dem Arm genommen fühlen, nimmt er wortlos unsere Hände ganz fest in seine Hände, und der ernste, aber freundliche Blick seiner Augen lässt uns spüren, dass gerade etwas Außergewöhnliches geschieht. Als dann unser Hirte, noch immer unsere Hände haltend, zu uns sagt: „Ich bin der gute Hirte, der sein Leben für seine Schafe lässt", wird uns langsam klar, wer uns da eigentlich gegenübersitzt.

Je klarer wir uns darüber werden, dass uns Jesus selbst die Hände hält, um so mehr strömt Seine Liebe in uns ein, und unser Herz möchte fast zerspringen vor Glück. All unsere aus Raum und Zeit entstammenden Fragen und all unsere Lebensängste verlieren sich, und in unsere Seele ziehen Ruhe und Gelassenheit ein.

Noch immer hält Jesus unsere Hände ganz fest, so als ob Er uns nie mehr loslassen möchte. Wir schauen Ihn an und sehen sein schönes und freundliches Gesicht, in dessen Augen sich die unendliche Liebe und Barmherzigkeit Gottes wiederspiegelt. Sein Mund lächelt liebernst und es ist, als würde Er zu uns sagen: „Kind Ich liebe dich, bleib bei mir, so wie Ich bei dir bleibe."

Über diese Worte möchte unser Herz vor Freude zerspringen, und wir halten es nicht mehr aus, wir müssen einfach unseren Herrn, Freund und Bruder umarmen und uns ganz dicht an ihn kuscheln. Seine Liebe, seine Güte, seine Wärme und seine göttliche Menschlichkeit lassen unsere Liebe zu Ihm in ungeahnte Höhen aufschwingen, und wir fühlen uns einfach nur gut.

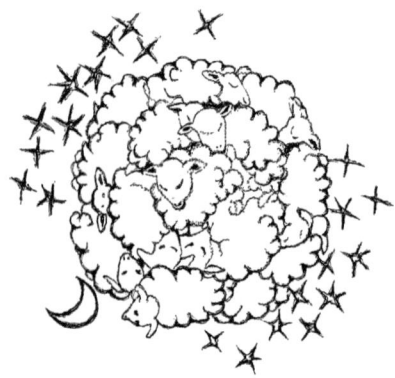

Zum Geburtstag

Wie das Wort Geburtstag bereits anklingen lässt, soll dieser Tag für den Menschen ein besonderer Gedenktag sein. Ein Gedenktag, der ihn zum einen an den Abschluss eines langen vorgeburtlichen Prozesses erinnern soll, in dem seine Seele die komplexen Wege der Lebensentwicklung durchschreiten musste, bis sie den notwendigen Reifegrad erreicht hatte, um in Raum und Zeit geboren zu werden.

Und zum anderen ist dieser Tag ein guter Anlass dafür, um sich daran zu erinnern, dass die Seele mit ihrer Einfleischung in einen menschlichen Körper den wohl wichtigsten Schritt zu ihrer Menschwerdung vollzogen hat. Denn von dem Tag seiner Geburt an ist der Mensch mit der Anlage zu einem freien Willen ausgestattet, durch den er seine Seele mit der Hilfe des Herrn bis in die höchsten Sphären himmlischer Gefilde entwickeln kann.

Leider wissen die meisten, der in der Sinnenwelt gefangenen Menschen, nichts von diesen wunderbaren Lebensaussichten. Wahrscheinlich hetzen sie deshalb beständig irgendwelchen kurzen Glücksmomenten hinterher und wundern sich darüber, warum sich ihr Leben so hektisch gestaltet. Von daher ist es sicherlich nicht weiter verwunderlich, dass viele Menschen so sehr mit der Befriedigung ihrer aus der natürlichen Welt entspringenden Bedürfnisse beschäftigt sind, dass sie die vielen Geburtstagsgeschenke des himmlischen Vaters gar nicht bemerken.

Dabei ist es überhaupt nicht selbstverständlich, dass der Mensch bei seiner Geburt in der Regel mit einem gesunden Körper beschenkt wird, der ihm bei guter Pflege manchmal über 100 Jahre lang gute Dienste leistet. Und in Anbetracht der teilweise verheerenden, von Menschen gemachten Hungersnöte, ist es auch nicht selbstverständlich, dass wir tagtäglich unsere Speisen, Getränke und ein Dach über dem Kopf haben.

Als Christ weiß man natürlich um die unendlich barmherzige Liebe, mit der unser himmlischer Vater alles so lenkt und leitet, dass wir zur rechten Zeit all das bekommen, was wir zum Erhalt unseres Leibes benötigen. Und natürlich wissen wir auch, mit wie viel Liebe, Geduld und Weisheit der himmlische Vater das engmaschige Netz der göttlichen Barmherzigkeit über die Lebenswege der Menschen gespannt hat, damit sich ihre Seelen weiterentwickeln können.

Aus allem was dem Menschen in seinem tagtäglichen Leben begegnet, kann der kundige Beobachter das liebevolle Walten der göttlichen Vorsehung erkennen. Egal ob wir uns wohlfühlen oder uns der Kummer auffressen will, immer bewahrheiten sich die inspirierten Worte des Psalmisten David, die er in seinem 23. Psalm niederlegen durfte, wo es heißt:

„Der HERR ist mein Hirte; mir wird nichts mangeln.
Er weidet mich auf grüner Aue und führet mich zum frischen Wasser.
Er erquicket meine Seele; er führet mich auf rechter Straße um seines Namens willen.
Und ob ich schon wanderte im finstern Tal, fürchte ich kein Unglück; denn du bist bei mir, dein Stecken und dein Stab trösten mich.
Du bereitest vor mir einen Tisch im Angesicht meiner Feinde. Du salbest mein Haupt mit Öl und schenkest mir voll ein.
Gutes und Barmherzigkeit werden mir folgen mein Leben lang, und ich werde bleiben im Hause des HERRN immerdar. "

Ja, lieber Leser so ist das mit unserem himmlischen Vater. Er lässt nichts unversucht um die Wege der Menschen so zu leiten, dass sie unter Wahrung der Willensfreiheit früher oder später erkennen, dass sie ihren wahren Geburtstag erst an dem Tag feiern dürfen, wenn in ihrem Herzen die Verbindung mit Gott stattgefunden hat.

Denn erst dann, wenn sich der Mensch von der aus Raum und Zeit resultierenden Illusion gelöst hat, dass er aus sich selbst heraus lebend seine Umwelt gestaltet, kann in seinem Herzen der notwendige Platz für die Eingeburt des Herrn bereitet werden.

Ist der Platz erst einmal bereitet, und der Herr in uns geboren, wird unser Herz von der göttlichen Liebe durchdrungen und unsere ganze Seele wird im Licht der göttlichen Barmherzigkeit wie umgewandelt erscheinen.

Dort, wo einst die Quelle der göttlichen Wahrheiten durch den Unrat sinnlicher Scheinbarkeiten verstopft, müde vor sich hin tröpfelte, sprudelt nun das alles belebende Wasser des göttlich Wahren und verwandelt die einst karge Seelenlandschaft in ein blühendes Blumenmeer. Die dunklen Wolken des Buchstabenglaubens sind gewichen und die Strahlen der göttlichen Gnadensonne umschmeicheln die Seele mit ihrer Wärme und ihrem lieblichen Licht. Wohin man auch schaut, überall ist die Kälte der Gottesferne gewichen und von der Wärme gelebter Gottes- und Nächstenliebe durchdrungen.

Hoch oben am Himmel kreisen die Adler der göttlichen Wahrheiten und auf der Wiese gehen die Bienen summend ihrem nutzbringenden Tagwerk nach. Schmetterlinge flattern von Blüte zu Blüte und schlürfen mit viel Elan den Nektar der göttlichen Barmherzigkeit in sich hinein und ein leichter Windhauch trägt liebliche Freudengesänge aus dem naheliegenden Dorf herüber.

Es ist als würden himmlische Heerscharen dem Herrn ihre Aufwartung machen und Ihm zu Ehren, aus tiefstem Herzen, Lieder der Freude und des Dankes singen. Und in der Tat ist es so, dass sich in dem kleinen Dorf, aus der ganzen Seele, die Gesellschaften zusammengefunden haben, welche der Liebe zum Herrn entsprechen. Im Zentrum des Ortes ist eine kleine Bühne aufgestellt, auf der ein Knabenchor wunderschöne Melodien anstimmt.

Die vor der Bühne stehenden Menschen machen einen sehr ergriffenen Eindruck, aber dennoch scheinen sie auf etwas zu warten. Und wirklich, kaum ist das letzte Lied des Chores verklungen, da betritt ein Mann die Bühne und bittet um Aufmerksamkeit.
Nachdem sich das Gemurmel der Gesellschaften gelegt hat, erhebt der Mann seine Stimme und kündigt etwas umständlich den Hauptredner des heutigen Festes an. Daraufhin erhebt sich ein tosender Beifall und der Redner macht dem Hauptredner die Bühne frei.

Nachdem sich die Menge etwas beruhigt hat, schaut der Hauptredner liebevoll in die Runde und sagt mit einer sehr warmen Stimme:
„Meine lieben Brüder und Schwestern, die ihr euch aus allen Bereichen der Seele auf den Weg in das Dorf der göttlichen Lehre gemacht habt, ich danke euch, dass ihr meinem Ruf gefolgt seid und euch so zahlreich eingefunden habt.
Ich darf euch heute von dem freudigen Ereignis Kenntnis geben, dass vor Kurzem aus der Vermählung des Verstandes mit meiner Liebe das Kind der himmlischen Weisheit geboren wurde.

Diesem Kind ist es vorbehalten, mit meiner Hilfe den Willen auf seine Hochzeit mit dem Verstand vorzubereiten. Diese Eheschließung ist, wie ihr alle wisst, eine sehr wichtige Voraussetzung dafür, um ein Bewohner des höchsten Engelhimmels zu werden.

Natürlich dauert es noch eine geraume Zeit, bis das aus meiner Liebe geborene Kind, der Seelenfrau den Seelenmann so richtig schmackhaft gemacht hat und sie bereit zu der himmlischen Hochzeit ist. Doch ohne das Kind meiner Liebe würde es niemals zu dieser Hochzeit kommen. Und weil dieses Kind im Leben des Menschen so wichtig ist, wollen wir heute der Geburt dieses Kindes gedenken und ein Fest der Freude feiern, zu dem alle Gesellschaften der Seele herzlich eingeladen sind.

Bevor nun die Musik erklingt und ihr in Freude das Brot meiner Liebe und den Wein meiner Wahrheit zu euch nehmt, möchte ich euch noch meinen väterlichen Segen schenken."

Worauf der Herr seine Hände erhebt und die Worte spricht:
„Meine geliebten Kinder, kommet alle, die ihr mühselig und beladen seid, Ich will euch erquicken.
Darum langt nur recht kräftig zu bei dem Brot meiner Liebe und dem Wein meiner Wahrheit, auf dass euch die Aufnahme der Beiden wahrhaftig und lebendig macht.
Denn wer von Meinem Brot isst und von Meinem Wein trinkt, dem wird großes Heil widerfahren.
Er wird den Tod überwinden, und die Welt wird für immer ihre Macht über ihn verlieren.
Nun endlich kann der Mensch mit mir Arm in Arm über die weiten Auen seiner Seele wandeln, und wenn es ihn dann nach himmlischen Wahrheiten hungert, werde ich meine Hand durch das Korn gleiten lassen und für ihn genau die Ähre pflücken, durch deren Genuss ihm die Augen für die unendliche Liebe meines Vaterherzens geöffnet werden.
Und so rufe ich euch nun zu, habt keine Scheu, kommet alle an meine Vaterbrust und es werden sich euch ungeahnte Dimensionen himmlischer Wonnen eröffnen, durch die ihr zu Kindern Meiner göttlichen Vaterliebe werdet.
Amen"

Der Weinstock

Jesus sagt bei Johannes 15: *„Ich bin der wahre Weinstock, und mein Vater ist der Weingärtner. Jede Rebe an mir, die nicht Frucht bringt, nimmt er weg, und jede, die Frucht bringt, reinigt er, damit sie mehr Frucht bringe. Ihr seid schon rein, und zwar des Wortes wegen, das ich zu euch gesagt habe. Bleibt in mir, und ich bleibe in euch. Wie die Rebe nicht aus sich selbst Frucht bringen kann, wenn sie nicht am Weinstock bleibt, so auch ihr nicht, wenn ihr nicht in mir bleibt.*
Ich bin der Weinstock, ihr seid die Reben; wer in mir bleibt und ich in ihm, der bringt viele Frucht; denn getrennt von mir könnt ihr nichts tun."
(Joh. 15,1-6)

Durch Emanuel Swedenborg[4] hat uns der Herr sein Wort in einer einzigartigen Fülle erschlossen. Wir sind aufgefordert, mit unserem Verstand in die Tiefen des Wortes einzudringen und die daraus erwachsene Liebe zu Gott so in unserem Leben umzusetzen, dass wir zu einer fruchtbringenden Rebe werden. Jesus Christus ist der wahre Weinstock, durch den der Mensch all die Wahrheiten in sich aufnehmen kann, die Er zu seinem geistigen Wachstum braucht.

Nur wenn wir in Jesus bleiben, kann die Liebe Gottes in uns einfließen und mit unserem Verstand eine innige Verbindung eingehen. Die Frucht dieser Verbindung ist die Weisheit. Eine Weisheit, die frei von weltlichen Begründungen ist. Eine Weisheit, die es unserem Verstand ermöglicht, unsere Liebe so umzuwandeln, dass Jesus Christus zu dem Mittelpunkt in unserem Leben wird.

Jesus ist unser persönlicher Weinstock, durch den jeder Einzelne von uns die Liebe Gottes in sich aufnehmen kann. Die Kraft, die uns mit unserem Weinstock verbindet und dafür sorgt, dass wir nicht beim erstbesten Windhauch weltlicher Anfechtungen vom Ast fallen, ist die göttliche Liebe, welche in jedem Augenblick unseres Lebens in uns einströmen möchte. Es liegt doch nur an uns selbst, ob wir uns für Jesus öffnen und Seine lebensspendenden Weisheits- und Liebeskräfte aufnehmen oder ob wir uns lieber mit den todbringenden Weisheits- und Liebeskräften der Welt abgeben wollen.

---

[4] siehe Seite 249

Jesus ist der einzige Weinstock in dieser Welt, durch den wir als Reben wahrhaftige Frucht bringen können. Er ist die Quelle, aus der wir die klaren und unverfälschten Wahrheiten beziehen können, die wir für unser geistiges Wachstum benötigen. Nur durch Ihn können wir erfahren, dass es eine wahrhaftige Liebe gibt, die frei von irdischen Unzulänglichkeiten alle Menschen als Bruder und Schwester zu lieben vermag. Jesus hat uns die alles verstehende und alles verzeihende Liebe vorgelebt. Selbst am Kreuz wusste Er noch Worte des Verstehens und Verzeihens zu sprechen, als Er sagte: *„Vater vergib ihnen, denn sie wissen nicht, was sie tun.“*

Die Frucht, die wir als Rebe am Weinstock des Herrn bringen sollen, ist die Liebe. Keine Liebe, wie sie die Welt kennt, sondern eine Liebe, wie man sie nur bei Jesus Christus finden kann.
Eine Liebe, die verzeiht, wo man sich beleidigt, die verbindet, wo Streit ist.
Eine Liebe, die Hoffnung erweckt, wo die Verzweiflung quält, die Freude bringt, wo der Kummer wohnt.
Eine Liebe, die ein Licht entzündet, wo Finsternis regiert, die Wahrheit bringt, wo Lug und Trug herrschen.

Jesus Christus wünscht sich nichts sehnlicher, als dass seine Reben viel Frucht bringen. Er schenkt uns Seine volle Aufmerksamkeit und Liebe, damit aus uns möglichst große und süße Liebestrauben werden. Von Ihm erhalten wir alle Weisheitsnährstoffe, die wir benötigen, um geistig wachsen zu können. Von Ihm bekommen wir die wärmenden Strahlen der göttlichen Liebessonne und durch Ihn werden wir in die Lage versetzt, unsere Seele so umzubilden, dass wir ein Kind Gottes werden können.

Wenn wir es zulassen, dann strömt die Liebe unseres Herrn in unser Herz und vollbringt dort seine wohltuende Wirkung. Wir werden ruhiger, gelöster und angstfreier.

Menschen, bei denen Jesus die Quelle aller Weisheit, Liebe und Freude ist, haben eine Ausstrahlung, die von ihrer Umwelt wahrgenommen wird. Sie wirken nicht durch eine aufgesetzte Frömmigkeit und haben auch nicht immer einen flotten Bibelspruch auf den Lippen, nein, sie strahlen einfach nur Frieden und Freude aus. Ich denke, wer in einer Zeit wie heute durch die göttliche Liebeskraft unseres Jesus Frieden und Freude ausstrahlen darf, der ist auf dem Weg zum Reich Gottes schon ein gutes Stück vorangekommen.

Im Grunde genommen ist es gar nicht so schwer, sich für die Liebe des Herrn zu öffnen. Was haben wir außer unserer Liebe zur Welt denn schon groß zu verlieren. Und von dieser Liebe wissen wir ja, dass sie für die Ewigkeit nichts taugt. So gesehen stellt sich mehr die Frage: „Was alles können wir durch die Liebe zu Jesus gewinnen?" Die Antwort auf diese Frage gibt uns Jesus, in dem Er sagt: *„Ich bin der Weg, die Wahrheit und das Leben."*

Unser Jesus zeigt uns nicht nur den Weg zum Leben, Er begleitet und führt uns dorthin, wo die Liebe zu Gott blüht und gedeiht. Durch den Einfluss Seiner Liebe wächst in uns die Wahrheit, welche es uns ermöglicht, die Liebe unserer Seele zur Welt als solche zu entlarven und durch die Kraft unseres Jesus in eine Liebe zu Gott umzuwandeln. Nur mit Ihm und nur durch Ihn werden wir in das Meer der göttlichen Liebe eintauchen können, und unser Leben wird von einem weltorientierten Scheinleben in ein auf Jesus basierendes Realleben umgewandelt.

Seine alles umfassende Weisheit und Seine alles durchdringende Liebe rufen uns zu: „Kind, mach dich frei von der Welt, wende dich mir zu und nimm das leichte Joch meiner Liebe auf dich. Wenn du dies tust, wirst du den Tod nicht schmecken und mit Mir zur Wahrheit, zum Leben und zur höchsten Glückseligkeit gelangen".

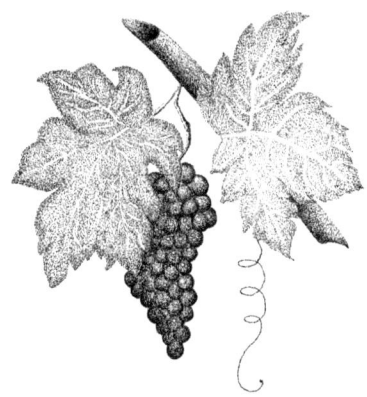

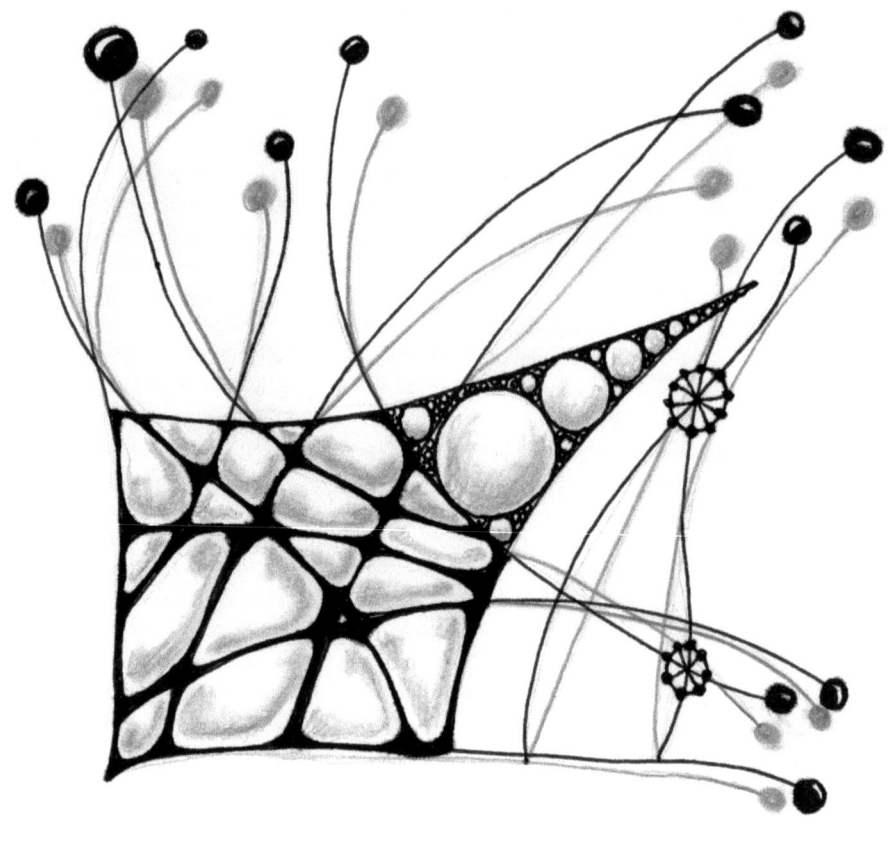

Es ist der stetig fortgesetzte, nie erlahmende Kampf gegen Skeptizismus und Dogmatismus, gegen Unglaube und gegen Aberglaube, den Religion und Naturwissenschaft gemeinsam führen, und das richtungsweisende Losungswort in diesem Kampf lautet von jeher und in alle Zukunft: Hin zu Gott! [Max Planck (1858 - 1947) deutscher Physiker]

Der Herr ist mein Hirte

Einst sagte Thomas zu Jesus: *„Herr, wir wissen nicht, wohin du gehst; wie können wir den Weg wissen?"* *Da sprach Jesus zu ihm: „Ich bin der Weg, die Wahrheit und das Leben; niemand kommt zum Vater außer durch mich. Hättet ihr mich erkannt, würdet ihr auch meinen Vater kennen; von jetzt an kennt ihr ihn und habt ihn gesehen."*
Da sagte Philippus zu ihm: *„Herr, zeige uns den Vater, und es genügt uns."* *Jesus sprach zu ihm: „So lange Zeit bin ich bei euch, und du hast mich nicht erkannt, Philippus? Wer mich sah, hat den Vater gesehen. Wie kannst du sagen: Zeig uns den Vater!? Glaubst du nicht, dass ich im Vater bin und dass der Vater in mir ist? Die Worte, die ich zu euch sage, rede ich nicht aus mir; der Vater, der in mir wohnt, er selbst ist am Werke. Glaubt mir, dass ich im Vater bin und der Vater in mir ist! Wenn nicht, dann glaubt eben um der Werke willen!"* (Joh. 14,5-12)

Wenn ich diese Worte auf mich wirken lasse, dann wird mir wieder einmal bewusst, mit welch unendlicher Liebe und Geduld der Herr mit seinen Menschenkindern umgeht. Da wandelt Er mit seinen Jüngern fast drei Jahre lang durch die Lande, vollbringt in ihrer Gegenwart die größten Wunder, spricht Worte der tiefsten Weisheit und erweist ihnen in jedem Augenblick ihres Seins grenzenlose Liebe, und dennoch waren sie so sehr in ihrem Tempelglauben gefangen, dass sie nicht wirklich erkennen konnten, wer Jesus Christus war und natürlich noch immer ist.

Sicherlich war es für die meist aus einfachen Verhältnissen stammenden Jünger nicht so einfach, ihre eingefahrenen, in der jüdischen Tradition verhafteten Denk- und Glaubensstrukturen zu verlassen. Der Gedanke, dass der große unendliche Gott, dessen Namen sich kein echter Jude auszusprechen traute, auf dieser Erde das Kleid der Materie angezogen hat, war den meisten von ihnen trotz der intensiven Beziehung zu Jesus irgendwie suspekt.

Obwohl ihnen der Herr, gelegentlich die Bedeutung der Entsprechungswissenschaft[5] erläutert hat, konnten sie sich nicht wirklich von ihren sinnlichen Denkstrukturen lösen. Und so ist es nicht weiter verwunderlich, dass sie bisweilen Verständnisschwierigkeiten hatten, wenn Jesus von Seinem Vater im Himmel sprach. Die Folge davon war, dass der Herr den

---

[5] siehe Seite 250

Jüngern bis zum Ende seiner fleischlichen Laufbahn immer wieder aufs Neue erklären musste, wer Er denn so eigentlich sei.

Natürlich ist es für die meisten Menschen, welche durch die Gnade des Herrn die Werke Swedenborgs[6] kennenlernen durften, überhaupt kein Problem, in Jesus Christus den fleischgewordenen Gott der Juden - Jehova[7] - anzuerkennen. Sie glauben fest daran, dass unser Jesus im Vater und der Vater in Jesus ist. Und sicherlich sind wir auch alle davon überzeugt, dass Jesus Christus der Weg, die Wahrheit und das Leben ist, durch dessen Nachfolge wir sicher in das große Vaterhaus gelangen werden.

Dank der Swedenborgschriften haben wir eine recht deutliche Vorstellung von dem, wer unser Jesus ist, welche göttliche Eigenschaften Er hat, und der eine oder andere von uns wird sicherlich eine ungefähre Vorstellung davon haben, wie unser Jesus aussieht. Wir fühlen uns vom Herrn geliebt und getragen und bisweilen meinen wir, in besonderen Augenblicken schon das Morgenrot der göttlichen Gnadensonne am Horizont unseres Lebens schimmern zu sehen.

Ich meine damit diese seltenen Momente in unserem Leben, in denen wir verspüren dürfen, wie die göttliche Liebe unser Herz so sehr berührt, dass wir für eine kurze Zeit das Gefühl haben, mit unserem geliebten Jesus zu einer Einheit zu verschmelzen. Jeder, der dies schon einmal erleben durfte, weiß, wie intensiv und unvergleichlich dieses Gefühl ist.

Von daher ist es nur allzu verständlich, dass wir dieses beglückende Gefühl immer wieder haben wollen. Doch leider entspricht es meiner und sicherlich auch Ihrer Lebenserfahrung, dass die Momente der innigen Gottesnähe meist viel zu kurz und viel zu selten sind. Die Welt mit all ihren mehr oder weniger wichtigen Dingen reißt uns viel zu schnell aus der emotionalen Verbindung mit dem Herrn heraus und führt uns nicht selten in das Tal der inneren Finsternis.

Aus allen Himmelsrichtungen stürmt die Dunkelheit der weltlichen Scheinbarkeiten auf uns ein, und ohne dass wir es wollen, verfinstert der Job, die Hausarbeit oder nur das Lesen einer Tageszeitung unser Verhältnis zum Herrn.

---

[6] siehe Seite 249
[7] siehe Seite 251

Gerade in der heutigen Zeit führt die ständige Reizüberflutung aus der Sinnenwelt nicht selten dazu, dass in unseren Herzen der Herr durch den Unrat der Welt so sehr zurückgedrängt wird, dass Er sich diskret zurückziehen muss.

Die Folge davon ist meist die, dass sich in unserem Inneren das Gefühl einer gewissen Leere einstellt und wir uns irgendwie von Jesus verlassen fühlen.

Wenn wir über diesen nicht sehr erfreulichen Zustand nachdenken, dann wird unser Verstand sehr bald erkennen, dass dieses Gefühl der Verlassenheit eine Erscheinlichkeit unseres im Sinnlichen verhafteten Willens ist. Denn der Herr kann uns ja gar nicht verlassen, würde Er dies wirklich können, dann müsste Er aufhören, an uns zu denken, und dies hätte zur Folge, dass wir augenblicklich aufhören würden, zu existieren. Und da der Herr in seinem göttlichen Selbstbewusstsein niemals einen von Ihm gedachten Gedanken vergessen kann, so kann Er uns auch nicht wirklich verlassen.

Mit anderen Worten, es erscheint uns nur so, als ob sich der Herr zurückgezogen hat. In Wahrheit ist es der Mensch, der sein Herz von den Wolken der Welt so verdunkeln lässt, sodass das Liebelicht des Herrn nicht mehr bis zum Herzensgrund durchdringen kann.

Die göttliche Gnadensonne der ewigen Gottheit leuchtet immer und belebt zu jeder Zeit mit ihrem Weisheitslicht und ihrer Liebewärme die gesamte Schöpfung. Sie belebt als geistige Sonne alle Geschöpfe in der geistigen Welt, und sie belebt in transformierter Form als natürliche Sonne alle Lebewesen in der natürlichen Welt. Und so bezieht auch der natürliche Mensch dieser Erde seine Lebensenergie von der Sonne, die wir am Himmel sehen können, während der geistige Mensch seine Lebensenergie von der geistigen Sonne erhält.

Beide Sonnen haben eines gemeinsam, wenn ihre belebenden und wärmenden Strahlen auf fruchtbaren Boden fallen, dann dauert es meist nicht lange, bis die eingelegten Samen zu keimen beginnen und als Sprösslinge durch die Erdkrume stoßend dem Licht entgegen wachsen. Ist hingegen der Himmel von schweren dunklen Wolken verhangen, sodass kein Lichtstrahl bis zum Boden gelangt, dann hat der Samen kaum eine Chance aufzugehen.

Mit unserem Seelengrund verhält es sich in der Entsprechung nicht anders als mit einer Ackerscholle. Wenn die finsteren Wolken einer im Falschen begründeten Lebensführung verhindern, dass das wärmende Liebelicht unseres himmlischen Vaters bis zum Grund der Seele gelangt, dann ist es sicherlich leicht nachzuempfinden, dass in dieser Seelenscholle kein göttlicher Liebessamen keimen kann. Die Folge davon ist, dass sich der Mensch innerlich öde, leer und unzufrieden fühlt.

Sicherlich hat jeder von uns dieses Gefühl der durch äußere oder innere Umstände hervorgerufenen Gottesferne schon einmal durchlebt. Meist haben wir erst einige Zeit, nachdem wir das Tal der inneren Finsternis durchschritten hatten, erkennen dürfen, dass dieser Zustand eine liebevolle Zulassung unseres himmlischen Vaters war, um uns auf die Wolkendecke unseres auf Falschem begründeten Glaubens aufmerksam zu machen.

Ohne diese in der Regel als unangenehm empfundenen Zulassungen des himmlischen Vaters würde wahrscheinlich die Finsternis in den Seelen der Menschen niemals lichter werden, und die Menschheit wäre wahrscheinlich schon längst im Morast der Welt erstickt.

Doch zu unser aller Glück hat es dem himmlischen Vater in seiner barmherzigen Güte gefallen, allen Menschen auf dieser Erde einen Weg aus der Finsternis des Herzens zu bahnen. Ein Weg, der in Anbetracht der äußeren Zustände auf unserer Erde sicherlich ohne Übertreibung als schmal und dornig bezeichnet werden darf, denn er fordert von demjenigen, der ihn bis zum Ziel - dem Reich Gottes - gehen will, einiges ab.

Ich gehe einmal davon aus, dass ich an dieser Stelle nicht weiter auf die vielen Fallgruben und Dornenhecken einzugehen brauche, mit denen der Erdenwanderer auf dem immer schmaler werdenden Pfad zum ewigen Lebensglück konfrontiert wird. Von den Stolpersteinen der Ungeduld, des Hochmuts und der vielen anderen aus der Weltliebe entspringenden Untugenden wird der eine oder andere Leser sicherlich schon einmal etwas gehört haben.

Aber wie ich eben schon ausgeführt habe, hat es der barmherzigen Liebe des himmlischen Vaters gefallen, für uns einen Weg durch den alles verschlingenden Sumpf der Welt zu bahnen. Und dieser Weg ist, wie man bei Johannes 14,6 nachlesen kann, Jesus Christus, denn dort steht geschrieben: *„Ich bin der Weg, die Wahrheit und das Leben; niemand kommt zum Vater außer durch mich."*

Jesus hat uns ganz praktisch vorgelebt, wie man in einer Welt, deren geistiges Glaubensgebäude sich auf Falschem begründet, himmlische Wahrheiten leben kann, ohne sich dabei zu verbiegen oder aus opportunistischen Gründen heraus irgendwelchen Weltmeinungen zu folgen. Er hat uns durch sein irdisches Leben bewiesen, dass es möglich ist, in einer Welt, wo der Mammon und die Gleichgültigkeit regieren, Geduld, Demut und wahre Liebe zu leben. Und Ihm verdanken wir es, dass in der Heiligen Schrift eine Unzahl von Weisheitsperlen verstreut liegen, die von uns nur gefunden und aus der Schale des äußeren Buchstabens gelöst werden müssen, damit sie uns als mächtige Wegweiser auf dem Pfad zum wahren Lebensziel dienen können.

Doch leider schafft es der Mensch meist nicht ohne fremde Hilfe, die in den heiligen Schriften verstreuten, praktischen und theoretischen Ratschläge unseres Herrn so in sein Leben zu integrieren, dass er sicher aus dem Tal der Finsternis in die Höhen des verheißenen Gottesreiches gelangen kann. Und weil der Herr um dieses Problem weiß, lässt Er uns durch Matthäus zurufen: *„Kommet her zu mir alle, die ihr mühselig und beladen seid; ich will euch erquicken."*

Ich denke, man kann es sich gar nicht oft genug ins Bewusstsein rufen, dass Jesus Christus in seiner barmherzigen Liebe jeden einzelnen Menschen auf seinem Lebensweg begleiten möchte. Er ruft uns, wie der Hirte ein verirrtes Schaf ruft, das den sicheren Schoß der Herde verlassen hat und nun einsam umherirrt. Es liegt nur an uns, ob wir seinen Ruf hören und ihm folgen wollen, oder ob wir uns lieber in den für unser Seelenheil gefährlichen Schluchten der Welt tummeln möchten.

Ja, lieber Leser, der Herr ruft geduldig wie ein guter Hirte so lange nach uns, bis wir bereit sind, freiwillig die breite Prachtstraße der Welt zu verlassen, um den steinigen Pfad zu betreten, der uns zurück zum Vaterherzen führt. Dieses zarte Rufen kann der Mensch allerdings nur dann hören, wenn er es irgendwie schafft, dem Lärm der Welt zu entrinnen, denn solange die sinnlichen Ablenkungen dominieren, ist es nicht möglich, dass das Ohr der Seele den Ruf des Herrn vernimmt.

Das hört sich jetzt vielleicht schwieriger an, als es in Wirklichkeit ist. Denn wir brauchen eigentlich nur mit offenen Augen und einem offenen Herzen durch die Welt zu gehen, und mit ein wenig Geduld werden wir bald den leisen Ruf des Vaters verspüren.

Da sind die kleinen Sperlinge, die mitten im Trubel der Großstadt mit viel Fleiß das Material zusammentragen, um auf einem düsteren Hinterhof in einer Mauernische ihr Nest zu bauen. Sie säen nicht und sie ernten nicht, und dennoch sorgt der himmlische Vater dafür, dass sie alles finden, um ihre Nachkommen großzuziehen. Und wenn sie dann tschilpend ein paar Brotkrümel vom Balkontisch stibitzen, dann ist es so, als wollten sie uns zurufen:
„Mensch, was sorgst du dich um dein Fortkommen in der Welt, siehe der himmlische Vater schaut nicht darauf, was du hast oder wer du bist, für Ihn zählt nur, ob dein Herz in Liebe zum Herrn entbrannt ist".

Oder schauen wir einmal hinaus in den wunderschönen Garten, dort wo nach einem für meinen Geschmack viel zu langen Winter diese herrlichen Blumen blühen und sich ihres Lebens erfreuen, so als ob es diesen Winter niemals gegeben hätte. Bei rechter Betrachtung leben sie es vor, dass auch der Mensch nur dann zum wahren Leben aufblühen kann, wenn er sich von dem Ballast seines Seelenwinters löst und ohne Vorbehalte sein Herz für das wärmende Liebelicht des Herrn öffnet.

Überall in der Natur, aber auch im alltäglichen Leben schenkt uns der Herr kleine Entsprechungswinke, die uns darauf aufmerksam machen sollen, dass nur derjenige den schmalen Lebenspfad zum Vaterherzen erfolgreich beschreiten kann, der freiwillig das Böse der Welt flieht und sich stattdessen in die göttliche Liebesordnung des Herrn einfügt.

Wer dies für sich erkannt hat und in kindlicher Liebe zum himmlischen Vater den für die Welt unbequemen Weg der Selbstverleugnung geht, der wird bald erleben, wie in seiner Seele die dichten Wolken des sinnlichen Buchstabenglaubens vom Sturm der göttlichen Gnade weggefegt werden und sein einst öder Seelengrund zu einem blühenden Garten Eden umgewandelt wird. Die Blumen der göttlichen Einsichten strecken ihre Blätter und Blüten der alles belebenden geistigen Sonne entgegen, und ein in der lauen Frühlingsluft liegender Duft lässt beseligende Gefühle aufkommen.

Die Herrlichkeit Gottes durchströmt das ganze Sein und es ist, als ob durch den Lobgesang der Vögel hindurch der leise Liebesruf des himmlischen Vaters zu vernehmen ist. Wer diesem Ruf folgt, wird erleben, wie es ist, wenn Jesus Christus zum Wegbegleiter auf dem dornigen Pfad durch Raum und Zeit in die unbekannten Höhen der geistigen Welt wird. Mit Ihm an der Seite wird es möglich sein, die Schöpfungsregionen zu betreten, in denen Liebe und Weisheit zu einer Einheit verschmelzen und die himmlische Liebe Gottes der Maßstab aller Dinge ist.

Dort wird der Mensch in tiefster Zerknirschung seines Herzens erkennen, dass er alles Gute und Wahre, was ihm in seinem ganzen Leben begegnet ist, ausschließlich vom himmlischen Vater erhalten hat.

Ich denke, dass der Psalmist David dies auch so empfunden hat, als er im 23. Psalm niederschrieb:

„Der HERR ist mein Hirte; mir wird nichts mangeln.
Er weidet mich auf grüner Aue und führet mich zum frischen Wasser.
Er erquicket meine Seele; er führet mich auf rechter Straße um seines Namens willen.
Und ob ich schon wanderte im finsteren Tal, fürchte ich kein Unglück; denn du bist bei mir, dein Stecken und dein Stab trösten mich.
Du bereitest vor mir einen Tisch im Angesicht meiner Feinde.
Du salbest mein Haupt mit Öl und schenkest mir voll ein.
Gutes und Barmherzigkeit werden mir folgen mein Leben lang, und ich werde bleiben im Hause des HERRN immerdar.“

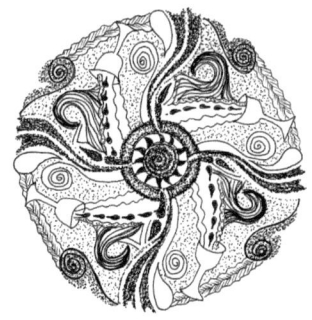

Gedanken zum Jahresanfang

Sicherlich haben auch Sie sich für das neue Jahr eine Menge Dinge vorgenommen. Vielleicht wollen Sie mit dem Rauchen aufhören oder ein paar Kilo abnehmen. Vielleicht wollen Sie sich beruflich verändern oder ein neues Auto kaufen. Auf jeden Fall aber möchten Sie bestimmt das neue Jahr glücklich und zufrieden verleben, ohne dass Sie mit einschneidenden oder unangenehmen Erlebnissen konfrontiert werden.

Oftmals meint der Mensch, dass seine Zufriedenheit von dem Besitz bestimmter Dinge abhängig ist. Ich möchte so aussehen wie der bekannte Popstar, ich möchte eine Arbeit haben, die mir mehr Ansehen und Geld einbringt, ich möchte ein schöneres Auto oder eine bessere Wohnung haben. Sicherlich würden sich eine Menge Dinge finden lassen, deren Besitz unsere Zufriedenheit steigern würde.

Doch Hand aufs Herz, wir alle haben doch schon des Öfteren die Erfahrung machen müssen, dass die Freude über den neuerworbenen Besitz nur von kurzer Dauer war. Schon bald wurde die Neuerwerbung zur Alltäglichkeit, und wir mussten uns nach besseren, tolleren und schöneren Dingen umsehen.

Dies ist kein Phänomen der Neuzeit, denn schon vor 2000 Jahren gab Jesus Christus seinen Jüngern folgenden Rat:

„Sammelt euch nicht Schätze auf Erden, wo Motten und Rost sie verzehren und wo Diebe einbrechen und stehlen; sondern sammelt euch Schätze im Himmel, wo weder Motten noch Rost sie verzehren und wo Diebe nicht einbrechen und stehlen. Denn wo dein Schatz ist, da wird auch dein Herz sein.“ (Matth. 6,19-21)

Hinter diesen Worten steht die tiefe Erkenntnis, dass der Mensch wirkliche Lebensfreude nicht durch den Besitz von materiellen Gütern erlangen kann. Wirkliche Lebensfreude findet der Mensch nur, wenn sich sein Herz für den Einfluss der göttlichen Liebe öffnet. Denn die Materie ist vergänglich, aber die Liebe Gottes währt ewig.

Die Freuden des Winters

Ist es nicht ausgesprochen angenehm, in einem warmen und trockenen Andachtsraum zu sitzen und den Worten der Heiligen Schrift zu lauschen? Die angenehme Atmosphäre, der Kerzenschein des Altarleuchters, und die Menschen um uns herum lassen für einen Moment vergessen, dass wir in einer Jahreszeit leben, die neben der von vielen Menschen so sehr geschätzten weißen Schneepracht auch so manche Not und Ungemach bereithält. Trotz globaler Klimaerwärmung hat der Winter viele Landstriche so fest in seinen eisigen Klauen, dass die dort wohnenden Menschen und Tiere schwer zu kämpfen haben, um diese Zeit unbeschadet überstehen zu können.

Es ist eben mit dem Winter so wie mit fast allen Dingen des Lebens. Er schenkt den Menschen zum einen Freude, indem er durch seine weiße Schneepracht Landschaften, Dörfer und Städte in eine glitzernde Wunderwelt verwandelt. Selbst Schandflecke wie z. B. wilde Müllhalden verwandeln sich vorübergehend in filigrane Gesamtkunstwerke. Zum anderen kann die gleiche Schneepracht aber auch viel Leid und Not über die Menschen bringen, denken wir nur an Verkehrschaos, Schneeverwehungen und Lawinen, die bisweilen ganze Dörfer unter ihren Schneemassen begraben.

Trotz der teilweise recht unangenehmen Begleiterscheinungen hat der Winter im Zyklus der Jahreszeiten durchaus seine Berechtigung, kann sich doch die Natur in vielfältiger Art und Weise auf den im Frühling beginnenden neuen Lebenszyklus vorbereiten.

Dieser Zustand der Natur, wenn die Sonne ihre wärmende Kraft verloren hat und die Kälte des Winters Wald und Flur in eine eisige und leblose Starre versetzt, ist durchaus mit der Seelenlandschaft eines Menschen vergleichbar, dessen von der göttlichen Liebe und Weisheit entfernte Seele in einen eisigen Zustand verfällt. Die Kälte der Weltliebe lässt das Wasser der natürlichen Wahrheiten durch den Entzug des Guten der Liebe zu Schnee kristallisieren und über die weltzugewandte Seele breitet sich langsam eine wunderbar anzuschauende weiße Schneedecke aus.

In diesem Zustand befinden sich die meisten Menschen, die sich noch nicht auf den Weg zu ihrer Wiedergeburt begeben haben.

Bisweilen kommt es vor, dass sich solch ein Mensch aufmacht, um in seiner Seele den warmen Ort seiner Lebensliebe zu verlassen und zu erkunden beginnt, was es außerhalb seiner gewohnten Umgebung zu entdecken gibt. Nachdem er sich schön warm angezogen hat, macht er sich auf den Weg zum Ortsrand und steuert gezielt einen kleinen Hügel an, von dem er gehört hat, dass er eine sehr schöne Aussicht bieten soll. Nach einem kurzen Marsch hat er die Kuppe des Hügels erreicht und schaut sich mit zunehmender Begeisterung um.

In der matten Abenddämmerung leuchten in der Ferne die in weißem Schnee eingemummelten Berge, und der am Ortsrand befindliche kleine, mit Eis und Schnee bedeckte See funkelt im schwachen Abendlicht wie ein Diamant. Die Bäume an den verschneiten Feldwegen sehen aus, als wären sie dick in Watte eingepackt, und in unmittelbarer Nähe spielt der Abendwind mit den Schneeflocken fangen. Bis auf den Wind und den eigenen Atem ist kein Geräusch zu hören. Nach einer Weile vernimmt er ganz leise den Glockenschlag der Turmuhr und er spürt, wie die Kälte langsam anfängt, durch das Schuhwerk hindurch die Füße zu erreichen. Für einen Augenblick verweilt der Mensch noch in dieser fast mystischen Stimmung, um sich dann möglichst schnell auf den Weg in das warme Heim seiner Lebensliebe zu begeben.

So romantisch sich diese kleine Exkursion in die kalten Regionen der menschlichen Seele auch anhört, so dramatisch stellt sich die Situation in Wirklichkeit dar. Die Berge symbolisieren in der Seele des Menschen die Bereiche, die der Liebe zum Herrn entsprechen. Wird diese Liebe mit einem dicken Teppich liebloser Schneeweltweisheit bedeckt, so bedeutet dies für den Menschen, dass sich seine Liebe zu Gott immer weiter abkühlt, bis fast nichts mehr vorhanden ist. Wenn sich das schwache Licht der Weltweisheit in einem zugefrorenen See bricht, dann bedeutet dies für die Seele, dass die im See angesammelten Erkenntnisse der aus der Gottesferne entspringenden Kälte zum Opfer gefallen sind. Und wenn die Bäume der Erkenntnis von einer dicken Schneeschicht überzogen sind, dann ist dies auch nicht gerade ein Zeichen dafür, dass der Mensch warme lebendige Erkenntnisse hat. Und so ist es sicherlich nicht weiter verwunderlich, wenn die sich durch das Schuhwerk hindurchbeißende Kälte den Menschen in die warme Stube seiner Selbstliebe zurücktreibt.

Von daher ist es sicherlicht leicht nachvollziehbar, wenn der Mensch nur wenig Lust verspürt, den warmen Ofen seiner Weltwahrheiten zu verlassen, um sich mit der bizarren Schönheit seiner zu Schnee und Eis erstarrten Seelenlandschaft auseinanderzusetzen. Und doch ist dies die Grundvoraussetzung, um den Weg zur Wiedergeburt gehen zu können. Denn nur wenn der Mensch in seiner eigenen Seele zu spüren beginnt, dass die mit der Weltweisheit gepaarte Eigenliebe sein Herz erkalten lässt, wird er bereit sein, den wohlgemeinten Ratschlägen der göttlichen Vorsehung Gehör zu schenken. Dazu ist die Erkenntnis unumgänglich, dass die sogenannten Schicksalsschläge keine zufällige Anhäufung unglücklicher Umstände sind, die eigentlich nichts mit der eigenen Seele zu tun haben, sondern ein göttlicher Gnadenakt, der es der Seele ermöglicht, die Augen für ihre wirklichen Seelenzustände zu öffnen.

Aus der Erkenntnis heraus, dass eigentlich alles, was im Leben des Menschen geschieht, etwas mit ihm persönlich zu tun hat, sollte die Einsicht erwachsen, dass die konsequente Selbstbeschau der Seele ein wichtiger Schritt ist, um sich wirklich weiterentwickeln zu können.

Also rein in die warmen Stiefel der sinnlichen Wahrheiten, rasch in den warmen Mantel der natürlichen Erkenntnisse geschlüpft und frischen Mutes vor die Tür getreten. Natürlich lassen wir uns von der kleinen Dachlawine nicht abschrecken, die sich durch das ungestüme Öffnen der Tür gelöst hat. Schnell noch den Weg zum Gartentor freischaufeln, und schon befinden wir uns auf dem Weg zum Hügel der Selbstbeschauung, der sich unweit unserer Behausung befindet.

Auf unserem Weg zur Hügelkuppe begegnen uns viele Wintersportler, denen es einen großen Spaß zu bereiten scheint, in dieser Kälte auf sportliche Art und Weise ihren weltlichen Beschäftigungen nachzugehen. Der Hügel ist im gleißenden Licht künstlicher Wahrheitsscheinwerfer eingehüllt, und die Skilifte haben gut zu tun. Immer wieder lassen sich die Menschen für viel Geld vom Schlepplift auf den Hügel der Selbstbeschauung ziehen, doch kaum sind sie dort angekommen, ruft die Welt mit allerlei Ablenkungen, und schon rutschen sie auf ihren Skiern dem Tal der weltlichen Freuden entgegen. Schnell ein oder zwei Glühweine getrunken und der nächsten Rutschpartie steht nichts im Wege.

Das hektische Treiben vermittelt den Eindruck, als ob sich niemand die Zeit zu nehmen vermag, über sich selbst und sein bisheriges Leben nachzudenken. Es ist so, als ob das höhere Streben der Menschen darin besteht, möglichst ohne Anstrengung den Hügel der Selbstbeschauung zu bezwingen, um dann mit viel Freude auf an die Füße geschnallten Brettern an seinen Flanken neuen Sinnenfreuden entgegen zu rutschen. Im Tal der Welt angekommen, hält die Freude nicht lange vor, und der nächste Lift muss den Menschen zu seiner nächsten Selbstkenntnis hinauf schleppen.

Wir hingegen lassen uns von dem grellen Licht der Scheinwerfer, den an uns vorbeisausenden Skifahrern und den mitleidigen Blicken der Schlepp-liftbenutzer nicht beirren und stapfen tapfer durch den Pulverschnee in Richtung Hügelkuppe. Nach einiger Zeit gelangen wir endlich oben an und suchen uns etwas abseits vom Trubel der Skifahrer einen Platz, an dem wir uns in aller Ruhe einmal umschauen können. Nur wenige Hun-dert Schritte vom Getümmel der Schneeanbeter entfernt umfängt uns die Stille und Dunkelheit eines von unberührtem Schnee bedeckten Berges. Am Horizont lässt sich noch ein leichter Hauch von Abendrot erahnen, und ein leichter Wind spielt mit der Rauchfahne, welche dem Schornstein der kleinen, am Waldessaum stehenden Hütte entweicht. Am Himmel schweben zwei einsame Vögel ihrem Nest entgegen, und zu allem Über-fluss fängt es zu schneien an.

Wir bleiben stehen, schauen uns um, und mit jeder Schneeflocke, die sich auf die Haut unseres Gesichts legt, beginnen wir die uns umgebende Kälte zu spüren, eine Kälte, wie man sie spürt, wenn einem bewusst wird, dass all die bisher als wahr und wichtig angesehenen Weltaktivitäten im Ver-gleich zur Unendlichkeit und zum wirklichen Leben in die Bedeutungslo-sigkeit versinken. Die zu funkelndem Eis erstarrte Seelenlandschaft um uns herum lässt uns erahnen, dass es mit unserer Einstellung zur Nächs-tenliebe und zum Glauben nicht weit her ist. Langsam kriecht die Kälte durch unsere Kleidung, und uns fängt an, wirklich kalt zu werden.

Um zu verhindern, dass wir den innerlichen Kältetod erleiden, haben wir jetzt zwei Möglichkeiten, entweder wir drehen auf der Stelle um und ver-suchen so schnell wie möglich den Weg zum Tal der Weltfreuden anzu-treten oder wir nutzen die vielfach gerühmte Gastfreundschaft der Gegend aus und versuchen, in der Hütte am Waldessaum ein Nachtquartier zu bekommen.

Ich denke, wenn der Mensch den Weg zur Selbsterkenntnis schon so weit gegangen ist, dann sollte er jetzt nicht mehr umkehren, sondern seine Schritte durch den Schnee zu dieser kleinen Herberge lenken, die dafür bekannt ist, dass sie sehr ruhig ist, da sich dort nur sehr selten Skifahrer und andere Wintersportler aufhalten. Es fehlt einfach an dem gewohnten Komfort, und die Speisen sind meist sehr einfach gehalten. Diese äußeren Umstände mögen zwar für den luxusverwöhnten Wintersportler unmöglich erscheinen, für den nach schonungsloser Wahrheit Suchenden sind sie jedoch ideal, kann man dort doch jenseits des Weltgetümmels in aller Ruhe über die Kälte in der eigenen Seele nachdenken.

Die Entscheidung ist gefallen, wir begeben uns so schnell es der Pulverschnee zulässt zu der kleinen Hütte, zumal sich neben der temperaturbedingten Gänsehaut nun auch noch der Hunger einstellt. Am Haus angekommen begeben wir uns gleich zur Tür und sind sehr froh darüber, dass sie nicht abgeschlossen ist und uns ein Willkommensschild zum Eintreten auffordert. Zaghaft treten wir ein, schließen die Tür hinter uns und schauen uns um.

Wir befinden uns in einer sauberen und einfach eingerichteten Gaststube, in der es nach frisch gebackenem Brot riecht. Auf den wenigen rustikalen Tischen stehen brennende Kerzen, die eine sehr angenehme Stimmung verbreiten. Die Bänke an den Tischen scheinen nicht besetzt zu sein, und in uns keimt der Verdacht auf, dass wir die einzigen Gäste sein könnten.

Kaum haben wir uns an die Lichtverhältnisse gewöhnt und uns ein wenig orientiert, kommt auch schon der Wirt auf uns zu und lädt uns ein, sein Gast zu sein. Er nimmt unsere Garderobe entgegen und placiert uns an den Tisch neben dem rustikalen Kamin, der eine angenehme Wärme abstrahlt. Auf unsere Frage, welche Speisen die Küche anbietet, müssen wir zu unserem Unbehagen erfahren, dass uns der Wirt nur Brot und Wein anbieten kann.

Allerdings lässt sich der Wirt von unserem Missmut bezüglich der sehr mageren Speisekarte nicht ablenken und stellt einfach einige Scheiben frischgeschnittenes Brot und ein Glas Wein vor uns auf den Tisch. Mit den Worten „lass es dir schmecken" verschwindet er in einem der hinteren Räume und lässt uns allein. Die wohlige Wärme des Kamins, die angenehme Schwingung des Raumes und das Schneegestöber hinter den kleinen Fensterscheiben lässt uns innerlich entspannen, und wir greifen fast gedankenlos zum Brot, um uns ein Stück davon in den Mund zu schieben.

Bereits der erste Bissen lässt uns erkennen, dass das Brot nicht nur ausgesprochen vorzüglich schmeckt, es hat auch noch eine ungemein belebende

Wirkung. Es ist, als ob aus unserem Herzen die Kälte der Welt entflieht und sich stattdessen das warme Gefühl der Liebe einstellt. Leicht irritiert greifen wir zum Wein und verkosten einen Schluck. - Mit allem haben wir ja gerechnet, aber dass wir hier auf dem Hügel der Selbstbeschauung in einer kleinen unbedeutenden Herberge solch einen Wein serviert bekommen, damit haben wir nicht gerechnet. Nicht nur, dass er hervorragend schmeckt, nein, kaum ist dieser edle Tropfen in unserem Magen angelangt, lösen sich in unserer Seele alle weltlichen Verspannungen und wir werden gewahr, dass die Kälte und die Finsternis um uns herum nur deshalb bestehen, weil wir uns von der Quelle allen Lebens, aller Wärme und allen Lichtes abgesondert haben. Uns wird für wenige Augenblicke klar, dass die Wahrheiten, wie wir sie von der Welt her kennen, eigentlich nur auf den Täuschungen der Sinne beruhen.

Irgendwie müssen wir für einen Augenblick so in unseren Gedanken versunken gewesen sein, dass wir gar nicht bemerkt haben, wie sich der Wirt an unseren Tisch gesetzt hat. Von unseren Gefühlen überrascht, fragen wir den Wirt, wo er denn diesen vorzüglichen, ja man könnte fast sagen, himmlischen Wein und dieses herrliche Brot her hat.

Nun, der freundliche und ausgesprochen sympathische Wirt lässt sich nicht lange bitten und erzählt uns gern etwas über die Herkunft des Brotes und des Weines. So berichtet er, dass das Korn für das Brot und die Reben für den Wein von seinem Vater angebaut werden. Und zwar in den östlichen Bergregionen unserer Seele. Dort wo sich die Wolken des buchstäblichen Wortverständnisses bisweilen verziehen und die wärmenden Sonnenstrahlen der göttlichen Liebe die Berghänge verwöhnt. In dieser Region haben sich die letzten Überreste unserer Nächsten- und Gottesliebe zurückgezogen, sodass der Boden genügend Nährstoffe für die Kornähren und die Weinstöcke hat.

Diese optimalen Wachstumsvoraussetzungen sind der Grund dafür, warum dieses Brot eine so wunderbar sättigende und belebende Wirkung hat. Durch dieses Brot kann die im Korn eingefangene göttliche Liebe in der Seele des wahrhaft suchenden Menschen zur Wirkung gelangen und die Kälte der Weltliebe vertreiben.

Und der köstliche Wein hat deshalb eine so belebende Wirkung, weil in ihn die Weisheit Gottes eingeflossen ist. Eine Weisheit, die uns erkennen lässt, dass die Weisheit der Welt der Seele nur Frost und Kälte bringt, während die himmlische Weisheit die Kraft hat, die ganze Seele zu erwärmen und neu zu beleben.

Irgendwie erscheint uns all das, was der Wirt so erzählt, ziemlich einleuchtend und wir fangen langsam an uns fragen, wer denn der Vater von unserm Wirt ist. Er muss ein begnadeter Weingärtner sein, dem es gelingt, in uns völlig unbekannten Seelenregionen einen vortrefflichen Wein anzubauen, der seinesgleichen sucht. Und das Korn, das er dort anbaut, scheint auch eine sehr liebevolle Behandlung zu erfahren.

Unser Wirt scheint diese Frage in unseren Augen zu lesen, denn er beginnt ohne Umschweife zu erzählen, dass sein Vater Jehova[8] heißt und in himmlischen Gefilden wohnt, die für geschaffene Wesen unzugänglich sind. Damit der Mensch aber dennoch eine Verbindung zu seinem Vater Jehova aufnehmen kann, ist in der Seele eines jeden Menschen solch eine kleine Herberge wie diese hier angelegt, in der sein Sohn darauf wartet, dass der Mensch sich aus den Klauen der Welt befreien will, um den Weg der Wiedergeburt antreten zu können.

Hier beginnen wir ein wenig zu stutzen und werfen erst einen kurzen Blick auf das Gesicht unseres Wirtes, das eine offene Vertrauenswürdigkeit ausstrahlt, und anschließend schauen wir uns die Hände unseres Wirtes an. Die kaum verheilten Wunden an seinen Händen lassen unsere Ahnung zur Gewissheit werden, vor uns sitzt Jesus Christus, der menschgewordene Gott.

Jetzt wird uns natürlich klar, warum das Brot und der Wein so wunderbar geschmeckt und unsere Seele erheitert haben. Uns wird auch klar, warum wir die einzigen Gäste in dieser Herberge sind und warum der Wirt – Jesus Christus – so viel Zeit und Geduld für uns aufbringt.

Die Wärme und die Freude in unserem Herzen stammen gar nicht vom Kamin und der angenehmen Stimmung im Raum, sondern von den Worten, die unser Jesus zu uns gesprochen hat. Wir spüren plötzlich, was es heißt, wenn Jesus zu seinen Menschenkindern ruft: *„Kommet alle, die ihr mühselig und beladen seid, Ich will euch erquicken."*

---

[8] siehe Seite 251

Die in uns aufkommende Freude, eine Freude, wie wir sie in der Welt noch nie empfunden haben, macht es unmöglich, weiterhin auf unserer Bank sitzen zu bleiben. Wir stehen auf, taumeln mit Tränen in den Augen zu Jesus und fallen Ihm schluchzend in die Arme. An seiner Brust wird uns klar, dass wir die Kälte in unserer Seele nur mit Ihm und mit seiner Hilfe für immer vertreiben können. Nur Er kann unseren Glauben stärken und unseren weiteren Lebensweg in rechte Bahnen lenken.

Mit Jesus an unserer Seite wollen wir getrost in die Zukunft schauen, und wir werden erleben, wie der Winter in unserer Seele dem Frühling weichen muss. Wir werden erleben, wie die Kälte der Welt für immer der göttlichen Liebessonne weichen muss und wie die Landschaften in unserer Seele zu blühen beginnen.

Mit Jesus an unserer Seite wird aus unserem Traum vom himmlischen Jerusalem Realität, eine Realität, wie wir sie in der Welt der Sinne niemals erleben werden.

Mit Jesus an unserer Seite fließen Frieden und Freude in unser Herz und aus unserem Scheinleben wird ein wirkliches Leben, ein Leben mit Gott.

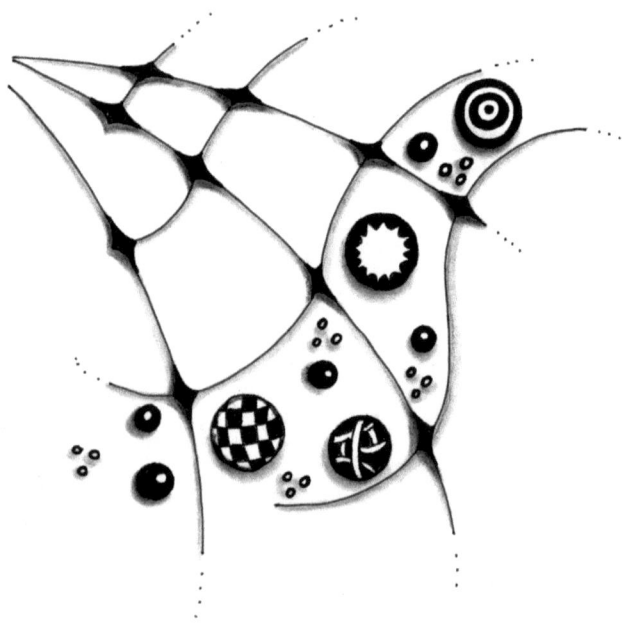

Die vier Jahreszeiten

Ist es nicht unglaublich, wie schnell die Zeit vergeht? Ich kann mich noch genau daran erinnern, wie nach einem für mich viel zu langen Winter die ersten Krokusse vorsichtig ihr Blattwerk aus der Erde blinzeln ließen. Die ersten Osterglocken sind in meiner Erinnerung noch sehr gegenwärtig, und es ist mir, als ob es gestern war, als der Fliederbusch und die Kastanienbäume in voller Blütenpracht standen. Kaum haben wir uns mit der Tatsache, dass Sommer ist, angefreundet, schon ist das halbe Jahr vergangen, und wir müssen uns langsam auf die kältere Jahreszeit vorbereiten. Ich weiß nicht, wie Sie das empfinden, aber für mich vergeht die Zeit viel zu schnell. Die Jahreszeiten verfliegen mit einer Geschwindigkeit, dass man kaum noch hinterher kommt, sich mit der entsprechenden Kleidung zu versehen, geschweige denn, darüber nachzudenken, was denn die Jahreszeiten für einen tieferen Entsprechungssinn haben könnten.

Jede Jahreszeit hat ihr ganz besonderes Flair, und jeder Mensch wird mit dem Winter, dem Frühling, dem Sommer und dem Herbst seine ganz spezifischen Empfindungen verbinden. Ich persönlich mag den Winter nicht so gern, er ist mir einfach zu unangenehm und die Tage sind mir zu kurz. Die Wälder, die Äcker und die Gewässer erstarren zu Eis und die oftmals klirrende Kälte trägt auch nicht gerade dazu bei, dass mir der Winter besser gefällt.

Diese fehlende Wärme und das wenige Licht des Winters erinnern mich an den Seelenzustand, wie er schon in den ersten Zeilen der Heiligen Schrift beschrieben wird, wenn gesagt wird, dass die Erde wüst und leer war (1Mos 1,2). Durch Emanuel Swedenborg wissen wir, dass hier nicht die natürliche Erde, sondern die Seelenerde des Menschen gemeint ist. Diese Seelenerde ist wüst und leer, wenn der Mensch die Bühne dieses Lebens betritt, das heißt, im Menschen sind noch keine Kenntnisse des Wahren vorhanden. Mit diesen fehlenden Kenntnissen des Wahren ist der noch völlig unstrukturierte Verstand gemeint, in dem noch keinerlei göttliche Wahrheiten eingebunden sind. Dies ist sicherlich leicht nachzuvollziehen, wenn man bedenkt, dass der Mensch, im Gegensatz zu den meisten Tieren, völlig hilflos und ohne ein Wissen über die Dinge, die er zum Leben benötigt, auf die Welt kommt. Seine Weisheit ist noch völlig unterentwickelt, und er muss sich in mühevoller Kleinarbeit all das Wissen aneignen, das notwendig ist, um überhaupt auf dieser Erde überleben zu können. Er lernt, seinen Körper zu nutzen, indem er so wichtige Dinge lernt wie Laufen, mit Messer und Gabel essen, seine Schuhe zuzubinden und viele Dinge mehr. Er erlernt die Sprache, die es ihm ermöglicht, sich mit seiner Umwelt auszutauschen. Er lernt Verhaltensmuster kennen, die es ihm ermöglichen, innerhalb seiner Familie die Zuwendungen zu erhalten, ohne die er nicht überleben könnte. Kurz, der Mensch erlernt alles, was er braucht, um innerhalb seines Umfeldes existieren und funktionieren zu können. Er lernt in der Regel nichts, was ihm bei der Ausbildung göttlicher Eigenschaften behilflich ist.

Geistig gesehen entspricht diese Zeit dem kalten Winter mit seinen kurzen Tagen und den langen Nächten. Auf den jungen Menschenverstand fällt zwar das matte Licht der Weltweisheit, diesem Licht fehlt es aber an der notwendigen Wärme, um den Schnee, der die zu Schneekristallen erstarrten Wahrheiten des göttlichen Wortes symbolisiert, aufzutauen. Dieses Weltweisheitslicht sorgt zwar dafür, dass sich der äußere Mensch weiterentwickeln kann, der innere Mensch aber stagniert in seiner Entwicklung in Bezug auf die göttlichen Wahrheiten. Solange die Aufnahme von Weltweisheiten für den Menschen von größter Wichtigkeit ist und ihm die Dinge, die sich mit Gott befassen, absolut bedeutungslos sind, solange herrscht Winter auf der Seelenerde.

Zum Glück hat es der göttlichen Barmherzigkeit gefallen, in den Boden unserer Seelenerde eine unendliche Anzahl von Liebessamen zu legen, die darauf warten, von Eis und Schnee unserer Weltzugewandtheit befreit zu werden, um dann keimen zu können. Im Laufe der menschlichen Persönlichkeitsentwicklung gibt es immer wieder mal Momente, in denen das Gefühl aufkeimt, dass es zwischen Himmel und Erde Dinge gibt, die sich mit aller Weltweisheit nicht erklären lassen. Oft verdrängen wir diese Impulse, weil sie uns in unserer vermeintlichen Ruhe stören. Es fällt uns schwer, die bisher als sicher geglaubten Begründungen infrage zu stellen oder gar gegen neue, das Alte infrage stellende Gedanken auszutauschen.

Die Tage unseres Seelenwinters werden länger, je mehr wir bereit sind, uns neuen, von der Welt abgewandten Gedanken zu öffnen. Wenn wir erkennen, dass die Behauptung der Welt, dass der Mensch als Endprodukt einer langen evolutionären Entwicklungskette aus dem Nichts per Zufall entstanden ist, falsch ist, und sich in unserem Bewusstsein die Erkenntnis zu manifestieren beginnt, dass es einen liebenden Gott gibt, der aus Liebe zu seinen Geschöpfen selbst Mensch auf dieser Erde geworden ist, dann hat auf unserer Seelenerde das Tauwetter begonnen und der Mensch beginnt, sich für die Wahrheiten der Heiligen Schrift zu interessieren.

Die Beschäftigung mit der Bibel führt dazu, dass wir uns für die wärmenden Strahlen der göttlichen Liebe zu öffnen beginnen. Die Folge davon ist, dass die zu Schneekristallen erstarrten Wahrheiten des göttlichen Wortes schmelzen und mit ihrer belebenden Wirkung langsam in unseren Seelenboden sickern. Wir fangen an, die buchstäbliche Hülle der Heiligen Schrift in uns aufzunehmen und dadurch die Bereiche in uns, die für das Göttliche empfänglich sind, mit Nahrung zu versorgen.

Das Wasser des äußeren Wortsinns der Heiligen Schrift treibt, in Verbindung mit dem matten, aber doch schon wärmenden Licht der göttlichen Liebe, das durch die dicken Wolken unserer weltlichen Begründungen dringt, die zarten Keime unserer Gottesliebe aus der kargen Erde unserer Seele.

Dies ist der Frühlingsanfang im Menschen.

Je mehr sich der Mensch mit den geistigen Dingen auseinandersetzt, um so mehr Pflanzen werden auf seiner Seelenerde zu wachsen beginnen. Leider haben sich im Laufe der Persönlichkeitsentwicklung des Menschen viele aus der weltlichen Erziehung begründete Irrtümer und falsche Begründungen eingeschlichen. Die Folge davon ist, dass nicht nur schöne und nutzbringende Pflanzen der Gottzugewandtheit in uns zu sprießen beginnen, sondern eben auch das Unkraut, das immer wieder versucht, die guten Pflanzen zu ersticken. Dieses Unkraut auf der Seelenerde des Menschen besteht aus den vielen Umwegen, die uns daran hindern, den kürzesten Weg zu unserem himmlischen Vater zu gehen. Wie viele Menschen wissen, dass nur Jesus Christus der Weg, die Wahrheit und das Leben ist und dennoch beschäftigt sich ihre Seele mit Dingen wie UFOs, Körperkult, Buddhismus, Pendeln, Astrologie usw. Dieses Unkraut kann sehr schnell überhandnehmen und die zarten Pflanzen der Gottesliebe ersticken.

Jeder, der schon einmal einen Bauer bei seiner Feldarbeit beobachtet hat, weiß, wie viel Kraft und Energie gerade im Frühling dafür aufgewendet werden müssen, damit das Unkraut möglichst klein gehalten wird. Die Zunahme von Weisheitslicht und Liebeswärme, welche sich durch die Beschäftigung mit den geistigen Dingen einstellt, führt dazu, dass der

Mensch eine hohe Aufmerksamkeit dafür entwickeln muss, dass sich in ihm keine falschen Begründungen manifestieren. Es wäre fatal, wenn die aufkeimende Liebe zum Herrn unter den Dornen dogmatischer Glaubensbekenntnisse, wie sie bei einigen Glaubensgemeinschaften gepflegt werden, ersticken müsste. Wie oft hat man schon von hoffnungsvollen Menschen gehört, die durch das Studium der Theologie ihren Glauben an Jesus Christus völlig verloren haben.

Aber nicht nur das Unkraut macht dem Bauer zu schaffen. Es gibt gerade im Frühjahr eine Unmenge von Unwägbarkeiten, die das Wachstum des Korns beeinflussen könnte. Ein Zuviel an Regen kann der jungen Pflanze genauso schaden wie zu wenig Regen. Zu viel Sonne lässt die Pflanze verdorren, zu wenig lässt sie verkümmern.

All diese Unwägbarkeiten gibt es auch auf dem Feld unserer Seele. In der Entsprechung bedeutet das Feld die Lehre, die unsere Seele in die himmlischen Gefilde führen soll. Ein Zuviel an Regen kann zu einer Überflutung unseres Feldes mit Falschem führen und ein Zuwenig an Regen kann dazu führen, dass wir zu wenig Wahrheiten aus dem Wort in uns aufnehmen und das Korn der Liebe und Liebtätigkeit in uns verkümmert. Ein Zuviel an Weisheitslicht kann das Korn der Liebe zum Herrn verdorren - ich denke da nur an die bereits erwähnten Theologiestudenten, die durch ihr Studium Jesus verloren haben - und ein Zuwenig an Weisheitslicht kann dazu führen, dass der Mensch nur an der äußeren Hülle des Wortes nagt, was letztendlich auch zum Verdorren des Liebeskorns führt.

Zum großen Glück für uns Menschen hat es die göttliche Vorsehung so eingerichtet, dass bei fast jedem Menschen früher oder später die Großwetterlage der menschlichen Seele einen Zustand erreicht, wo das Korn der Liebe auf den Seelenfeldern dem Unkraut entwachsen ist und mit der göttlichen Barmherzigkeit befruchtet wurde, sodass in unserer Seele der Sommer beginnen kann.

Rein äußerlich scheint in der Natur im Sommer nicht viel zu passieren. Die Pflanzen auf dem Feld wiegen sich im warmen Sommerwind, die Bienen und Schmetterlinge laben sich am köstlichen Nektar der Blumen, und die Vögel versuchen erfolglos, uns von den Plagegeistern des Sommers, den Mücken, zu befreien. Diese von den Mücken abgesehene Leichtigkeit des Seins ist aber nur eine scheinbare Ruhe. In Wirklichkeit finden in der Natur unglaublich arbeitsintensive Prozesse statt, die sich aber meist dem ungeschulten Auge des Betrachters entziehen. Das Korn auf dem Feld muss in dieser Zeit das unglaubliche Kunststück vollbringen, aus dem großen Nährstoffangebot im Boden nur die Nahrung herauszuziehen, die für die Bildung einer Frucht förderlich ist. Mithilfe des Regenwassers und des Sonnenlichtes entwickelt sich langsam und kaum merkbar aus den von der Wurzel aufgenommenen Nährstoffen die Kornähre, welche ja das Lebensziel dieser Pflanze ist.

Genau das Gleiche geschieht auch, wenn sich die Seele des Menschen im Zustand des Sommers befindet. Rein äußerlich bemerkt der Mensch oft gar nicht, welche Aktivitäten sich in seiner Seele abspielen. Das Korn seiner Lebensliebe muss lernen, aus all den angebotenen Wahrheiten die göttlichen Wahrheiten von den weltlichen Wahrheiten zu unterscheiden. Das Regenwasser des göttlichen Wahren hilft dem Menschen dabei, in dem er z. B. die Lehre der Entsprechungen kennenlernt und durch sie in die Tiefen der Heiligen Schrift eindringen kann. Angetrieben durch das Licht der göttlichen Liebe und Weisheit entwickelt sich die Seele des Menschen weiter, indem er durch das Wasser der göttlichen Wahrheiten lernt, die weltlichen Wahrheiten, die ja eigentlich Falschheiten sind, über die Wurzeln seines Liebekornfeldes aus seiner Seelenerde zu entfernen.

Jeder von uns weiß, wie anstrengend es ist, die Falschheiten und gut begründeten Irrtümer aus unserem Verstand zu entfernen. Wenn nicht permanent der göttliche Wahrheitsregen in der Form von geistigen Büchern oder geistigen Gesprächen unsere Seelenerde befeuchten würde, und wenn nicht das Licht der göttlichen Liebe und Weisheit dafür sorgen würde, dass unser Verstand aufgerüttelt würde, könnte das Korn unserer Lebensliebe sich nicht weiterentwickeln. Ja, es ist wirklich göttliche Liebe und Weisheit, die dafür sorgt, dass unsere geistige Entwicklung von außen immer wieder kleine Stupser in Form von Krankheiten, Schicksalsschlägen usw. bekommt.

Der Seelensommer ist auch die Zeit, wo sich all die im Seelenfrühling aufgenommenen Informationen setzen müssen, damit sie mit Jesu Hilfe zu unserem Eigentum werden können. Was nutzt uns denn all das angelesene Wissen, wenn wir es nicht zu unserem Eigentum gemacht haben? Solange wir nur Swedenborgzitate und Bibelstellen auswendig gelernt haben, ohne die wahren Zusammenhänge verstanden zu haben, solange bringt dieses Wissen keinen wirklichen Nutzen. Auch diese wichtige Arbeit in unserem Verstand können wir nur mit der Hilfe unseres Herrn Jesus Christus wahrhaftig meistern. Nur wenn wir es ermöglichen, dass der göttliche Wahrheitsregen und das Licht der göttlichen Liebe und Weisheit auf die weiten Fluren unserer Seelenerde einwirken kann, wird der Sommer auf unserer Seelenerde seine segensreiche Wirkung zeigen.

So schön der Sommer mit seinen vielen angenehmen Seiten auch ist, so können die lauen Spätsommerabende doch nicht darüber hinwegtäuschen, dass nach jedem Sommer der Herbst folgt. Das Korn auf dem Feld verändert nun langsam seine Farbe von Grün nach Gelb, der Wein am Rebstock wird von Tag zu Tag süßer, und wir müssen bald aufpassen, dass uns während eines Waldspaziergangs keine Kastanien auf den Kopf fallen. Die Zeit der Ernte rückt immer näher. Die Pflanzen haben es wieder einmal geschafft, mit der Hilfe des Sonnenlichtes und des Regens all die aus dem Boden gelösten Stoffe so umzuwandeln, dass sie nun ihre Früchte als das Produkt eines Sommers präsentieren können.

Die Zeit der Erntedankfeste beginnt, und die Menschen sind aufgerufen, Dem zu danken, Der dafür gesorgt hat, dass zur rechten Zeit die richtige Menge Regen gefallen ist und sich die Sonnentage mit den Regentagen in gerechter Weise abgewechselt haben. Ich denke, wir können unserem himmlischen Vater gar nicht genug dafür danken, dass Er uns jedes Jahr aufs Neue den Herbst mit seinen vielfältigen Früchten schenkt, durch dessen Ernte Mensch und Tier den kalten und langen Winter überstehen können.

So, wie der Herr auf der natürlichen Ebene alles führt und leitet, so führt und leitet der Herr jeden Menschen unter Wahrung seiner Willensfreiheit, sodass in seiner Seele früher oder später auch der Herbst beginnen kann. Wann dies geschieht, hängt davon ab, inwieweit der Mensch den Sommer in seiner Seele zugelassen hat. Lässt er es zu, dass das wärmende Licht der göttlichen Liebe und Weisheit seinen Seelengrund umwandelt, indem er die Kämpfe gegen seine Liebe zur Welt gerne ficht und ist er bereit, seine weltlichen Scheinwahrheiten gegen die göttlichen Wahrheiten aus der Heiligen Schrift einzutauschen, dann lässt der Seelenherbst nicht mehr lange auf sich warten.

Die Früchte, die aus dieser Arbeit an sich selbst erwachsen, sind sehr vielfältig und für die Ewigkeit bestimmt. Jedes Weizenkorn, das auf den Feldern unserer Seele gewachsen und zum Seelenherbst reif geworden ist, entspricht einem kleinen Teilaspekt unserer Seele, welcher durch die barmherzige Liebe unseres Herrn geläutert wurde. Die Weisheit, die wir durch die ewigen Wahrheiten der Heiligen Schrift zu unserem Eigentum gemacht haben, und die dadurch gereinigte Liebe, die wir nun dem wahren Jesus, der frei von unseren weltlichen Vorstellungen geworden ist, entgegenbringen können, schenkt uns eine neue, vorher nie gekannte und mit Worten nicht beschreibbare Lebensfreude. Eine Lebensfreude, die sich nicht mehr von weltlichen Ungereimtheiten trüben lässt, eine Freude, die versteht, wo vorher Unverständnis war, die verzeiht, wo vorher Verdammung war und die liebt, wo vorher Hass war.

Ja, lieber Leser, wenn der Herbst unsere Seele ergriffen hat und unsere Lebensliebe sich nur noch danach sehnt, dass Jesus ganz nah bei uns ist und wir eigentlich ohne Ihn gar keinen Schritt mehr gehen wollen, dann hat sich doch die Plackerei unseres persönlichen Frühlings und Sommers gelohnt. Dieser Gedanke sollte uns ein Ansporn sein, uns noch mehr in unserem Herzen mit Jesus zu verbinden und ihn zu bitten, dass Er doch unser Leben so führen möge, dass möglichst viel von Seinem Weisheitslicht und Seiner Liebeswärme durch die lichter werdenden Wolken unserer Weltliebe auf die grünen Felder unserer Seelenerde fällt, damit wir möglichst noch auf dieser Daseinsebene die ersten Vorboten unseres Seelenherbstes erleben dürfen.

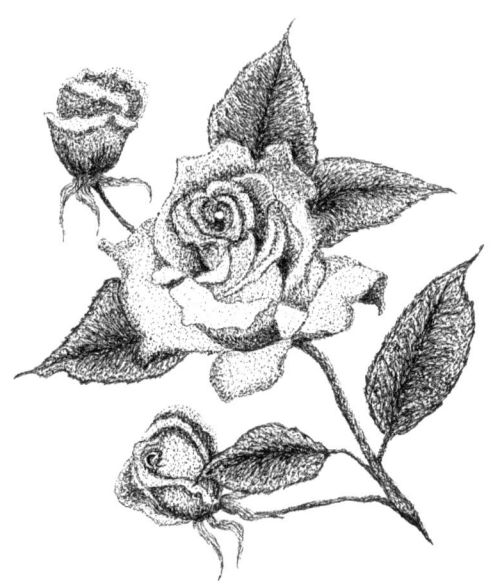

Der Wegweiser

Wer kennt sie nicht, diese Situation: Wir sind in einer fremden Stadt und suchen verzweifelt den richtigen Weg zum angestrebten Ziel. Der Plan ist veraltet und niemand kann einem den rechten Weg zeigen. So irrt man umher und ist froh, endlich ein Taxi mit einem ortskundigen Fahrer zu finden.

Ist es im Leben des Menschen nicht genauso? Wir kommen auf diese Welt, und niemand sagt uns, worin das Ziel unseres Lebens besteht. Natürlich bekommen wir eine Unzahl von gut gemeinten Ratschlägen, wie wir dieses Ziel erreichen können, aber immer dann, wenn wir das vermeintliche Ziel erreicht haben, stellt sich heraus, dass wir in eine Sackgasse geraten sind, die unser Leben einengt. Der Alltag schnürt uns die Lebensfreude ab, und es fällt uns immer schwerer, den Sinn unseres Lebens zu finden.

Wäre es nicht schön, wenn wir in dieser Situation einem qualifizierten Ratgeber begegnen würden, der uns sachkundig den Weg zeigt, wie wir am besten das Ziel unseres Lebens finden können? So ein Ratgeber ist Jesus Christus. Seit zweitausend Jahren haben seine Worte in der Heiligen Schrift eine überaus inspirierende und belebende Wirkung auf die Menschen. Persönlichkeiten wie Albert Einstein, C. G. Jung, Goethe, Wernher von Braun und viele andere spürten diese Kraft, die von seinen Worten ausgeht. Für ihr Leben war Jesus Christus der Weg, die Wahrheit und das Leben.

Jesus Christus ist der einzige Wegweiser, der ohne Ansehen der Person Hilfe in allen Lebenslagen geben kann. Lesen Sie doch mal wieder in der Bibel, Sie werden aus dem Staunen nicht mehr herauskommen. Vielleicht wird Jesus dann auch für Ihr Leben der Weg, die Wahrheit und das Leben.

Frühling

Vor ein paar Tagen musste ich nach einem sehr stressigen Arbeitstag einige Besorgungen erledigen. Ohne mich von den Schaufensterauslagen ablenken zu lassen, lief ich im Sauseschritt die Einkaufsstraße entlang, als plötzlich mit quietschenden Reifen ein Auto in die Querstraße einbog und mir dabei fast über die Füße gefahren wäre. Ich wollte mich schon riesig aufregen, als beim Nachschauen mein Blick auf die links und rechts von der Fahrbahn stehenden Baumreihen fiel. Dort sah ich, wie die Bäume nach einem langen und kalten Winter, quasi über Nacht, ein Kleid aus zartem, jungfräulichen Grün angezogen hatten. Eine leichte Frühlingsbriese ließ die Blätter in der späten Nachmittagssonne hin und her wiegen. Und ich bemerkte, wie ich gebannt am Straßenrand stehen blieb, um dieses Schauspiel zu beobachten.

Der Ärger über diesen Autofahrer war wie verflogen, und in meiner Brust stellte sich ein Gefühl ein, das man mit den Worten „endlich Frühling" umschreiben kann. Auf einmal waren meine ach so wichtigen Erledigungen nicht mehr ganz so wichtig, und über mein Gesicht huschte ein Lächeln, als ich mir darüber bewusst wurde, dass mir der himmlische Vater gerade einen wunderschönen Frühlingsgruß geschenkt hatte.

In meinem Herzen kehrte Frieden ein, und meine Sinne öffneten sich für das Schöne, was sonst im tristen Grau der Großstadt untergeht. Denn plötzlich vernahm ich den Gesang einer Amsel, die den Versuch wagte, gegen den Lärm der Autos für die vorbeihastenden Menschen ein Lied anzustimmen. Und je mehr ich mich auf ihren Gesang einließ, um so mehr kam es mir vor, als ob sie in ihrem Lied den vorbeihastenden Menschen zurief: „Hey Leute, es ist Frühling! Der himmlische Vater schenkt der Natur neues Leben, und wenn ihr euch nur ein wenig von euren weltlichen Beschäftigungen freimachen könntet, dann würdet ihr vielleicht verspüren, dass es auch in Euren Herzen Frühling werden möchte."

Die Faszination über den lieblichen Gesang dieses kleinen Vogels und der herrliche Blick auf das zarte Grün der Bäume ließen den Alltagsstress in meinem Herzen wie ein Stück Butter in der warmen Frühlingssonne dahinschmelzen. Es war, als ob mir der himmlische Vater einen zarten Liebesgruß schenken wollte, und ich wurde mir wieder einmal darüber bewusst, dass Jesus für uns zu jeder Zeit kleine Geschenke bereithält, um unser Herz von der Welt abzuziehen. Es liegt nur an uns, ob wir offen für die kleinen Wunder des Lebens sind, die uns überall im Alltag begegnen.

Hier fällt mir immer als Beispiel der kleine Löwenzahn ein, der es geschafft hat, am Straßenrand durch die Asphaltdecke hindurchzubrechen, um sein Blattwerk und seine leuchtend gelbe Blüte der alles belebenden Sonne hinzuwenden. Unbeirrt von den vorbeirasenden Autos, den hetzenden Menschen und dem Staub der Straße setzt diese kleine unscheinbare Blume all ihre Kräfte ein, um das Ziel ihres Lebens zu erreichen. Sicherlich wäre es dem kleinen Löwenzahn viel lieber, auf einer schönen sonnendurchfluteten Wiese zu leben, aber dennoch nimmt er die Herausforderung ohne zu murren an und gibt sein Bestes, um seine Blüte in eine Pusteblume zu verwandeln und dadurch das von seinem Schöpfer gesteckte Ziel zu erreichen.

Bereits dieser kleine Blick auf die unerschöpflichen Wunder der Natur lässt uns erahnen, mit wie viel Liebe, Weisheit und Geduld unser himmlischer Vater alles in Seiner unendlichen Schöpfung so lenkt und leitet, dass jede Kreatur ihrem Lebensziel entgegen streben kann.

Genauso verhält es sich auch im Leben eines jeden Menschen. Auch dort lässt der Vater im Himmel nichts unversucht, um die dunklen, für die Strahlen der göttlichen Liebessonne undurchlässigen Wolken der Weltweisheit so zu vertreiben, dass das Licht der himmlischen Weisheit und die Wärme der göttlichen Liebe den Boden der Seele erreichen können. All die kleinen und großen Schicksalsschläge, die jeder von uns in seinem Leben schon erfahren durfte, sind letztendlich nichts anderes als Liebesbeweise des Vaters, die einzig und allein dazu führen sollen, dass wir in den tiefsten Tiefen unseres Herzens erkennen, dass nur Gott allein die Quelle alles Lebens und alles Seins ist.

Ich muss ehrlich zugeben, dass es für mich nicht wirklich nachzuvollziehen ist, wie es der himmlische Vater schafft, jeden einzelnen Menschen auf seinem Lebensweg so zu begleiten, als ob er der einzige Mensch auf dieser Erde wäre, ohne ihn dabei in seiner Willensfreiheit zu beeinträchtigen. Denn zum einen leben ja doch ziemlich viele Menschen auf dieser Erde und zum anderen sind die Lebenswege der Menschen oftmals so miteinander verwoben, dass es mir doch sehr schwierig vorkommt, alles so zu managen, dass für jeden Beteiligten der maximale Nutzen entstehen kann.

Wenn ich bedenke, mit wie viel Geduld der himmlische Vater meinen bisherigen Lebensweg begleitet hat, wie Er immer wieder Mittel und Wege gefunden hat, um mich vor den Fallstricken der Welt zu bewahren, dann kann ich nur in tiefster Zerknirschung meines Herzens ausrufen:

„O Du mein geliebter Jesus, ich danke Dir dafür, dass Du in deiner barmherzigen Liebe für mich die Wege bereitest, die zu Deinem Vaterherzen führen. Ich danke Dir, dass Du mich lenkst, mich hältst und mich allzeit führst."

Ich denke, man kann sich gar nicht genug für die vom Herrn erwiesenen Wohltaten bedanken, denn ohne den ständigen Einfluss Seiner göttlichen Barmherzigkeit wäre unser Dasein ziemlich trist und freudlos. Denn die Freude, wie sie die Welt zu geben vermag, ist doch letztendlich nur ein müder Abklatsch dessen, was wir bisweilen durch einen liebevollen Gedanken an unseren himmlischen Vater erleben dürfen. Wobei es nur an uns liegt, ob wir uns den Freuden der Welt hingeben wollen oder doch lieber von dem Nektar der ewigen Liebe naschen wollen. Unser Jesus ist jedenfalls allzeit bereit, seine Liebe an uns zu verschenken.

Diese Erfahrung durften wir doch alle schon mal machen, denn war es nicht Jesus, durch den wir den wahren Sinn unseres Lebens erkennen durften? Verdanken wir es nicht Ihm, dass in unserer Seele die Finsternis gewichen ist und das Rot des ewigen Morgen über dem Gebirgskamm unserer Gottesliebe schimmert. Und ist es nicht ein ganz besonderes Geschenk unseres himmlischen Vaters, dass Er uns immer wieder Momente schenkt, durch die wir für meist viel zu kurze Zeit der Welt entfliehen können?

Immer wieder dürfen wir Situationen erleben, die dazu führen können, dass sich der kalte Winter momentaner Gottesferne zurückzieht und Platz für den Frühling der aufkeimenden Gottesliebe macht. Dabei kann jedes gute Gespräch mit einer Schwester oder einem Bruder, jedes gute Gefühl, das wir draußen beim Betrachten der Natur erleben und natürlich jedes ergreifende Gefühl, das wir zu unserem Jesus verspüren, ein mächtiger Frühjahrsturm in unserer Seele sein, der dazu beiträgt, den Seelenwinter zu vertreiben.

In der Natur sorgt das wärmende Licht der Sonne dafür, dass sich Schnee und Eis irgendwann einmal zurückziehen müssen, damit Wald und Flur zu neuem Leben erwachen können. Im Leben des Menschen sorgt der himmlische Vater dafür, dass in seiner Seele die Wärme der göttlichen Liebe und das Licht der göttlichen Weisheit ihr segenreiches Werk vollbringen können.

Er allein ist es, Der, wenn wir es zulassen, alles so in unserem Leben leitet und führt, dass es zu unserem ewigen Heil dienen muss. Und so lässt es der Herr zu, dass bisweilen die im natürlichen Leben als Schicksalsschläge, Krankheiten und Katastrophen aller Art erscheinenden Frühjahrsstürme über die Seele fegen und dafür sorgen, dass an der einen oder anderen Stelle die dicke Wolkendecke der Weltweisheit aufreißen kann. Dort, wo das wärmende Liebelicht unseres himmlischen Vaters durch die Wolkenlöcher hindurch den Boden der Seele berühren kann, wird der einst im Frost des Seelenwinters erstarrte Seelenacker zu einem blühenden Garten umgewandelt. Unsere einem Senfkorn gleiche Gottesliebe beginnt zu einem großen Baum heranzuwachsen, und die Blumen der gelebten Nächstenliebe entfalten ihre wunderschöne Blütenpracht. Überall erwacht in unserem Seelengarten das Leben, und die Liebe des Herrn wird zu der treibenden Kraft all unseres Denkens, Fühlens und Handelns.

Diese durch Jesus geförderte Umwandlung unserer Seele bewirkt auch, dass wir die äußere Welt mit neuen Augen betrachten können. Überall können wir nun die gütige und liebevolle Hand unseres himmlischen Vaters erkennen. Sei es in der Natur, bei unseren Mitmenschen oder unseren körperlichen Gebrechen, überall werden wir die alles verzeihende Liebe unseres Herrn spüren.

Endlich können wir mit offenen Herzen durch die Welt gehen. Jeder Sonnenstrahl, jedes Lied eines Vogels und jede Blume wird uns daran erinnern, mit wie viel Liebe, Weisheit und Geduld unser geliebter Vater in unserer Seele gewirkt hat. Nur durch Ihn allein kann unser von der Weltkälte erstarrtes Herz, zu einem blühenden Garten umgewandelt werden, wo wir gemeinsam mit Jesus den schmalen Pfad zur ewigen Liebe des himmlischen Vaters beschreiten können.

Schmerz und Leid

Es war ein Mann, den die vielen traurigen Ereignisse auf dieser Welt glauben machten, Gott kümmere Sich nicht viel um die Menschen und sehe ganz ruhig zu, wie die Schwachen von den Mächtigen unterdrückt und die Armen von den Reichen übervorteilt würden.

Da sandte Gott zu diesem Manne, der ein tugendhaftes Leben führte, einen Engel. Dieser sprach zu ihm: „Du sollst die unbegreiflichen Wege Gottes kennenlernen, folge mir!"

Da führte der Engel den Mann in einen Palast zu einem sehr reichen Herrn. Diesem schenkte der Engel eine große Geldsumme und viele Edelsteine. – Während dieser Beschenkung meldete sich ein Dürftiger beim Reichen. Diesen Armen tötete der Engel. – Darauf führte dieser den Mann in ein Dorf zu einer fast morschen Hütte, wo eine zahlreiche, überaus arme Familie wohnte. Diese Hütte steckte der Engel in Brand, und die armen Bewohner retteten nichts als ihr Leben.

Als der Mann all dieses sah, sprach er zum Engel: „Du bist kein Bote Gottes, sondern ein Bote des Teufels! Du häufst Ungerechtigkeit über Ungerechtigkeit!"

Der Engel sprach: „Höre, und du sollst bald anders urteilen! – Siehe, der Reiche, den ich beschenkte, war stolz und geizig. Als ich aber seinen Reichtum so bedeutend erhöhte, fing er an zu prassen und verschwendete alles, dass er endlich zum Bettler wurde und anfing, sich zu demütigen. – Der Bettler, den ich tötete, war auf gutem Wege, er hätte aber noch am selben Tage eine große Erbschaft gemacht, dadurch wäre er hochmütig geworden, hätte ausschweifend gelebt und wäre von Gott gänzlich abgefallen. – Die arme Familie, deren Hütte ich in Brand steckte, wurde zuvor im Dorfe fast gar nicht berücksichtigt.

Das Brandunglück aber erregte nah und fern großes Mitleid, und die arme Familie wurde von allen Seiten reichlich beschenkt."

Ich denke, die meisten Menschen werden ähnlich wie unser Mann empfinden, als er all die scheinbaren Ungerechtigkeiten des Engels miterleben musste.

Diese Geschichte zeigt sehr deutlich, dass der Mensch mit der Beurteilung von Unglücken, Krankheiten, Katastrophen und Schicksalsschlägen sehr vorsichtig sein sollte. Wir können nicht beurteilen, wo ein Mensch in seiner Persönlichkeitsentwicklung steht, ob er in seinem Inneren himmlischer oder höllischer Natur ist. Woher hätten wir denn ahnen können, dass der Bettler, welcher sich auf einem guten Weg befand, durch eine bevorstehende Erbschaft gänzlich von Gott abgefallen wäre? Wir können nicht wissen, weshalb einige Kinder leiden müssen oder so früh sterben müssen. Aber wir können darauf vertrauen, dass der Herr keinerlei Interesse daran hat, für seine Menschenkinder mehr Schmerz und Leid zuzulassen, als es unbedingt zur Errettung der Seele notwendig ist.

Unser Jesus wartet allzeit darauf, dass sich die Menschen in kindlichem Vertrauen mit ihrer Not aber auch mit ihrer Freude an Ihn wenden.
Unsere Gebete in der Not sind wie ein Pochen an der Herzenstür des Herrn, und wie ich unseren Jesus kennen, schätzen und lieben gelernt habe, dürfen wir darauf vertrauen, dass wir nicht sehr lange vor einer verschlossenen Tür warten müssen. Es heißt ja nicht umsonst bei Matthäus 7, Vers 7-8, „Bittet, so wird euch gegeben; suchet, so werdet ihr finden; klopfet an, so wird euch aufgetan. Denn wer da bittet, der empfängt; und wer da sucht, der findet; und wer da anklopft, dem wird aufgetan."

Doch mit der Hilfe unseres himmlischen Vaters ist das so eine Sache. Er reagiert zwar in der Regel umgehend auf unsere ernsthaften Hilfegesuche, aber oftmals ganz anders, als wir es uns vorgestellt haben. Bisweilen möchte sich sogar in unserem Herzen das Gefühl einnisten, dass der Herr überhaupt nichts unternimmt, um uns aus unserer Not herauszuhelfen.
Der Grund für diese Empfindungen und Gedanken liegt nicht etwa darin begründet, dass es dem himmlischen Vater völlig egal ist, wie wir uns fühlen oder wie es uns geht.
Nein, der Grund liegt in unserer Seele verankert, denn wenn der Herr den Menschen dieser Erde das Versprechen gibt, dass Er demjenigen der anklopft auftun wird, dann wird Er dieses Versprechen auch einhundertprozentig einhalten. Eine einmal gegebene Zusage unseres himmlischen Vaters kann und wird von Ihm in alle Ewigkeiten nicht zurückgenommen werden.

Ich denke ein entscheidender Grund dafür, dass wir das Wirken unseres Herrn häufig nicht erkennen oder falsch empfinden, ist der, dass wir mit unseren fünf Sinnen nicht in der Lage sind, das fein gesponnene Netz der göttlichen Vorsehung zu erkennen. Meist kennen wir weder die äußeren noch die inneren Umstände, welche dazu führen, dass Menschen in eine Notsituation geraten. Und noch viel weniger kennen wir die verschlungenen Pfade der göttlichen Vorsehung, welche alles so führt und leitet, dass uns zum rechten Zeitpunkt und am rechten Ort die Umstände begegnen, durch die wir eine Linderung unserer Not erfahren.

Dass diese aus der göttlichen Liebe entspringende Hilfe gelegentlich etwas anders aussieht, als sie sich der Mensch so vorstellt, hat zwei Gründe. Zum einen darf der himmlische Vater unsere Willensfreiheit nicht antasten und zum anderen liegt Ihm unser ewiges Seelenheil mehr am Herzen als unser körperliches und materielles Wohlergehen. Sein höchstes Ziel besteht für Ihn darin, jeden einzelnen Menschen, der diesen Erdenweg geht, zur Kindschaft Gottes zu führen.

Doch nicht der Herr schickt den Menschen Not und Leid, sondern der Mensch provoziert durch seine Handlungsweise selbst sein vermeintliches Unglück. So gesehen ist es gut zu wissen, dass all die Katastrophen und Unglücke, die uns in unserem Leben begegnen - so schmerzhaft sie für den Betroffenen auch sein mögen - letztendlich vom Menschen selbst produzierte Zulassungen des Herrn sind. Aus all diesen vom Herrn zugelassenen Erziehungsmaßnahmen können wir unter anderem Erkennen, dass der Herr ein liebender Gott ist, dessen höchstes Ziel darin besteht, jeden einzelnen Menschen, der diesen Erdenweg geht, zur Kindschaft Gottes zu führen.

Denn nur Er weiß, was gut für die Seele jeden einzelnen Menschen ist, und so führt und hilft er jedem einzelnen Menschen, die materiellen Verstrickungen zu fliehen, und zeigt den Weg, den wir gehen können, um zu Ihm zu seinem Vaterherzen zu gelangen.

O himmlischer Vater wir bitten Dich, dass Du unser Leben so führen mögest, dass unser Herz frei wird von den Verlockungen der Welt, damit wir nicht durch unsere materiellen Verstrickungen die Schicksalsschläge heraufbeschwören, die nötig sind, um unsere Seele vor dem ewigen Tod zu bewahren.
Schenke Du uns Deinen Frieden, denn wenn wir Deinen Frieden in unserem Herzen spüren, werden wir verstehen, dass all das Leid und all die Not die uns in unserem Leben begegnen, Deine pure erbarmende Liebe ist. Nur Du allein weißt, was gut für uns ist.
Amen

Das Senfkorn

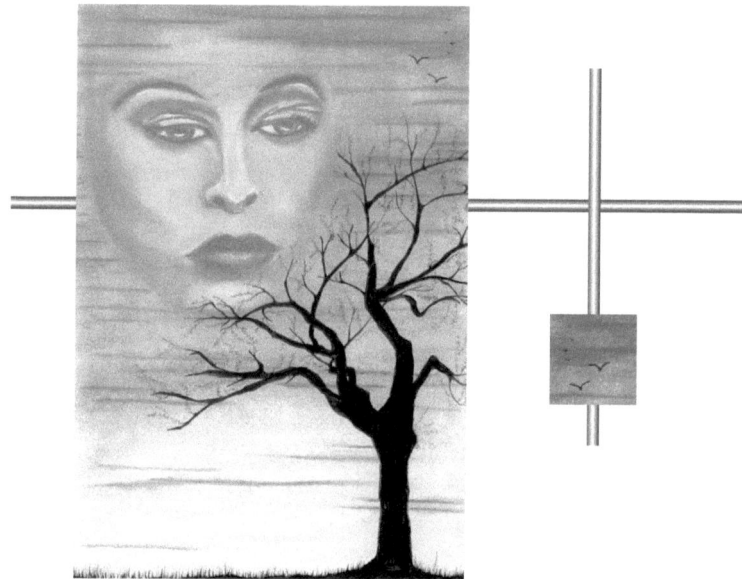

Einst wurde eines der kleinsten Samenkörner, ein Senfkorn, in die Erde gelegt. Im Laufe der Jahre wuchs aus diesem kleinen Samenkorn ein großer und mächtiger Baum mit starken Wurzeln, Ästen und Zweigen und in seiner Krone wohnten viele Vögel des Himmels.

Genauso verhält es sich mit der Liebe des Menschen zum Herrn. Diese Liebe ist im Herzen eines jeden Menschen, gleich einem Samenkorn so klein wie ein Senfkorn, vorhanden. Es liegt an uns, ob dieses Samenkorn auf fruchtbaren Boden fällt und aufgeht, oder ob es auf unfruchtbaren Boden fällt und verdorrt.

Geht der Liebessamen auf, so kann daraus ein mächtiger Liebesbaum erwachsen, der unser ganzes Leben in einer vorher nie geahnten Art und Weise verändert. Wir können wie der Baum durch das Licht der göttlichen Liebe immer größer und schöner werden, und die Vögel des Himmels, die unsere Neigungen zum Herrn symbolisieren, suchen sich Wohnstätten in der Krone unseres Herzensbaumes. Wenn dieser Samen in uns aufgeht, dann zapfen die Wurzeln die Quelle des lebendigen Wassers an, und wir werden uns dadurch Schätze sammeln, die weder von Rost noch von Motten zerfressen werden können.

Die Geschichte mit dem Pharisäer Simon

Im Evangelium nach Lukas steht geschrieben:

Es bat ihn (Jesus) einer von den Pharisäern, dass er bei ihm esse, und er trat in das Haus des Pharisäers und begab sich zu Tisch. Und siehe, da brachte eine Frau, die in der Stadt als Sünderin lebte und erfahren hatte, dass er im Haus des Pharisäers zu Tische sei, ein Alabastergefäß mit Salböl herbei, trat weinend von rückwärts neben seine Füße hin und begann mit ihren Tränen seine Füße zu benetzen und trocknete sie ab mit den Haaren ihres Hauptes, küsste seine Füße und salbte sie mit dem Salböl. Als der Pharisäer, der ihn geladen hatte, dies sah, sprach er bei sich: „Wäre dieser ein Prophet, so würde er wissen, wer und was für eine Frau ihn anrührt, da sie doch eine Sünderin ist." Jesus aber sprach zu ihm: „Simon, ich habe dir etwas zu sagen." Der sagte: „Meister, rede!" „Ein Gläubiger hatte zwei Schuldner. Der eine war ihm fünfhundert Dinare schuldig, der andere fünfzig. Da sie nicht imstande waren zu zahlen, schenkte er es beiden. Wer nun von diesen wird ihn mehr lieben?" Simon antwortete: „Ich vermute, der, dem er mehr geschenkt hat." Er sprach zu ihm: „Du hast richtig geurteilt!"

Dann wandte er sich zu der Frau und sagte zu Simon: „Siehst du diese Frau? Ich kam in dein Haus, und du gabst mir kein Wasser für meine Füße; sie aber benetzte meine Füße mit ihren Tränen und trocknete sie ab mit ihren Haaren. Du gabst mir keinen Kuss; sie aber hörte seit meinem Eintreten nicht auf, meine Füße zu küssen. Du salbtest mein Haupt nicht mit Öl; sie aber salbte mit Salböl meine Füße. Darum sage ich dir: Vergeben sind ihre vielen Sünden, denn sie hat viel geliebt; wem aber wenig vergeben wird, der liebt auch wenig." Und er sprach zu ihr: „Vergeben sind deine Sünden!" Da fingen die Tischgenossen an, für sich zu sagen: „Wer ist dieser, der sogar Sünden vergibt?" Er aber sprach zu der Frau: „Dein Glaube hat dir geholfen! Geh hin in Frieden!" (Lukas 7, 36 bis 50)

Mich hat die Geschichte mit dem Pharisäer Simon, der unseren Herrn zum Essen eingeladen hat, innerlich sehr angerührt. Trifft sie doch irgendwie den Kern unserer täglichen Probleme im Umgang mit Jesus. Wie oft geschieht es, dass wir im Gebet unseren Herrn einladen, mit uns gemeinsam das Brot des Guten zu essen und den Wein des Wahren zu trinken. Vielleicht formuliert der eine oder andere das Ganze etwas unkomplizierter, indem er den Herrn darum bittet, dass Seine Liebe und Seine Weisheit in ihn einfließen mögen, aber im Prinzip kommt es auf das Gleiche hinaus, wir bitten Jesus darum, dass Er in unser Leben treten soll, um uns bei der Bewältigung des einen oder anderen Problems behilflich zu sein.

Ein absolut legitimes Unterfangen, denn wie sagte der Herr doch bei Lukas 11/9: *„Bittet, und es wird euch gegeben werden; sucht, und ihr werdet finden; klopft an, und es wird euch aufgetan werden."* Doch wenn Er uns dann bei der Lösung unserer Probleme behilflich ist, kommt es nicht selten vor, dass wir mit der Art und Weise, wie Er wirkt, nicht so ganz einverstanden sind. Denn natürlich hatten wir da so unsere eigenen Vorstellungen wie das Problem am besten gelöst werden könnte. Und so geschieht es bisweilen, dass wir uns innerlich gegen die eine oder andere göttliche Führung sperren, was zur Folge hat, dass der Herr sein segenreiches Wirken zurückstellen muss.

In dieser Lebenssituation stellt sich dann meist heraus, dass es in unserer Seele auch Bereiche gibt, die einem Pharisäer entsprechen. Irgendwie wollen wir, dass uns der Herr führt und leitet. Wenn sich aber unsere weltzugewandte Liebe in ihrer Freiheit zu sehr beeinträchtigt fühlt, dann findet sie 1000 Gründe, warum gerade dieser Wink oder jener Mensch überhaupt nicht in das momentane Lebenskonzept passen. Und so laden wir unseren Jesus zwar ein, unser Haus zu betreten und mit uns am Tisch zum Mahl zu sitzen, aber im allgemeinen Lebensstress kommt es uns gar nicht in den Sinn, Ihm den Kuss der gelebten Nächstenliebe zu geben, Seine Füße durch Waschen von dem Unrat unserer Weltliebe zu befreien und Sein Haupt mit dem Öl der Liebe zu salben.

Wie oft geschieht es, dass wir am Morgen den Herrn darum gebeten haben, dass Er uns die Lebenssituationen in den Weg stellen soll, durch die wir uns gleichsam, wie in einem Spiegel, selbst erkennen können. Doch kaum haben wir das warme Bett verlassen und unser normales Tagesprogramm begonnen, drängt sich schon die Welt mit all ihren Anforderungen in den Vordergrund unseres Bewusstseins. Da müssen die morgendlichen Körperreinigungs- und Frühstücksrituale erledigt werden, bevor man überhaupt das Haus zu irgendwelchen Erledigungen verlassen kann. Spätestens kurz nachdem der erste Schritt aus der Haustür gewagt wurde, beginnt für den normalen Großstadtmenschen das im Morgengebet vom Herrn erbetene Schulungsprogramm.

An den Straßenlärm und die abgasgeschwängerte Luft haben wir uns ja inzwischen gewöhnt, aber der neue Hundehaufen direkt vor unserer Haustür stellt schon eine kleine Herausforderung dar, in uns keine Ärgergefühle aufkommen zu lassen. Und so ziehen uns die lieben Mitmenschen mit ihren kleinen Rücksichtslosigkeiten immer mehr in ihren Bann und spätestens dann, wenn wir durch einen gekonnten Sprung den Zusammenstoß mit einem der vielen rücksichtslosen Radfahrer, die meinen, auf dem Bürgersteig fahren zu müssen, verhindern konnten, lässt es sich in der Regel nicht mehr vermeiden, dass in uns Gefühle die Oberhand gewinnen, die wir eigentlich vermeiden wollten.

Meist werden in diesen leider viel zu häufigen Situationen die Gefühle, die wir noch am Morgen für unseren Herrn empfunden haben, sehr weit in den Hintergrund gedrängt, und nicht selten möchte sich der Gedanke in uns ausbreiten, warum denn gerade mir so etwas passieren muss. Wenn wir jetzt nicht aufpassen, dann wird der aus unserer Lebensliebe gespeiste Wille den weiteren Ablauf des Geschehens an sich reißen, und wir verlieren uns in irgendwelchem mit Kraft, Zeit und Geld verbunden Aktionismus, der dazu führen soll, dass wir uns wieder gut fühlen.

Wenn wir dann nach einem langen und ereignisreichen Tag am Abend ins Bett fallen, sind wir meist so müde, dass wir meist gar keine Zeit mehr haben, über die verpassten Chancen nachzudenken. Kaum haben wir uns hingelegt und unser Abendgebet verrichtet, schon hat uns die Müdigkeit übermannt, und wir versinken in einen mehr oder weniger erholsamen Schlaf. Doch unser Herr nimmt die Bitte, die wir Ihm gegenüber am Morgen geäußert haben, sehr ernst, und so kann es geschehen, dass wir in unseren Träumen die Lektionen nachholen dürfen, die wir am Tage nicht lernen konnten.

Vielleicht träumt es uns, dass wir auf dem Balkon eines wunderschönen, im alpenländischen Stil, erbauten Hauses sitzen und den Ausblick auf die schöne Landschaft genießen. Die Strahlen der eben aufgegangenen Sonne lassen alles in einem goldenen Glanz erscheinen, und man kann förmlich zusehen, wie die Blüten auf der Wiese vor dem Haus von der Sonne wachgeküsst werden. Die Wärme der Morgensonne treibt die Schmetterlinge aus ihren Verstecken, und im Haus hört man das geschäftige Treiben der Hausangestellten, wie sie das Frühstück vorbereiten. Völlig in unseren Gedanken versunken, bemerken wir gar nicht, wie sich eine Gruppe von Wanderern unserem Hause nähert. Durch das Stimmengewirr von ca. 12

bis 14 Personen schrecken wir aus unseren Gedanken auf und bemerken die Wanderer erst, als sie gerade dabei sind, durch das Eingangstor unser Grundstück zu betreten.

Wir wollen schon ein wenig ärgerlich über die Ruhestörung werden, aber dann siegt doch unsere Neugierde, und so erkundigen wir uns, wer sich da in diese recht abgeschiedene Gegend verlaufen hat. Zu unserem Erstaunen teilt uns der Anführer dieser Wandergruppe mit, dass er ein Wanderprediger sei und mit seinen Freunden von Haus zu Haus zieht, um den Menschen etwas vom Himmelreich zu erzählen.

Ah ja, denken wir, sicherlich irgendwelche religiöse Fanatiker, und so überlegen wir uns blitzschnell, wie wir uns nun verhalten sollen. Wir könnten die Leute einfach von unseren Hunden vom Hof jagen lassen, doch dann würden wir vielleicht ein interessantes Gespräch verpassen. So selten, wie sich jemand hierher verirrt, wäre dies ausgesprochen schade, und so entschließen wir uns ganz spontan, die ganze Gesellschaft einzuladen, an unserem Frühstück teilzunehmen. Und so rufen wir von unserem Balkon dem Anführer zu, dass wir ihn und seine Begleiter zu einem Frühstücksmahl in unser Haus einladen. Dieser nimmt unsere Einladung mit sichtlicher Freude an, und so begeben wir uns schnell zur Eingangstür, um unsere Gäste einzulassen.

Nachdem wir unsere Hausangestellten informiert haben, dass sich noch einige Gäste an unserem Frühstück gütlich tun werden, öffnen wir die Haustür und geleiten die Wanderer in das geräumige Gästezimmer unseres Hauses. Nachdem sich unsere Gäste gesetzt haben, setzen wir uns natürlich neben den Wanderprediger und fragen ihn unverblümt, zu welcher der vielen Sekten er denn gehören würde. Zu unserer Verwunderung lässt sich unser Gast in keinster Weise von unserer provokativen Frage beirren und antwortet in einem sehr freundlichen Ton, dass er und seine Begleiter keiner Glaubensgemeinschaft angehören. Vielmehr sei er vom himmlischen Vater dazu berufen worden, jedem, der es hören möchte, vom Reich Gottes zu berichten.

Na ja, denken wir, das kann ja jeder erzählen, und so fordern wir ihn auf, uns etwas von seinem Himmelreich zu erzählen. Nun, sagt der Fremde, das Reich Gottes ist nicht so, dass man sagen könnte hier ist es oder dort ist es, man kann auch nicht sagen, so oder so sieht es dort aus, denn das Reich Gottes ist inwendig in einem jeden Menschen (Luk.17,20). Aha, sagen wir, doch unser Gast lässt sich nicht beirren und erzählt weiter, dass es ein großer Fehler wäre, wenn der Mensch sein Lebensglück in der materiellen Welt sucht, denn dort findet er nur Dinge, die von Motten und Rost zerfressen werden können oder in der Nacht von Dieben gestohlen werden. Das Reich Gottes wird der Mensch dort niemals finden, denn Gott ist ein Geist, und von daher muss man sein Reich auch im Geiste suchen.

Wer also meint, so fährt unser Besucher fort, sein Lebensglück im Konsum immer neuer weltlicher Lustbarkeiten zu finden, statt sich mit allen ihm zur Verfügung stehenden Kräften um die Umwandlung seines weltzugewandten Willens in einen gottzugewandten Willen zu bemühen, der wird früher oder später erfahren, dass der Friede, wie ihn die Welt zu geben vermag, nicht in der Lage ist, eine dauerhafte Lebensfreude zu gewähren. Und so führt unser Gast weiter aus, ist es auch ihm erst durch schwerste Selbstverleugnung gelungen, seinen Willen so umzuwandeln, dass er eine innige Verbindung mit seinem himmlischen Vater erlangen konnte. Heute fügt er noch hinzu, wäre es so, dass er und der himmlische Vater sozusagen eins sind.

Das Öffnen der Tür und das Decken der Tische unterbricht unseren Gast bei seinen Ausführungen, und so haben wir etwas Zeit, während des Tischdeckens über seine Worte nachzudenken.

Einerseits macht ja der Wanderprediger einen recht vertrauenswürdigen Eindruck, andererseits kommen uns aber seine Ausführungen irgendwie recht merkwürdig vor, sind sie doch eine Aneinanderreihung irgendwelcher Bibelzitate. Und so beschließen wir, diesem an sich recht sympathischen Mann eine Fangfrage zu stellen, indem wir zu Ihm sagen: „Wenn du dich schon so gut mit dem Reich Gottes auskennst, dann verrate mir doch mal, wieso es nur ein Reich Gottes geben soll, wenn es doch inwendig in einem jeden Menschen ist. Eigentlich müsste es ja nach deiner Definition so viele Gottesreiche geben, wie es Menschen gibt".

Diese Frage hat gesessen, denn es scheint uns, als ob das Gesicht unseres Wanderpredigers nach dieser Frage ein wenig blass wird und sich auf seiner Stirn ein paar Falten zeigen. Mit einer recht traurig klingenden Stimme sagt er zu uns: „Willst du wirklich meine Weisheit testen? Willst du dich als ein Wesen, dass nur aus der sinnlichen Erfahrung heraus in den Kategorien aus Zeit und Raum denken kann, wirklich mit mir über tiefe göttliche Wahrheiten unterhalten, die jenseits von Zeit und Raum liegen? Glaubst du nicht, dass die Strahlen der göttlichen Liebesonne in das Herz eines jeden Menschen eindringen können, um die Gnadensonne, welche sich in der Seele eines jeden Menschen befindet, zum Leuchten zu bringen?" Und mit der Frage „Was denkst du denn, von wo die Sonne in deiner Innenwelt ihr wärmendes Licht bezieht?" beendet unser Gast seine Ausführungen.

So hatten wir uns das natürlich nicht gedacht. Eigentlich wollten wir den Prediger testen, um herauszufinden, wessen Geistes Kind er ist, und jetzt dreht der einfach den Spieß um und fragt uns um Dinge, über die wir in ihrer ganzen Tragweite noch gar nicht nachgedacht haben. Um etwas Zeit zu gewinnen, entschuldigen wir uns kurz und kümmern uns erst einmal ganz geschäftig darum, dass die Hausangestellten Getränke und Speisen nachlegen. Nachdem dies erledigt ist, setzen wir uns zu unserem Gast und überlegen, was wir nun sagen sollen.

Doch bevor wir irgendetwas erzählen können, nimmt zu unserer Erleichterung der Wanderprediger das Gespräch wieder auf und gibt uns mit seiner warmen und freundlichen Stimme zu verstehen, dass er es uns nicht verübelt, wenn wir versuchen, durch eine gezielte Frage herauszufinden, ob er ein echter Prediger sei oder nur Jemand, der den Menschen gutgetarnte Lügen verkauft. Nicht umsonst, fügt er noch hinzu, steht es ja bereits in der Heiligen Schrift, dass sich der Mensch vor falschen Propheten und Gottwortverkündern vorsehen soll.

Irgendwie stimmen uns diese Worte sehr froh, und so fragen wir unseren Freund, ob er uns nicht etwas über Jesus erzählen könne, da wir Ihn zwar über alles lieben, es uns aber leider im Alltag immer wieder passiert, dass die Verbindung zu ihm abreißt. Diese Frage scheint unserem Freund recht gut zu gefallen, denn sein Gesicht strahlt noch mehr Freundlichkeit aus, als es ohnehin schon der Fall ist, und er erklärt uns, dass dieses Phänomen den meisten Menschen nicht unbekannt sei. Solange der Mensch in der materiellen Daseinsebene lebt und sein weltzugewandter Wille noch nicht von der Weisheit des gottzugewandten Verstandes umgewandelt ist, solange hat die Welt die Macht, den Menschen immer wieder von seiner Nähe zu Jesus abzuziehen. Deshalb, so fügt er hinzu, ist es für die Persönlichkeitsentwicklung des Menschen von unschätzbarem Wert, wenn er sich einerseits in seinem Herzen an Jesus Christus wendet und sich andererseits darum bemüht, so viele göttliche Wahrheiten, wie nur irgend möglich, aus den heiligen Schriften zu erfahren. Und dann fügt er noch hinzu: „Wie heißt es doch schon in der Bibel im Buch der Weisheit, Kapitel 4, Vers 7", *„Erwirb dir Weisheit; mit allem, was dein eigen ist, erwirb dir Einsicht! Schätz hoch sie ein, so wird sie dich erhöhen, wird dich zu Ehren bringen, wenn du sie umfängst. Sie legt aufs Haupt dir einen schmucken Kranz und schenkt dir eine Krone voller Pracht."*

Diese Worte unseres lieben Freundes rufen uns in Erinnerung, dass wir ja aus unseren Lehren wissen, dass Jesus Christus die fleischgewordene Weisheit Gottes ist, und wenn Jesus von sich selbst sagt, dass Er der Weg, die Wahrheit und das Leben ist und dass niemand zum Vater außer durch Ihn kommt, dann ist es ja eigentlich logisch, dass die Weisheit der Schlüssel zum schmalen Pfad in das Reich Gottes ist. Ganz stolz über diesen Gedanken, wollen wir unserem Freund unsere Überlegungen erzählen, als plötzlich ein schrilles Geräusch ertönt und eine Unterhaltung unmöglich macht. Leicht irritiert über diesen nervigen Klingelton schauen wir uns um und müssen zu unserem Erstaunen feststellen, wie sich der Raum, in dem wir uns befinden, soweit verdunkelt, dass er sich in Nichts aufzulösen scheint, und wir werden uns darüber bewusst, dass uns unser Wecker ziemlich brutal aus einem wunderschönen Traum gerissen hat.

Leicht irritiert müssen wir uns erst einmal kurz orientieren, wo wir überhaupt sind und stellen zu unserer Beruhigung fest, dass wir in unserem eigenen Bett liegen und der Tag darauf wartet, von uns gemeistert zu werden. In Anbetracht des Traumes verrichten wir fröhlichen Herzens unser Morgengebet und beginnen unser morgendliches Körperreinigungs- und Frühstücksritual. Irgendwie will uns der Traum nicht aus dem Sinn, und wir müssen die ganz Zeit an die Worte des Wanderpredigers denken. Und so nehmen wir, noch am Frühstückstisch sitzend, die Bibel zur Hand und schlagen sie ohne hinzuschauen einfach irgendwo auf.

Intuitiv haben wir das Buch Job aufgeschlagen. Dort können wir lesen:

„Im Traum, im Nachtgesicht, wenn tiefer Schlaf die Menschen befällt, im Schlummer auf dem Lager, da öffnet er der Menschen Ohr und setzt sie in Schrecken durch Verwarnung, um den Menschen zu bekehren von seinem Tun und Hochmut vom Manne fernzuhalten, seine Seele vor der Grube zu retten, sein Leben vor dem Hingang durch das Todesgeschoss."
(Job 33/1518)

Beim Nachdenken über diese vier Verse werden wir uns darüber bewusst, dass unser Traum ein ganz besonderer war, ein Traum, den wir in dieser Form noch nie geträumt haben. Und je mehr wir darüber nachdenken, um so klarer steigt in uns das Gefühl auf, dass sich in unserem Traum der Herr selbst kundgetan hat.

Ja lieber Leser, unser Jesus lässt keine Gelegenheit aus, um sich seinen wahrhaft suchenden Menschenkindern zu nähern. Und wenn die Begegnung mit Ihm im Alltag nicht möglich ist, weil wir uns gegen unseren Willen zu sehr von den weltlichen Notwendigkeiten in Beschlag nehmen lassen, dann kann es geschehen, dass Er uns in unseren Träumen besucht. Die Zeit des Schlafes ist eine Zeit, in der wir nicht von der Welt abgelenkt werden und von daher offen für die Begegnung mit dem Herrn sind.

Ich denke, wir dürfen ganz getrost sein, wenn wir unseren liebsten Jesus aus tiefstem Herzen darum bitten, dass Er die Sonne in unserer Seele ist, dann wird Er auch Mittel und Wege finden, wie Er uns nahe sein kann. Und wenn wir uns wirklich für Ihn öffnen, wer weiß, vielleicht dürfen wir in unserem nächsten Traum mit Ihm gemeinsam über die weiten Auen unserer Seele wandeln und mit Ihm das Gefühl Seines Friedens und Seiner Liebe verspüren.

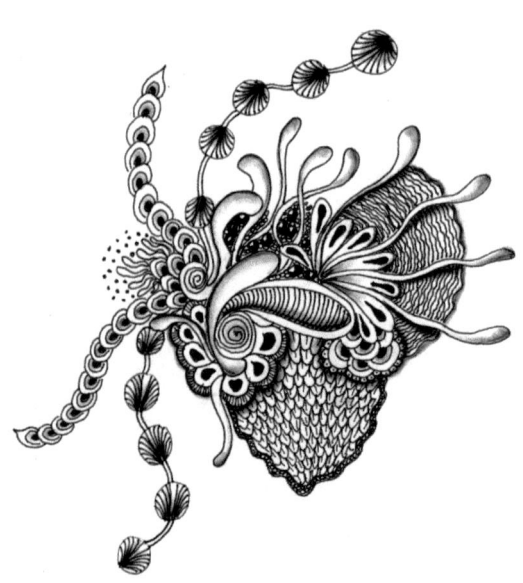

Der Zimmermann

Ich denke, dass Sie, lieber Leser, ähnlich wie ich, davon ausgehen, dass der Herr - Jesus Christus - keine Gelegenheit auslässt, um sich Seinen Menschenkindern zu nähern. Jede Blume im Garten, jeder Vogel am Himmel, jede Begegnung mit einem anderen Menschen und jedes gottzugewandte Gefühl sind ein Beleg für die göttliche Liebe, welche sich an uns verströmen möchte. Doch wie oft verhindert es unsere weltzugewandte Liebe, dass wir die zarten Annäherungsversuche unseres Jesus als solche erkennen.

Geschieht es nicht viel zu häufig, dass wir gestresst durch den Alltag hetzen und dabei die göttlichen Liebeshinweise als etwas völlig Normales betrachten, sodass sie gar nicht erst in unser Bewusstsein treten?

Da ist der kleine Löwenzahn, der es geschafft hat, am Straßenrand durch die Asphaltdecke hindurchzubrechen, um sein Blattwerk und seine leuchtend gelbe Blüte der alles belebenden Sonne hinzuwenden. Unbeirrt von den vorbeirasenden Autos, den hetzenden Menschen und dem Staub der Straße setzt diese kleine unscheinbare Blume all ihre Kräfte ein, um das Ziel ihres Lebens zu erreichen. Natürlich wäre es dem kleinen Löwenzahn viel lieber, auf einer schönen sonnendurchfluteten Wiese zu leben, aber dennoch nimmt er die Herausforderung ohne zu murren an und gibt sein Bestes, um seine Blüte in eine Pusteblume zu verwandeln und dadurch das von seinem Schöpfer gesteckte Ziel zu erreichen.

Wenn wir diesem kleinen Wunder etwas mehr Aufmerksamkeit schenken würden, als es unser Alltagsstress zulässt, dann würden wir uns darüber bewusst werden können, dass uns der Herr gerade einen kleinen Liebesgruß geschickt hat. Mit dieser kleinen unscheinbaren Blume möchte Er uns zeigen, dass Er seine Schöpfung so eingerichtet hat, dass jedes Geschöpf und erst recht jedes Seiner Menschenkinder ihr Lebensziel erreichen können, selbst dann, wenn die äußeren Umstände noch so schwierig erscheinen.

Zumal es ja meist gar nicht die äußeren Umstände sind, welche uns davon abhalten, unserem Lebensziel, der Gotteskindschaft, näher zu kommen. Die wirklichen Blockaden liegen vorwiegend in den Tiefen unserer eigenen Seele verborgen und hindern uns daran, den äußeren Unannehmlichkeiten mit der notwendigen Gelassenheit zu begegnen.

Natürlich weiß auch der Herr um die Blockierungen in unseren Seelen. Deshalb ruft Er uns ja bei Matthäus 11/28 zu: *„Kommet her zu mir alle, die ihr mühselig und beladen seid; ich will euch erquicken."*

Ja, unser Jesus, durch dessen Gedankenkraft das ganze Universum zusammengehalten wird, bietet sich an, uns, die wir im Verhältnis zur Unendlichkeit wie ein Nichts erscheinen, bei der Umbildung unseres weltzugewandten Willens behilflich zu sein. Er möchte das Licht in der Finsternis unserer Seele sein, und Er möchte auf dem schmalen Pfad zur Wiedergeburt unser Begleiter sein.

Es liegt doch nur an uns, ob wir bereit sind, Ihn in unser Herz einzulassen oder ob wir uns lieber mit den "wichtigen Dingen" der Welt beschäftigen. Wenn wir unser Herz öffnen, kann es geschehen, dass wir mit der Hilfe des Herrn die dunklen Wolken des Buchstabenglaubens vertreiben können und in unserer Seele die geistige Sonne aufgeht. Ihre segenbringende Wärme und ihr belebendes Licht lassen die Blumen göttlicher Einsichten durch den verhärteten Boden unserer Seele brechen, und die einst leere und öde Landschaft verwandelt sich ganz langsam zu einem Blumenmeer. Die alten schon längst tot geglaubten Bäume göttlicher Erkenntnisse schlagen aus, und an den verdorrten Zweigen brechen uralte Knospen auf, die den Baum mit dem zarten Grün jugendlicher Blätter schmücken. Wenn man genau hinschaut, kann man die ersten Vögel des Himmels beobachten, wie sie fleißig das Baumaterial zusammentragen, um in den neu belebten Bäumen ihre Nester zu bauen.

Nur die einfache Holzhütte, die uns in dieser Gegend unserer Seele als Wohnstätte dient, sieht unter dem belebenden Licht der am Horizont aufgegangenen geistigen Sonne immer noch grau und unansehnlich aus. Während wir so darüber nachdenken, was wir tun könnten, um unsere Hütte ein wenig auf Vordermann zu bringen, bemerken wir gar nicht, wie sich uns ein Mann von der Seite nähert. Wir nehmen ihn erst wahr, als er uns auf die Schulter tippt und uns fragt, ob wir zufällig einen Zimmermann suchen. Total erschrocken von dieser völlig unerwarteten Begegnung wollen wir erst ein wenig unwirsch reagieren, doch ein kurzer Blick auf den wie ein Zimmermann gekleideten Mann lässt uns sofort stille werden, denn wo bekommt man heutzutage schon so schnell einen Handwerker her. Und so fragen wir ihn möglichst freundlich, ob er denn in der Lage wäre, aus dieser Hütte ein anständiges Haus zu bauen. Als der freundlich aussehende Zimmermann unsere Frage bejaht, fragen wir ihn noch, wie lange es dauert und was uns der Spaß kosten soll.

Ohne lange zu überlegen sagt uns der Handwerker, dass er drei Tage braucht, um die Hütte abzureißen und ein neues, der seelischen Lage entsprechendes Haus zu bauen, und was den Preis anbelangt, wäre er mit einem Dauerwohnrecht in der Dachkammer des neuen Hauses zufrieden. Nun ja, denken wir, günstiger werden wir ja wohl kaum zu einem neuen Haus kommen, und obwohl wir uns überhaupt nicht vorstellen können, wie ein einzelner Mann diese umfangreiche Arbeit in drei Tagen schaffen will, lassen wir uns auf dieses Geschäft ein.

Unser Mann zögert nicht lange und macht sich sofort ans Werk, während wir uns ein paar Schritte zurückziehen, um ihm bei der Arbeit zuzuschauen. Wenn uns jetzt jemand sehen könnte, würde er wahrscheinlich bemerken, wie wir mit offenem Mund und die Augen reibend dem Treiben unseres Zimmermanns zuschauen. Es ist, als ob eine Legion von Engeln das Haus in Windeseile abreißt, und wir können förmlich zusehen, wie aus einer riesigen Baugrube heraus ein neues wunderschönes Haus wächst.

Während wir noch darüber nachdenken, wie es möglich ist, ein so stattliches Haus in dieser unfassbaren Geschwindigkeit zu bauen, kommt der Zimmermann auf uns zu und lädt uns ein, mit ihm gemeinsam das Richtfest zu feiern. Natürlich nehmen wir seine Einladung sehr gerne an und setzen uns zu ihm an einen einfachen Tisch, auf dem ein Laib Brot liegt sowie eine Karaffe mit Wein und zwei Becher stehen. Noch bevor wir ihm ein paar von den tausend Fragen, die uns durch den Kopf gehen, stellen können, spricht er ein sehr inniges Dankgebet zum himmlischen Vater, bricht das Brot und gibt uns ein ordentliches Stück davon in die Hand. Beherzt beißen wir in das Brot hinein und verspüren sofort einen außergewöhnlichen Wohlgeschmack. Noch während wir uns über die kräftigende Wirkung des Brotes wundern, schenkt unser Freund zwei Becher mit Wein ein und reicht uns einen davon.

Bereits der erste Schluck dieses überaus gut schmeckenden Weines belebt unsere geistigen Kräfte ungemein, und uns wird schlagartig klar, dass es in der geistigen Welt – jenseits von Raum und Zeit - völlig normal ist, wenn sich durch den Einfluss der alles belebenden geistigen Sonne Landschaften, Pflanzen und Tiere, aber auch Gebäude, so schnell verändern.

Spätestens beim zweiten Schluck dieses himmlischen Weines wird uns noch etwas ganz anderes klar, uns wird klar, dass es kein Zufall ist, dass unser gastfreundlicher Freund von Beruf Zimmermann ist.

Am eigenen Leib dürfen wir verspüren, was Jesus damit ausdrücken wollte, als er zu seinen Jüngern sagte: *„In meines Vaters Hause sind viele Wohnungen. Wenn es nicht so wäre, so wollte ich zu euch sagen: Ich gehe hin euch die Stätte zu bereiten. "*

Jesus Christus, der beste Zimmermann, der jemals über unsere Erde gewandelt ist, hat uns für würdig gefunden, persönlich das Haus zu errichten, in dem wir zusammen mit Ihm wohnen dürfen.

Dieser große Gedanke, dass Jesus Christus persönlich die Stätte für uns bereitet, in der wir mit Ihm gemeinsam die Entwicklung unserer Seele erleben dürfen, ist so unfassbar, dass wir vor Ehrfurcht zusammensinken und aus tiefster Zerknirschung heraus die Worte stammeln: „Herr, wer bin ich, dass Du meiner gedenkst?"

Da nimmt Jesus unsere Hände und legt sie auf seine göttliche Brust, und wir dürfen verspüren, wie ein kräftiger Liebesstrom aus Seinem Herzen durch unsere Hände und Arme unser Herz erreicht. Durch diese Jesusliebe gestärkt, rappeln wir uns ein wenig auf und blicken in die lichtvollen Augen unseres Herrn, die uns liebevoll anschauen. Sein ebenmäßiges Gesicht strahlt uns an, und wir fühlen, wie sich in unserem Körper eine überaus wohltuende Wärme ausbreitet. Nun öffnet Er seinen wohlgeformten Mund, und es ist, als würde Er zu uns sagen: „Kind, ich bin bei dir alle Tage, vertraue nur auf mich und die Quelle der göttlichen Liebe und Weisheit wird in Dir niemals versiegen, denn wer Mich in seinem Herzen wohnen lässt, dem wird es an nichts mangeln."

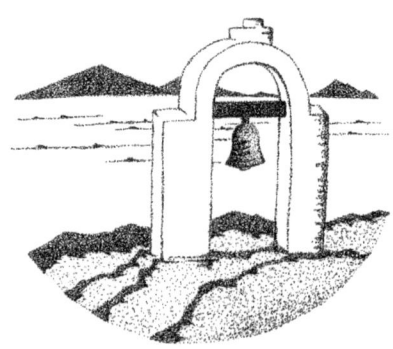

Die Schlange

Durch das Studium der Werke des nordischen Sehers und Reformators Emanuel Swedenborg[9] kann man erfahren, dass die Bibel nicht nur ein geschichtsträchtiges Buch ist. Swedenborg schreibt, dass hinter dem äußeren Buchstabensinn der Bibelworte gleichnishaft ein geistiger Sinn steckt, der tiefe Einblicke in die menschliche Seele zulässt.

So stellt zum Beispiel die Schlange, welche Adam und Eva zum Ungehorsam gegen Gott verleitet hat, die sinnliche Klugheit und Schlauheit des menschlichen Verstandes dar. Die züngelnde Schlange unseres auf sinnliche Lustbarkeiten ausgerichteten Willens möchte unseren Verstand dazu verführen, die leise Stimme des Gewissens zu überhören. Es ist, als wollte uns die Schlange sagen: „Was interessiert Dich Gott und Dein Nächster, genieße Dein Leben ohne Rücksicht auf andere, Dein Leben ist ja so kurz."

Wer sich von der Schlange seiner Eigenliebe verführen lässt, läuft Gefahr, sich von der göttlichen Liebe und Weisheit so weit zu entfernen, dass sein Herz kalt und freudlos wird. Denn die Freude, die aus der Liebe zu den Vergnügungen der materialistischen Welt entspringt, ist meist nur von sehr kurzer Dauer und hinterlässt oft einen schalen Beigeschmack.

Der beste Schlangenbändiger für die menschliche Seele ist Jesus Christus. Er kennt wie kein anderer die Mittel und Wege, um die Schlange unserer Seele in ihre Schranken zu verweisen. Durch Ihn kann der Mensch wahre Freude und wahren Frieden erfahren. Jesus sagt: *„Meinen Frieden gebe ich euch; nicht wie die Welt gibt, gebe ich euch. Euer Herz erschrecke und verzage nicht"*.

Im Gegensatz zum Frieden, wie ihn die Welt gibt, übersteht der aus der Liebe zu Gott entspringende Frieden alle Turbulenzen des Lebens. Dieser durch Jesus Christus erfahrbare Frieden schenkt dem Menschen Lebensschätze, die nicht mehr durch Rost und Motten zerfressen werden können. Er macht frei von den Zwängen der konsumorientierten Welt und öffnet die Sinne für die unvergänglichen Wahrheiten, wie man sie nur bei Jesus Christus finden kann.

---

[9] siehe Seite 249

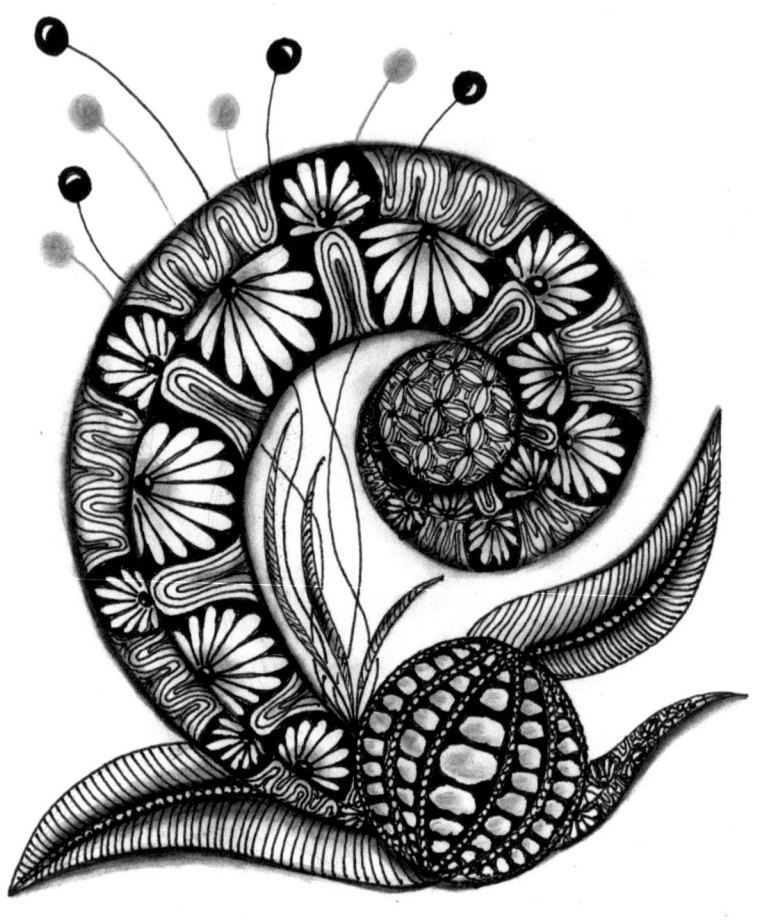

Dass in der Bibel unter der Schlange alles Böse im Allgemeinen und die Selbstliebe insbesondere verstanden wird, kommt daher, weil alles Böse aus dem Sinnlichen und aus dem daraus angelernten Wissen entstanden ist. Von daherkommt das Böse jeder Art, und insbesondere die Selbstliebe oder der Hass gegen den Nächsten und den Herrn, der dasselbe ist, was durch die Selbstliebe, bezeichnet wird. [Emanuel Swedenborg]

Karfreitag

Ist es nicht ein schrecklicher Gedanke, dass die geistige Führung der da-maligen Juden so verbohrt war, dass sie unseren Herrn Jesus Christus gegeißelt, gequält und zu guter Letzt auch noch gekreuzigt hat? Wie viel Angst müssen der Hohenpriester Kaiphas und sein Gefolge vor Jesus ge-habt haben, als er alles daran gesetzt hat, Jesus auf so grausame Art töten zu lassen.

Wenn man sich allerdings anschaut, wie gut die Priesterkaste auf Kosten der Gläubigen gelebt hat und als Gegenleistung keinerlei geistige Wahr-heiten an das Volk weitergegeben hat, wird schnell klar, dass Jesus ein echter Gefahrenfaktor für die Priester darstellte. Denn dadurch, dass Er durch die Lande gezogen ist und den Menschen vom Reich Gottes gepre-digt hat, haben viele Menschen erkennen können, wie es um die geistigen Wahrheiten des Tempels wirklich steht. Dementsprechend haben sich viele Seiner Anhänger vom Tempel zurückgezogen.

Eine Folge davon war sicherlich, dass die Priester weniger Zulauf an Gläubigen in ihren Synagogen zu verzeichnen hatten, was bestimmt nicht ihr Herz erfreut hat. Wenn weniger Gläubige in die Synagoge kommen, hat dies natürlich auch zur Folge, dass weniger Geld eingenommen wird, was gewiss nicht gerade zu einem positiven Verhältnis des Tempels zu dem Wanderprediger Jesus von Nazareth beigetragen hat.

Aus der Sicht des Tempels hatte Jesus so ziemlich alles falsch gemacht, was man nur falsch machen kann. Er ist ohne den Segen der Priesterschaft losgezogen und hat Menschen von ihren körperlichen und seelischen Lei-den geheilt. Er hat den alten vertrockneten Glauben an Gott mit neuem Leben erfüllt und überall im Lande die schonungslose Wahrheit über die Machenschaften des Tempels verbreitet. Bei den vielen Wundertaten, die Jesus vollbracht hat, wurde der Tempel entweder gar nicht erwähnt oder wenn, dann nur als abschreckendes Beispiel dafür, wie der wahre Glauben an Gott verfälscht wurde.

Von daher ist es gewiss nicht weiter verwunderlich, wenn die führenden Priester Jesus von Nazareth als höchst gefährlich für den Tempel einge-stuft haben. Nichts ist für ein auf Zeremonien reduziertes Glaubensgebäu-de gefährlicher als die Wahrheit. Jesus, der von sich sagt, dass Er der

Weg, die Wahrheit und das Leben ist, entlarvte mit jedem Wort und jeder Tat die auf Falschem begründeten Lehren des Tempels. Der Tatsache, dass Jesus den wahren Glauben verbreitet hat, konnte der Tempel nur mit einer logischen Konsequenz begegnen, Er musste sterben.

Im Gegensatz zu den Jüngern, für die an diesem schicksalsschweren Freitag eine Welt zusammenbrach, wissen wir aus der Heiligen Schrift, dass Jesus nach drei Tagen von den Toten auferstanden ist. Und durch Emanuel Swedenborg[10] wissen wir, dass in der Zeit, als die äußere Hülle des Gekreuzigten in einem Grab lag, der Herr zu den Gebundenen in der Hölle hinabgefahren und zu den Gebundenen im Himmel hinaufgefahren ist.

Zu jener Zeit begann in der jenseitigen Welt sozusagen ein neues Zeitalter, denn von nun an war zum einen der unschaubare Gott nicht nur für die irdischen Menschen, sondern auch für jenseitige Geister und Engel ein schaubarer Gott geworden, und zum anderen hat sich für alle Menschen, Geister und Engel ein Weg zum göttlichen Vaterherzen eröffnet. Nur so war es Gott möglich, Sein großes Schöpfungsziel zu erreichen, nämlich einen Engelhimmel aus dem Menschengeschlecht zu bilden. Wäre der Herr nicht in diese Welt gekommen und hätte uns nicht vorgelebt, wie man die Höllen in sich unterjocht, wäre das menschliche Geschlecht wahrscheinlich in den ewigen Tod übergegangen.

In seinem Werk: „Das Neue Jerusalem und dessen Himmlische Lehre" schreibt Swedenborg in der Nummer 293:

„Der Herr kam in die Welt, um das menschliche Geschlecht zu retten, das ohne Seine Menschwerdung in ewigem Tod untergegangen wäre; und Er rettete es dadurch, dass Er die Höllen unterjochte, die jeden Menschen anfielen, der in die Welt kam, und aus der Welt ging; und zugleich dadurch, dass Er Sein Menschliches verherrlichte; denn so kann Er die Höllen ewig unterjocht halten. Die Unterjochung der Höllen und zugleich damit die Verherrlichung Seines Menschlichen ist geschehen durch Versuchungen, die gegen das Menschliche, das Er von der Mutter hatte, zugelassen wurden, und durch die beständigen Siege in denselben. Sein Leiden am Kreuz war die letzte Versuchung und der letzte Sieg."

---

[10] siehe Seite 249

Ohne den für uns Menschen nicht nachvollziehbaren Gnadenakt der göttlichen Liebe wäre die Menschheit in ihrer auf Falschem begründeten Weisheit und ihrer auf Bösem begründeten Liebe untergegangen. Die Menschen der damaligen Zeit waren so weit von dem wahren Glauben abgefallen, dass sie bezüglich des Glaubens keine Wahrheiten mehr hatten. Und dort, wo keine Wahrheit mehr ist, kann auch keine himmlische Liebe in die Seele des Menschen einfließen, was letztendlich dazu führt, dass nur noch die Welt- und Eigenliebe regieren. Von daher wird es verständlich, wenn Swedenborg sagt: *„Die Hölle bezeichnet das Böse und daher das Falsche* (EO 383).“ Jede Liebe, die nicht aus der Liebe zu Gott entspringt, ist per Swedenborgdefinition böse, denn sie entspringt aus der Welt der sinnlichen Erfahrungen, die per Swedenborgdefinition dem Falschen entspricht.

Erst durch die Menschwerdung Gottes ist der Weg aus diesem Dilemma möglich geworden, denn seit dem Kreuzestod unseres Herrn wurde für jeden irdischen und jeden jenseitigen Menschen das Tor zum himmlischen Jerusalem aufgeschlossen. Jetzt liegt es nur noch an uns, ob wir bereit sind, dem Ruf unseres Herrn zu folgen und den Weg der Wiedergeburt zu beschreiten.

* * *

Durch den Kreuzestod unseres Herrn ist die gesamte Schöpfung in eine neue Phase des göttlichen Heilsplans getreten. Zum einen hat Jesus, nachdem Er verstorben war, in der jenseitigen Welt die in ihren höllischen bzw. himmlischen Zuständen gebundenen Geister befreit und ihnen dadurch die Möglichkeit für ihre jenseitige Weiterentwicklung eröffnet. Und zum anderen hat Er durch die Überwindung des Todes der ganzen Schöpfung die unvorstellbare Dimension der Gotteskindschaft geschenkt. Denn erst durch die Menschwerdung Gottes ist es überhaupt möglich geworden, ein Kind Gottes zu werden.

Es ist leicht nachzuvollziehen, dass dieses Ereignis für jeden einzelnen Menschen eine Nachwirkung auf sein persönliches Leben haben muss.

Einmal abgesehen von der Tatsache, dass die Menschwerdung Gottes die Grundvoraussetzung dafür war, dass die Schöpfung überhaupt noch weiterbestehen konnte und wir dadurch unseren Weg über diese Erde gehen können, ist durch den irdischen Lebensweg von Jesus der Menschheit ein Weg aufgezeigt worden, wie sie aus dem Kerker der Welt zum Licht des Himmels entfliehen kann. Jesus Christus selbst ist das Licht, welches aus den Worten der Heiligen Schrift in die Finsternis dieser Welt hineinleuchtet.

Aus der Bibel können die Menschen erfahren, dass der Sinn des Lebens darin besteht, mit der Hilfe des Herrn ein Kind Gottes zu werden. Sie können erfahren, dass sie nur über die Wahrheit den Weg zur Gotteskindschaft finden werden, denn wie sagte Jesus zu seinen Jüngern: *„Ich bin der Weg, die Wahrheit und das Leben, niemand kommt zum Vater außer durch mich."* Und sie können erfahren, dass Jesus bereit ist, der Führer durch das Labyrinth ihres Lebens zu sein, wenn sie nur danach streben, Gott über alles und ihren Nächsten wie sich selbst zu lieben.

Nimmt der Mensch dieses Licht, das aus der Heiligen Schrift herausstrahlt, in sein Herz auf, dann schafft er die Grundvoraussetzung dafür, sein auf Falschem begründetes Leben durch himmlische Wahrheiten umzuwandeln. Leider neigt der Mensch dazu, dass er seine Gefühle und sein Wissen aus der Welt des sinnlich Erfahrbaren ableitet. Die Folge davon ist, dass das, was er für wahr und richtig hält, meist auf dem falschen Wissen der Welt beruht.

Und so ist es sicherlich gut nachvollziehbar, dass der suchende Mensch aus der Bibel nur die Informationen aufnehmen kann, die seinen sinnlichen Erfahrungen entsprechen. Dies führt dann in der Regel dazu, dass der Mensch eine recht genaue Gottes- und Jesusvorstellung entwickelt, mit der er dann seinen Glauben ausgestaltet. Dieses meist auf dem äußeren Buchstabensinn der Heiligen Schrift bauende Jesusverständnis verhindert oft den Blick hinter die Kulissen des äußerlichen Glaubens, und in der Seele des Menschen wächst ein auf das äußere Wort reduzierter Jesus heran.

Der vom äußeren Buchstaben geknebelte Jesus hat leider nur sehr wenig mit dem Jesus zu tun, in dem der Geist des unendlichen Gottes wohnt. Er kann uns zwar ein Stück weit auf dem Weg zu unserer Wiedergeburt begleiten, durch das Tor zum himmlischen Jerusalem kann Er uns allerdings nicht begleiten, denn in jenen himmlischen Regionen unserer Seele kann nur der wahre Jesus existieren. Und der wahre Jesus hat nichts mit dem Jesus unserer aus der Sinnenwelt entnommenen Vorstellungen zu tun.

Wenn wir ein Kind Gottes werden wollen, dann muss der Jesus unserer Vorstellungen sterben, damit der wahre Jesus in uns auferstehen kann.

* * *

So traurig und bedrückend die Erinnerung an Karfreitag auch sein mag, so macht uns dieser Gedenktag doch darauf aufmerksam, dass auch in unserer Seele Karfreitag stattfinden muss, wenn wir dereinst ein Bewohner des höchsten Engelhimmels werden wollen. Der Jesus unserer auf Falschem begründeten Vorstellungen muss sterben und in ein Grab gelegt werden, damit wir unser Osterfest erleben können, an dem der von allen irdischen Vorstellungen befreite Jesus auferstehen kann.

Jeder Christenmensch erlebt irgendwann in seinem Leben sein ganz persönliches Weihnachtsfest, an dem Jesus Christus in seiner Herzenskrippe geboren wird. In der Regel ist die Freude über dieses Ereignis so groß, dass der Mensch sich alle nur erdenkliche Mühe gibt, das kleine Kind zu hegen und zu pflegen. Dabei wird auch nichts unversucht gelassen, um dem gemeinen Mordanschlag des weltzugewandten Herodes in unserer Seele zu entgehen. Normalerweise gelingt es uns auch, das Jesuskind vor den Anschlägen unserer Weltweisheit zu schützen, sodass es schon recht bald der Krippe entwächst und zu einem wichtigen Faktor in unserem Leben wird.

Natürlich braucht der Jesus in uns auch Nahrung und Kleidung, um sich entwickeln und wachsen zu können. Und weil unser Jesus eine geistige Person ist, die im Hause unseres Seelen-Josefs aufwächst, kann Er natürlicherweise mit materieller Nahrung und Kleidung nichts anfangen. Er braucht geistige Nahrung, um an Substanz zunehmen zu können und geistige Kleidung, um sich vor den Kälteattacken unserer Weltliebe schützen zu können.

Diese geistige Nahrung und Kleidung erhält unser Jesus durch die geistigen Einsichten und Wahrheiten, die wir in irgendeiner Form aus der Bibel und den Werken Swedenborgs aufnehmen. Selbstverständlich eignet sich auch ein gutes Gespräch, ein Vortrag oder ein Gottesdienst, um für unseren Jesus Nahrung und Kleidung heranzuschaffen. Als Nahrung eignen sich besonders alle Einsichten und Erkenntnisse, die wir aus dem göttlichen Wort gewinnen, und als Kleidung eignen sich alle göttlichen Wahrheiten. Und damit die Kleidung nicht zu langweilig aussieht, sollte das Ganze schon mit etwas gelebter Nächstenliebe farbig gestaltet werden.

Leider sind die Einsichten und Erkenntnisse, die für unseren Jesus als Nahrung geeignet sind, durch das falsche Wissen unseres Weltverstandes und den Schadstoffen unserer Weltliebe ziemlich stark verunreinigt. Und der Wahrheitsmantel, mit dem wir unseren Jesus bekleiden, gleicht eher einem Flickenteppich als einem Mantel, denn alle Wahrheiten, die in unsere Seele eindringen, gehen durch das Filter der sinnlichen Wahrnehmung und erleiden dadurch starke Verfälschungen.

Die meist aus dem buchstäblichen Wortverständnis entlehnten Auffassungen über den Glauben und der Person Jesu führen dazu, dass sich der Jesus in unserer Seele durch die schlechte Ernährung und der mangelhaften Kleidung zu einem Jesus unserer Vorstellungen entwickelt, der meist nur sehr wenig mit dem realen Jesus zu tun hat. Unser aus dem Buchstabenglauben erwachsene Jesus kann durchaus ein guter Führer in der Dunkelheit unserer weltzugewandten Seelenbereiche sein, aber solange Er mit dem zerschlissenen Mantel unserer mit Welterkenntnissen durchsetzten Wahrheiten bekleidet ist, solange kann Er uns nicht in die höchsten Bergregionen unserer Seelenerde führen, um mit uns durch das Tor zum himmlischen Jerusalem zu schreiten.

Der Mensch kann zwar sehr lange Zeit mit dem Jesus seiner Vorstellungen durch die niederen Landschaften seiner Seele ziehen und durch die Liebe zum Herrn und zu seinem Nächsten viele Bereiche davon in blühende Landschaften verwandeln, aber in die höheren gottzugewandten Bereiche kann er mit diesem Jesus nicht ziehen.

Der Jesus, der uns in die lichten Regionen unserer Seele führen soll, unterscheidet sich gewaltig von dem Jesus, der uns in die unteren Regionen unserer weltzugewandten Seelenbereiche geführt hat. Dieser Jesus muss als der göttliche Impuls in uns völlig frei von aus der Welt der Sinne entnommenen Gedanken und Vorstellungen sein. Dieser wahre Jesus umgürtet sich nur mit einem Mantel aus göttlichen Wahrheiten und speist nur die reine Nahrung der göttlichen Liebe und Weisheit. Und Er hat nur sehr wenig mit dem gemeinsam, wie wir uns unseren Jesus vorstellen. Es ist einfach nicht möglich, das fleischgewordene Wort in Begriffen zu denken, die aus der Welt des sinnlich Erfahrbaren entnommen sind. Nicht umsonst werden wir von Swedenborg immer wieder darauf hingewiesen, dass die Worte in der Heiligen Schrift nur mithilfe der Entsprechungswissenschaft verstanden werden können.

Offensichtlich ist der Jesus unserer Vorstellungen nicht geeignet, uns dabei zu helfen, ein Bewohner des höchsten Engelhimmels zu werden. Und so ist es nicht weiter verwunderlich, dass dieser Jesus in unserer Seele sterben muss, um für den wahren Jesus Platz zu machen. Die Folge davon ist, dass jeder Mensch, der den Weg der Wiedergeburt geht, früher oder später seinen ganz persönlichen Karfreitag erleben muss. Denn irgendwann kommt auf unserem Weg zum himmlischen Jerusalem der Tag, wo der Jesus, unserer aus der Welt entlehnten Begrifflichkeit alle niederen Gebiete unserer Seele besucht hat und dort alles soweit umgewandelt ist, dass wir uns auf dem Weg in die gottzugewandten Bergregionen machen müssen, wenn wir ein Kind Gottes werden wollen.
Die höheren gottzugewandten Bergregionen unserer Seele entziehen sich völlig unserer aus der Sinnenwelt entlehnten Liebe und Weisheit, sodass uns der Jesus unserer Vorstellungen auf dem Weg dorthin nicht begleiten kann.

Und so muss der Jesus unseres Buchstabenglaubens diejenigen Demütigungen, gleichsam der Kreuzigung, so lange erleiden, bis wir bereit sind, Ihm den Flickenmantel unserer Weltweisheit von Seinen Schultern zu nehmen, damit Er sich den Mantel der himmlischen Weisheit anziehen kann. Doch bevor Jesus den neuen Mantel anziehen kann, muss der Gekreuzigte in unserem Herzen in ein Grab gelegt werden, damit Jesus die Höllen in uns unterjochen kann. Eine Arbeit, die nur Er leisten kann und muss, damit wir den Weg zum himmlischen Vater unbehelligt von höllischen Anfechtungen betreten können.

Nur dadurch, dass Jesus Christus nach der Grablegung in unserem Herzen in die finstersten Bereiche unserer Seele eindringt, kann unsere Hölle unterjocht werden. Das bedeutet, dass wir durch die barmherzige Liebe unseres Gottes das Böse unserer Weltliebe und das Falsche unserer Weltweisheit als solche erkennen dürfen und mit der Hilfe des Herrn durch himmlische Wahrheiten und wahrhaftige Liebe ersetzen können.

Es versteht sich von selbst, dass dies kein plötzlicher, sondern ein sehr langsamer Prozess in unserer seelischen Entwicklung ist, der normalerweise erst lange, nachdem wir unseren Fleischleib abgelegt haben, seinen Abschluss findet. Denn bis wir Jesus gefunden haben, Ihn schätzen und lieben gelernt haben und mit Ihm gemeinsam die niederen Gebiete unserer Seele durchwandert sind, ist in der Regel die Zeit unseres Erdenlebens schon lange überschritten. Und die Zeit, die wir benötigen, um zu erkennen, dass der Jesus unseres Weltwissens sterben muss, damit der wahre Jesus in uns auferstehen kann, ist auch nicht zu unterschätzen.

Doch trotz der langen Zeit, den Ängsten und den bisweilen schmerzhaften Umwandlungsprozessen, die wir auf unserem schmalen Weg zur Wiedergeburt durchleben müssen, können wir uns darauf freuen, dass wir als Lohn für all diese Unannehmlichkeiten unser ganz persönliches Ostern feiern dürfen.

$$* \quad * \quad *$$

Sicherlich stimmt der Gedanke, dass der Herr in uns gekreuzigt werden muss, nicht gerade heiter. Und es macht nun wirklich keine Freude, ansehen zu müssen, wie unser getreuer Jesus, der uns bei der Umwandlung unserer natürlichen Seelenbereiche mit Rat und Tat begleitet hat, auf unserem Golgatha zwischen zwei Wahrheitsmördern am Kreuz hängt und große Qualen erleiden muss. Wenn wir dann noch mit ansehen müssen, wie unser Jesus mit den Worten auf den Lippen: *„Es ist vollbracht"* sein Haupt neigt und den Geist aufgibt, ist es um uns geschehen.

Entsetzt wenden wir uns voll tiefer Trauer vom Ort des Geschehens ab und laufen ziellos irgendwo hin - bloß weg von Golgatha. Irgendwie passen das Beben der Erde, die einsetzende Finsternis und das Zerreißen des Tempelvorhangs zu unserem Gefühl der inneren Zerrissenheit, und wir laufen fast apathisch zu den weiten Ebenen unserer Seele, die wir gemeinsam mit Jesus bereist haben. Nach langer Zeit des Umherirrens erreichen wir hungrig und durstig eine kleine Wanderhütte und lassen uns völlig erschöpft auf einer Bank nieder. Kaum haben wir uns hingesetzt, treibt uns die Erschöpfung in einen unruhigen Schlaf, der bis zum nächsten Morgen anhält.

Wie gerädert erheben wir uns von der doch recht unbequemen Bank und fühlen uns innerlich völlig leer. Es ist, als ob uns ein Stück unseres Herzens herausgerissen wurde, und wir fühlen den tiefen Schmerz der Einsamkeit und Trauer in uns. Um uns etwas abzulenken, wandern wir im Morgengrauen durch die von Jesus angelegten Auen unseres Seelengrundes.

Jeder Weg, jeder Baum und jedes Feld lässt Erinnerungen aufkommen, wo wir gemeinsam mit Jesus gearbeitet, gelacht und geweint haben. So durften wir z. B. Jesus auf dem kleinen Hügel am Horizont das erste Mal umarmen und dabei verspüren, welch eine Liebeskraft von Ihm ausgeht. Damals hat Er uns so sehr in Seinen Bann gezogen, dass unser Herz vor Glück zerspringen wollte und wir tagelang mit einem Lächeln im Gesicht herumgelaufen sind. In jener Zeit konnten wir die Liebe und die Weisheit Gottes benutzen, um weite Teile unseres seelischen Urwaldes urbar zu machen.

Fast möchte sich auf unserem Gesicht ein Lächeln zeigen, als wir uns darüber bewusst werden, dass wir den Jesus unserer liebgewonnen Vorstellungen für immer verloren haben. Und so wandern wir gedankenversunken auf den Pfaden, die wir einst mit Jesus zusammen gegangen sind, ohne zu bemerken, wie der Tag vergeht und sich die Müdigkeit unser bemächtigt. Wir schauen uns um und sehen in nicht allzu weiter Ferne eine Bank, die sich wunderbar als Nachtlager eignet. Auf unserem Weg zur Bank kommen wir an einem kleinen Bach vorbei, mit dessen frischem Wasser wir unseren Durst stillen können. An der Bank angekommen, bemerken wir erst, wie müde wir eigentlich von dem Umherirren geworden sind. Kaum haben wir es uns etwas bequem gemacht und unser Abendgebet verrichtet, schlafen wir auch schon ein.

Auch diese Nacht war von einem unruhigen Schlaf gezeichnet, sodass wir am nächsten Morgen ziemlich erschöpft und mit schmerzenden Gliedern aufwachen. Psychisch geht es uns noch immer nicht besser, unsere Einsamkeit und unsere Niedergeschlagenheit wollen einfach nicht weichen. Und so ziehen wir, von der Sehnsucht nach dem Herrn getrieben, zu den Orten, wo wir besonders intensive Erlebnisse mit Ihm hatten, doch es will sich keine Besserung unseres Zustandes einstellen.

Nachdem wir stundenlang die Orte unserer Erinnerungen besucht haben, treffen wir am späten Nachmittag an einer Wegkreuzung einen Wanderer, der uns nach dem Weg zu einem kleinen Dorf im Osten fragt. Etwas mürrisch geben wir Ihm zu verstehen, dass wir uns gerade auf dem Weg nach Osten befinden und er sich uns anschließen könne. Schweigend gehen wir nebeneinander dem recht weit entfernten Dorf entgegen. Nach einiger Zeit erkundigt sich unser Weggefährte vorsichtig, wie es uns denn gehen würde, da wir einen ziemlich sorgenvollen Gesichtsausdruck hätten. Wir kennen den Mann zwar nicht, aber wenn er schon nach unserem Befinden fragt, dann soll er ruhig erfahren, wie es uns geht, zumal es uns bestimmt gut tun wird, den Kummer von der Seele zu reden.

Und so beginnen wir, ihm etwas zögerlich davon zu erzählen, wie alles angefangen hat. Wir berichten, wie wir Jesus kennen und schätzen gelernt haben. Wir erzählen von unseren Zweifeln und unseren Kämpfen mit der Heiligen Schrift und wie sich durch die Lehren Swedenborgs unser Gefühl und unser Verständnis für die Bibel verändert haben. Natürlich lassen wir bei unseren Erzählungen den Tag nicht aus, als sich unser Herz das erste Mal soweit geöffnet hatte, dass ein Strahl der göttlichen Liebe in unsere dunkle Seele eindringen konnte.

Offensichtlich scheint es für unseren Begleiter völlig in Ordnung zu sein, wenn wir ihm unsere Erinnerungen erzählen, denn er macht einen seht interessierten Eindruck, und so scheuen wir uns nicht, ihm zu berichten, wie wir gemeinsam mit Jesus begonnen haben, unsere verkarstete Seelenlandschaft Stück für Stück urbar zu machen. Auf die Umgebung zeigend, sagen wir zu unserem Begleiter, dass alles, was wir hier sehen, ursprünglich einmal ein aus der Weltliebe entstandenes, völlig verödetes Land war. Überall wucherte das Unkraut der falschen Erkenntnisse, und dem Licht des göttlichen Wahren gelang es kaum, durch die finsteren Wolken unserer auf Falschem beruhenden Wahrheiten durchzudringen. Und dort hinten, wo jetzt ein klarer Bach munter vor sich hin plätschert, floss damals eine dunkle zähflüssige Masse von eigenen aus der Welt entlehnten Gedanken und Ideen.

Doch mit der Hilfe unseres Jesus, so berichten wir unserem Mitwanderer, konnten wir das Unkraut der falschen Erkenntnisse aus unserem Seelenacker herausreißen und dadurch den Samen der göttlichen Liebe und Weisheit in den Boden einbringen, sodass die Felder nun den Weizen der Liebe tragen.

Dort, wo die herrlichen Erkenntnisbäume den Wegesrand säumen, standen früher alte abgestorbene Baumgerippe. Ohne die Hilfe des Herrn hätten wir niemals die faulenden Baumstümpfe unserer Weltweisheit aus dem Boden unserer Seele herausbekommen, um sie gegen Bäume auszutauschen, die sehr wohlschmeckende Früchte tragen.

Und überhaupt, alles, was du hier siehst, erzählen wir unserem Begleiter, verdanken wir ausschließlich unserem Herrn Jesus Christus, der nichts unversucht gelassen hat, damit durch die Strahlen der göttlichen Liebessonne die weiten Ebenen unserer Seele so lieblich und wunderschön umgestaltet wurden, wie Du es jetzt hier sehen kannst. Hier bleibt unser Begleiter stehen und fragt uns, „warum wir denn so deprimiert sind, wenn doch Jesus alles so wunderbar gestaltet hat?"

Wie vom Donner gerührt bleiben auch wir stehen, haben wir doch bei unseren Ausführungen für einen Moment ganz unseren Schmerz vergessen. Als ob ein Wasserfall aus uns herausprudelt, erzählen wir unserem Begleiter ganz genau, wie wir mitansehen mussten, wie unser Jesus zwischen zwei Wahrheitsmördern am Kreuz hängend sterben musste, und dass wir in unserem Schmerz nichts anderes machen konnten, als von dem Ort des Geschehens zu fliehen und ziellos umherzuirren.

Hierauf fragt uns unser Begleiter, ob wir denn nichts von dem Jesuswort: *„Brechet diesen Tempel ab, und in drei Tagen will ich ihn aufrichten"*, gehört hätten? Etwas verblüfft über diese Frage sagen wir ihm, dass wir dieses Zitat natürlich kennen, es uns aber in unserem jetzigen Zustand nicht sehr viel Trost spenden kann, zumal sich hier weit und breit kein Tempel befindet. Und selbst, wenn Jesus in drei Tagen einen Tempel errichten könnte, wir haben doch mit eigenen Augen gesehen, wie Er leiden und sterben musste - und Tote können nun mal keine Tempel bauen.

Ohne sich von unserem Gefühlsausbruch in irgendeiner Weise beirren zu lassen, fragt uns unser Begleiter, ob wir denn gehört haben, dass Jesus zu seinen Jüngern die folgenden Worte gesprochen hat: *„Des Menschen Sohn muss noch viel leiden und verworfen werden von den Ältesten und Hohenpriestern und Schriftgelehrten und getötet werden und am dritten Tage auferstehen."*

Im ersten Moment wollen wir uns bei unserem Gesprächspartner über seine scheinbar herzlosen Fragen beschweren, immerhin sind wir in tiefer

Trauer und wollen Zuspruch und keine kniffligen Fragen gestellt bekommen. Doch dann beginnt es bei uns zu dämmern und wir bekommen eine Ahnung von dem, was uns der Fremde eigentlich sagen will. Der Fremde scheint unsere Gefühlsschwankungen zu spüren. Er legt seine Hand auf unsere Schulter und bestätigt unsere Ahnung, indem er uns sagt, dass Jesus Christus den Tod besiegt hat und am dritten Tag auferstanden ist.

So gern wir diesen Worten auch glauben schenken möchten, so unwahrscheinlich erscheinen sie uns doch. Und so fragen wir den Fremden, ob er denn heute Jesus Christus wirklich gesehen hätte, immerhin könnte es ja auch eine Verwechslung sein. Unser Begleiter beeilt sich, uns zu versichern, dass er den gekreuzigten Jesus Christus, der in einem von Soldaten bewachten Grab gelegen hat, wahrhaftig und lebendig gesehen hat. Sicherlich machen wir ein ziemlich ungläubiges Gesicht, und so fügt er noch hinzu, dass er auch die Wundmahle an seinen Händen und Beinen gesehen hat.

Irgendwie wird uns der Überbringer dieser überaus frohen Botschaft richtig sympathisch. Auch unsere Stimmung beginnt sich aufzuhellen, und wir wollen nun natürlich von unserem Begleiter wissen, wo er denn Jesus gesehen hätte. Nun, sagt unser Begleiter, ich habe ihn gesehen, als er sich auf den Weg nach Osten zu jenem kleinen Ort begeben hat, den wir gerade ansteuern. Unsere Frage, ob er sich wirklich sicher sei, dass der Herr zu jenem kleinen Ort hin will, wird bejaht, und augenblicklich verschwindet unsere Abgeschlagenheit und unser Schritt wird schneller.

Unseren Gedanken nachsinnend, kommen wir schnellen Fußes an schönen, mit allerlei Blumen bewachsenen Wiesen, an tollen Wäldern und abwechslungsreichen Flusslandschaften vorbei, die uns alle an die herrlichen, gemeinsam mit Jesus verbrachten, Zeiten erinnern. Doch so schnell wir auch laufen, irgendwie scheint das kleine Dorf überhaupt nicht näher zu kommen. Es ist, als ob wir laufen und laufen, aber unserem Ziel nicht einen Schritt näher kommen. Leicht verwundert über dieses Phänomen, fragen wir unseren netten Begleiter, ob er dies auch so empfindet. Mit seiner sanften Stimme sagt er, dass dies ein typisches Phänomen in der geistigen Welt sei. Weiter erklärt er uns, dass es auf unserer Seelenerde keine wirklichen Orte gibt, es handelt sich dabei immer um bestimmte Zustände, die dann in der Erscheinlichkeit als Ort erscheinen. Und solange unser größtes Streben darin besteht, Jesus zu treffen, können wir diesen Ort nur dann erreichen, wenn Jesus auch wirklich dort ist.

Irgendwie schafft es unser Freund immer wieder aufs Neue, uns zu verblüffen. Wir bleiben stehen und schauen ihm zum ersten Mal in sein Gesicht, dass eine große Freundlichkeit und Liebe ausstrahlt. Sein liebeernster Blick erinnert uns sehr stark an unseren Jesus, und wir fangen an, unseren Freund richtig gern zu haben. Wenn das so ist, resümieren wir, dass Jesus noch gar nicht den Ort erreicht hat, dann können wir ihn ja vielleicht unterwegs treffen.

Unser lieber Freund bejaht dies, und so wandern wir frischen Mutes durch ein weites Kornfeld, dessen Ähren schon in voller Frucht stehen. Nach einiger Zeit merken wir, wie sich bei uns der kleine Hunger einschleicht. Und wenn wir so recht darüber nachdenken, fällt uns auf, dass wir seit dem grausamen Tod unseres Jesus gar nichts mehr gegessen haben. Und so fragen wir unseren Freund, ob wir nicht bei der nächsten Bank eine kleine Rast einlegen wollen. Diesem scheint der Gedanke sehr recht zu sein, denn er steuert geradewegs auf eine Bank zu, und wir setzen uns hin.

Wenn man mal von Jesus absieht, ist uns noch nie solch ein Mensch wie unser lieber Freund über den Weg gelaufen, denn ohne, dass wir irgendetwas von Hunger gesagt hätten, holt er aus seinem Ranzen ein Tuch heraus und legt es in die Mitte der Bank. Anschließend holt er noch ein ordentliches Stück Brot, eine Flasche Wein und zwei Becher heraus, stellt alles auf das Tuch und lädt uns ein, sein Gast zu sein.

Nachdem er das Dankgebet gesprochen hat, nimmt er das Brot, bricht es und gibt uns ein Stück mit den Worten: „Dieses Brot symbolisiert deine neue Liebe zum Herrn". Wir verstehen zwar nicht so ganz genau, was er damit meint, nehmen es aber trotzdem und beißen beherzt in das Stück Brot hinein und sind völlig überrascht von dem Wohlgeschmack dieses Brotes. Wenn man ganz ehrlich sein soll, dann schmeckt es nicht nur um Einiges besser als dass, was uns unser lieber Jesus zuweilen angeboten hatte, es ist auch um ein Vielfaches belebender als alles, was wir bisher gegessen haben. Unser Freund merkt natürlich unseren überraschten Gesichtsausdruck und erzählt uns, dass jetzt, wo der Jesus unserer Weltvorstellungen gestorben ist, das Brot der geistigen Liebe einen ganz anderen

Geschmack haben muss, da wir mit diesem Brot die unmittelbare Liebe des Herrn in uns aufnehmen.

Etwas verwirrt von der Erfahrung mit dem Brot nehmen wir einen Schluck von dem Wein, den uns unser Freund anbietet, und müssen zu unserer großen Freude feststellen, dass auch der Wein viel besser schmeckt, als alles, was wir bisher getrunken haben. Aber auch die Wirkung dieses Weines ist unvergleichlich. Noch niemals zuvor ist die göttliche Weisheit so tief in unseren Verstand eingedrungen wie bei dem Genus dieses Weines.

Ein unglaubliches Gefühl der alles umfassenden Liebe und der alles durchdringenden Weisheit bemächtigt sich unser, und es beginnt uns langsam zu dämmern, wer uns da eigentlich gegenübersitzt. Jetzt, wo wir etwas genauer hinschauen, erkennen wir, dass unser lieber Freund frische Wundmale an seinen Händen hat, und erst jetzt bemerken wir die Wunden an seiner Stirn, welche durch einen Dornenkranz entstanden sein müssen. Plötzlich wird uns in dem Bruchteil einer Sekunde klar, dass wir die ganze Zeit mit dem vom Tode auferstandenen Jesus Christus über die weiten Flure unseres Seelengrundes gewandert sind. Uns wird auch klar, dass wir diesen kleinen Ort im Osten unseres Seelengrundes niemals hätten erreichen können, denn Jesus war ja schon bei uns. Und dass wir Ihn nicht erkannt haben, liegt einfach daran, dass er durch den Kreuzestod nichts mehr mit unseren aus der Sinnenwelt entnommenen Vorstellungen gemein hat.

Natürlich sind wir etwas bestürzt über die Tatsache, dass wir so lange mit Jesus zusammenwaren und Ihn nicht erkannt haben. Doch Jesus weiss natürlich um die Verwirrung in unserem Herzen, und so schaut Er uns mit seinen liebevollen Augen an, und es ist so, als wollte Er sagen: „Kind, was grämst Du dich über dich selbst, siehe, jetzt bin Ich doch bei dir und will dich erquicken."

Jetzt kann uns nichts mehr halten, mit Freudentränen in den Augen stürzen wir uns an die Brust unseres geliebten Jesus und versinken in der Liebe Gottes. Behutsam streichelt Jesus über unser Haupthaar und lässt uns die Sicherheit und Geborgenheit spüren, wie man sie nur bei dem auferstandenen Jesus erleben kann. Und obwohl wir die tiefe Tragweite Seiner liebevollen Worte gar nicht begreifen, spüren wir doch, dass wir nun den rechten Führer an unserer Seite haben, der uns durch das Tor zum himmlischen Jerusalem hindurch in die höchsten Himmel begleiten kann. Wir fühlen einfach, dass wir bei unserem Vater angekommen sind und wir jetzt nur noch Sein Kind sein wollen. Unser Herz ist so voller Glück, dass wir in die Welt hinausrufen möchten:

„Der Jesus unserer sinnlichen Vorstellungen ist tot, es lebe Jesus!"

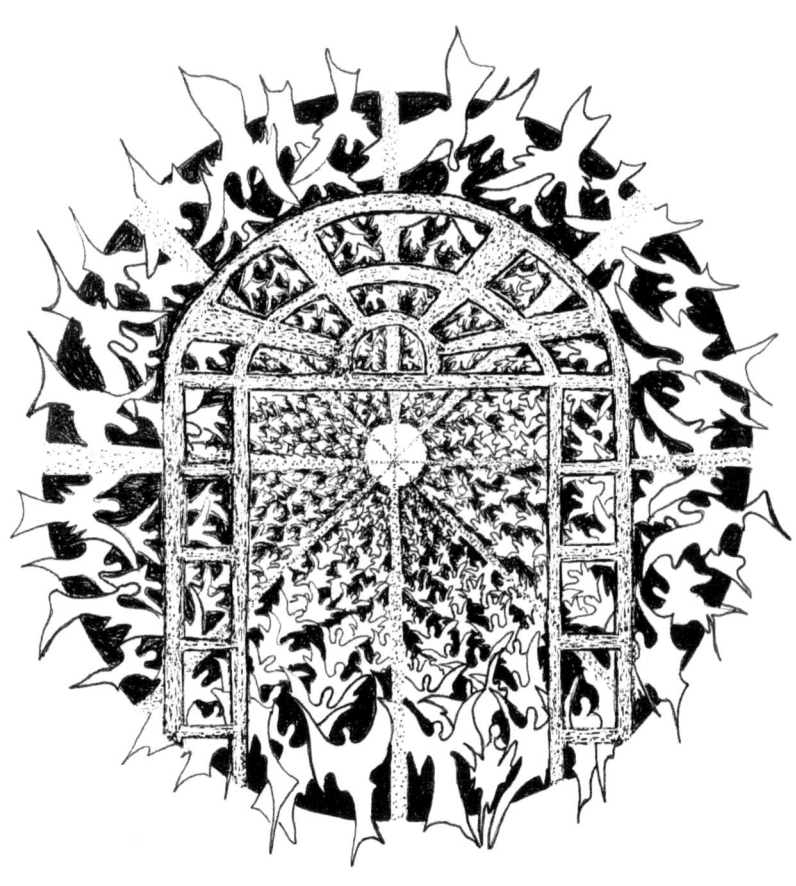

Frühlingsgefühle

Der Mai ist gekommen, die Bäume schlagen aus, die Lerchen jubilieren und viele Menschen verspüren in ihren Inneren die Richtigkeit der alten biblischen Weisheit: "*Es ist nicht gut, dass der Mensch allein sei.*" Die Sehnsucht nach einem Partner, bei dem man sich geborgen und verstanden fühlt, ist gerade in dieser Zeit besonders groß.

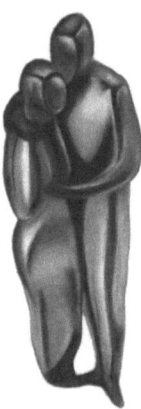

Dieses auf das andere Geschlecht projizierte Gefühl symbolisiert einen sich in den Tiefen unserer Seele abspielenden Prozess, der danach strebt, dass die Trennung von Liebe und Weisheit in unserer Persönlichkeit aufgehoben wird. Die äußerliche Hochzeit von Mann und Frau findet sich in der Seele des Menschen als die Verbindung von Liebe und Weisheit wieder.

Erst wenn der Kopfverstand und der Herzverstand - oder der Intellekt und das Gefühl - zu einer harmonischen Einheit verschmelzen, wenn also die mystische Hochzeit von Liebe und Weisheit stattgefunden hat, ist der Mensch wirklich dazu befähigt, Gott über alles und seinen Nächsten wie sich selbst zu lieben. So gesehen hat Emanuel Swedenborg recht, wenn er sagt: „dass die wahrhaftige Liebe zwischen zwei Ehegatten die innerste aller Arten von Liebe ist und derart sei, dass der Gatte den Gatten in seinem inneren und äußeren Gemüt sieht, sodass jeder Ehegatte den anderen in sich hat. Das heißt, dass das Bild, ja, die Ähnlichkeit des Mannes im Gemüt der Frau und das Bild und die Ähnlichkeit des Weibes im Gemüt des Mannes ist, sodass Eines das Andere in sich selbst sieht und sie so in ihrem Innersten beisammen wohnen".

Ostern

Heute gedenken wir eines Ereignisses, welches sich vor fast 2000 Jahren zugetragen hat, einem Ereignis, das so unglaublich erscheint, dass es auch heute noch nichts von seiner Faszination verloren hat.

Damals ist Jesus, der Sohn der Maria und des Ziehvaters Joseph, nachdem Er drei Tage lang in einem verschlossenen Grab lag, von den Toten auferstanden. Bevor Er starb, wurde Er auf grausamste Art und Weise gequält, gefoltert und am Kreuz zu Tode gebracht. Diese Art zu sterben war die damals übliche Strafe für Schwerverbrecher. Sie war so perfektioniert, dass niemand diese Tortur überleben konnte, sodass mit Sicherheit davon ausgegangen werden kann, dass der Tod von Jesus kein Scheintod war, wie er in der damaligen Zeit mit ihren schlechten diagnostischen Möglichkeiten des Öfteren vorkam. Nein, Jesus war aufgrund seiner schwersten Verletzungen, die ihm von den anwesenden Soldaten zugefügt wurden, wirklich gestorben.

Nachdem einer der Soldaten zum Beweis des Todes Jesu in dessen Seite eine Lanze gestoßen hatte, wurde der Leichnam freigegeben, sodass Er von seinen Vertrauten zu Grabe getragen werden konnte. Dort lag Er in einem fest verschlossenen und von Soldaten bewachten Grab, die dafür zu sorgen hatten, dass sich niemand an dem Leichnam zu schaffen machen konnte.

Jesus war schon drei Tage lang tot, als Maria Magdalena am frühen Morgen die Grabstätte besuchen wollte und mit nachvollziehbarem Entsetzen feststellen musste, dass trotz der Bewachung durch die Soldaten das Grab geöffnet und der Leichnam verschwunden war. In ihrer Not lief sie zu Simon Petrus und Johannes, um ihnen diese entsetzliche Nachricht von dem vermeintlichen Leichendiebstahl zu überbringen. Um wie viel größer muss das Entsetzen der beiden Jünger gewesen sein, als sie, nachdem sie zum Grab geeilt waren, feststellen mussten, dass Jesus wirklich weg war und die Leinenbinden, in denen sein Leichnam eingewickelt war, in der Grabkammer lagen und dass sogar das Schweißtuch, welches über dem Haupt des Ermordeten lag, sauber zusammengefaltet in der Grabkammer lag. Ich denke, jeder kann nachempfinden, mit welchen panischen Gefühlen die Jünger zu den Ihren geeilt sind.

Maria hingegen verblieb bei dem geöffneten Grab. Und während sie dort aus lauter Verzweiflung weinte, geschah etwas, womit niemand gerechnet hatte. Jesus Christus stand völlig unerwartet vor ihr, war lebendig und sprach mit ihr. Sie erkannte Ihn erst gar nicht und dachte, Er wäre der Gärtner. Erst als Er sie mit ihren Namen „Maria" ansprach, erkannte sie Ihn. Sie war der erste Mensch, der erleben durfte, dass Jesus Christus von den Toten auferstanden war und nun leibhaftig vor ihr stand.

Ich denke, jeder kann diese Mischung von Fassungslosigkeit, Freude und Gefühlsverwirrung nachempfinden, die in Maria zu diesem Zeitpunkt vorging. Und es ist sicherlich auch nicht besonders schwer nachzuempfinden, mit welchem Unglauben die Jünger Maria begegnet sind, als sie von ihr die Nachricht, dass Jesus lebt, überbracht bekamen.

Jesus Christus, unser Herr, ist von den Toten auferstanden und hat damit für die Menschen dieser Erde den Weg geebnet, dereinst ein Kind Gottes zu werden. Er hat mit dieser Tat handgreiflich der gesamten Schöpfung gezeigt, dass Er der Weg, die Wahrheit und das Leben ist. Und jeder einzelne Mensch dieser Erde kann durch Seine Nachfolge das ewige Leben erlangen.

Wir feiern heute gemeinsam in Erinnerung an dieses Ereignis das Osterfest. Ich möchte heute nicht weiter auf die weltlichen Verirrungen eingehen, die sich ja inzwischen zu allen christlichen Feiertagen eingestellt haben. Schokoladenosterhasen, Marzipaneier und Festtagsbraten sollen uns nicht daran hindern, ein wenig darüber nachzudenken, was denn das Osterfest, bei dem wir ja der Auferstehung unseres Herrn gedenken, für uns ganz persönlich bedeuten könnte. Durch Emanuel Swedenborg wissen wir, dass alle Begebenheiten mit dem Herrn, die in der Heiligen Schrift geschildert werden, neben der geschichtlichen Komponente auch eine persönliche Komponente haben, die sich auf jeden einzelnen Menschen beziehen. Ein so wichtiges Ereignis wie die Auferstehung des Herrn macht da natürlich keine Ausnahme.

Um verstehen zu können, was Ostern für uns bedeutet, müssen wir einmal kurz in die tieferen Schichten der menschlichen Seele eintauchen.

Wie wir aus der Heiligen Schrift wissen, ist die Seele des Menschen nach seiner Geburt öde und leer. Das heißt, dass natürlicherweise in unserem Verstand überhaupt noch kein Wissen von den göttlichen Dingen vorhanden ist. Wir sind voll damit beschäftigt, die Erfahrungen, die wir mit unserer Umwelt machen, so zu begreifen, dass wir uns in dieser irdischen Daseinsebene einigermaßen zurechtfinden. Wir lernen laufen, sprechen, später in der Schule lesen, schreiben und rechnen, kurz, alles was wir benötigen, um in dieser Welt existieren zu können. In der Schule lernen wir auch, wie das Universum, unsere Erde und der Mensch entstanden sind. Irgendwann werden wir dann, vollgestopft mit dem Wissen der Welt, in das Leben entlassen und haben meist nicht die geringste Ahnung davon, dass es einen liebenden Gott gibt, der sich in seiner erbarmenden Liebe unglaublich viel einfallen lassen muss, um uns darauf aufmerksam zu machen, dass es zwischen Himmel und Erde noch sehr viele Dinge gibt, die wir mit keiner Schulweisheit jemals erfassen werden.

Irgendwann in unserem Leben war es dann soweit, der göttlichen Vorsehung ist es unter Wahrung unserer Willensfreiheit gelungen, Zweifel über die Richtigkeit der weltlichen Erklärungsmodelle in unser Herz zu sähen. Irgendwie konnten und wollten wir nicht mehr akzeptieren, dass der alte Gott der Juden zugunsten der Weltgötter, wie z. B. Geld, Macht und Wissenschaft, ausgedient hat. Wir beschäftigten uns mit der Heiligen Schrift und lernten so den Gott der Juden und seinen vermeintlichen Sohn Jesus Christus kennen. Wir zapften eine unerschöpfliche Quelle von Weisheit und Liebe an, indem wir uns mit dem Buch der Bücher auseinandersetzten.

So lobenswert und belebend auch die Auseinandersetzung mit der Bibel war und natürlich auch immer noch ist, so hat sie doch für den noch an der äußeren Hülle des Buchstabens hängenden Menschen den großen Nachteil, dass er sich ein total eingeschränktes und meist auch noch falsches Bild von unserem Herrn Jesus Christus macht. Ich möchte da nur beispielhaft an die Dreieinigkeitslehre erinnern. Meist liegt der Sinn vieler Geschichten und Begebenheiten völlig im Dunkeln, da sie sich völlig mit dem normalen Menschenverstand zu widersprechen scheinen. Um mit diesen scheinbaren Ungereimtheiten leben zu können, lesen wir Sekundärliteratur oder reden mit Menschen, von denen wir glauben, dass sie uns die Widersprüche auflösen können. Dieser geistige Prozess führt uns unmerklich, aber mit großer Wahrscheinlichkeit, zu Begründungen, die in der Regel schon deshalb falsch sind, weil die Grundlage dieser Begründungen weltliche Vernünfteleien sind. Mit unserer Weltweisheit werden wir niemals einen wirklichen Zugang zur Heiligen Schrift erlangen.

Diese Prozesse führen dazu, dass sich in unserer Seele nach und nach ein Jesusbild entwickelt, dass unsere ganz spezifische Ausprägung hat. So hat unser Jesus meist ein ganz konkretes äußeres Aussehen. Wenn wir z. B. in einem Buch lesen, in dessen Handlung Jesus persönlich auftritt, dann wird Er sich vor unserem geistigen Auge ganz konkret manifestieren. Er wird eine bestimmte Haartracht tragen, er wird mehr oder weniger deutliche Gesichtszüge haben, und auch Seine Kleidung werden wir mehr oder weniger deutlich wahrnehmen. Unser Jesus hat bestimmte Charakterzüge, und die Art und Weise, wie wir Ihn in unsere Seele bzw. in unserem Leben wirken lassen, hängt zu einem nicht unerheblichen Teil davon ab, welches Gottesbild sich in unserer Seele manifestiert hat. Ist der Gott unserer Seele ein strafender Gott, dann wird der Herr in unserem Leben sicherlich einen anderen Stellenwert haben, als wenn es sich um einen liebenden Gott handelt.

Jeder, der sich schon einmal mit anderen Menschen über sein persönliches Jesusbild unterhalten hat, wird bemerkt haben, dass der Gesprächspartner manchmal nur in kleinen Details, manchmal ganz erheblich, ein anderes Bild von Jesus hat als man selbst. Dieses Spannungsfeld zwischen dem Jesus, wie er in unserer Seele Raum gewonnen hat und dem Jesus, wie Ihn die Mitmenschen sehen, ist es, das sehr oft zu nicht unerheblichen Meinungsverschiedenheiten führt. Dies ist auch nur natürlich, wenn man bedenkt, dass die buchstäbliche Auslegung der Heiligen Schrift, aus der wir anfänglich unser Wissen über den Herrn beziehen, recht problematisch ist.

Erst durch die Lehre der Entsprechungen ist es möglich geworden, tiefere Einblicke in die Bibel zu gewinnen. Wenn wir unsere Seele für den geistigen Sinn des Wortes öffnen, dann bekommt auch der Jesus in uns eine neue Dimension. Leider ist bekanntlich nichts schwieriger, als einen gut begründeten Irrtum aus sich selbst herauszuschaffen. Dies gilt natürlich auch für unsere Jesusvorstellung, die wir uns im Laufe unserer geistigen Entwicklung gebildet haben. Wir Menschen neigen ohnehin dazu, uns in festen Meinungen zu begründen. Wir nehmen Informationen selektiv auf und haben oft Probleme damit, die Meinung anderer als wahr anzuerkennen. Dies ist auch bei der Interpretation unserer vom Herrn inspirierten Swedenborgschriften so. Unser Jesusbild hat sich zwar erweitert, aber dennoch unterliegt es vielen Beschränkungen, und es hat noch lange nicht die Kraft, die notwendig wäre, um allen Bewohnern unserer Seelenerde den Samen der göttlichen Liebe in ihr Herz zu pflanzen. Oder anders ausgedrückt, mit unserem, durch unseren Weltverstand geprägten Jesus, haben wir nicht einmal ansatzweise die Kraft, die notwendig ist, um die Seelenbereiche in uns, die der Hölle entsprechen, zu unterjochen.

Wir geben dem wahren Jesus, dem Jesus, der frei von unseren Vorstellungen und Begründungen ist, gar keine Chance, in uns wahrhaftig zu wirken. Er würde sehr gerne über unseren Seelengrund wandeln, aber unsere falschen Jesusvorstellungen lassen dies nicht zu. Solange wir mit dem zufrieden sind, was wir aus der buchstäblichen Interpretation der Heiligen Schrift gelernt haben, solange wir Dingen wie Edelsteintherapie, Yoga, Swedenborg, Mohamed, Vatermedien usw. einen höheren Stellenwert als Jesus einräumen, solange kann Er nicht unmittelbar in uns einfließen. Es heißt nicht umsonst, dass dem Himmelreich Gewalt angetan werden muss. Wenn wir nicht bereit sind, uns von unseren Scheinwahrheiten zu lösen, kann der Herr auch nur begrenzt in uns zur Wirkung gelangen. Und ich denke, jeder von uns hat es schon am eigenen Leibe erfahren, mit wie viel Kraft und Energie es verbunden ist, sich von einem gutbegründeten Irrtum zu lösen.

Ja, lieber Leser, wenn uns dies bewusst wird und in uns ein Sehnen nach dem wahren Jesus aufkeimt, dann wird es langsam Zeit, dass wir unseren ganz persönlichen Karfreitag zulassen. Dass wir uns für die göttliche Barmherzigkeit öffnen, damit der Herr uns für unser seelisches Ostern vorbereiten kann. Unsere falschen Vorstellungen müssen gekreuzigt werden, damit in uns Raum für die himmlischen Wahrheiten geschaffen wird; damit in unserer Seele Platz für den wahren Jesus entstehen kann, der frei von weltlichen Begründungen in uns einfließen möchte.

Natürlich ist das Kreuzigen unserer falschen Begründungen kein abrupter Vorgang, es ist ein langwieriger Prozess, der nur mit der Hilfe des Herrn und der konsequenten Anwendung seines Rates, Gott über alles und seinen Nächsten wie sich selbst zu lieben, möglich ist. Gott über alles zu lieben ist aber nur möglich, wenn wir uns mit Ihm verbinden und danach streben, so viel wie möglich von Ihm zu erfahren, indem wir die Tiefen seines Wortes ausloten und in uns zur Anwendung bringen.

Um in wirklicher Liebe zum Herrn entbrennen zu können, ist es unumgänglich, Ihn und Sein Wirken im Allgemeinen, vor allem aber im Besonderen, Sein Wirken in meinem eigenen Leben zu erkennen. Wie soll ich einen Gott lieben, von dem ich nichts weiß und von dessem Wirken ich in meinem Leben überhaupt nichts spüre? In dem Maße, wie meine falschen Erkenntnisse durch himmlische Wahrheiten ersetzt werden, in dem Maße kreuzige ich die falschen Begründungen in mir. Wenn dann durch die Zunahme an wirklicher Weisheit unsere Liebe zu dem wahren Jesus entfacht wird, liegt es an uns, ob wir bereit sind, von Ihm so geführt zu werden, dass die falschen Begründungen in uns sterben und dadurch der wahre Jesus die Möglichkeit erhält, die Seelenbereiche, die unsere Hölle ausmachen, zu durchdringen und sie dadurch zu unterjochen.

Jesus ruft uns zu: *„Kommet alle, die ihr mühselig und beladen seid, ich will euch erquicken."* Es liegt doch nur an uns, ob dieser Ruf durch das Filter unserer weltlichen Voreingenommenheiten durchdringen kann oder nicht. Der Herr wünscht sich nichts sehnlicher, als dass Er uns dabei behilflich sein kann, die Welt mit ihren Tausenden Fallstricken und Verlockungen in uns zu unterjochen, damit wir frei werden von den vielen falschen Vorstellungen und Begründungen, die Ihn daran hindern, in uns aufzuerstehen.

So gesehen stellt Ostern einen Zustand dar, in dem wir unsere ganz persönliche Auferstehung erleben, eine Auferstehung des wahren und realen Jesus in unserer Seele. Ein Jesus, der nichts mehr mit dem Jesus zu tun hat, den wir uns in unserer weltlich geprägten Phantasie vorgestellt haben. Ein Jesus, der sich nicht mehr in Abhängigkeit von unserer jeweiligen Ausrichtung verändert, sondern der die einzig wahre Konstante in unserem weiteren Leben sein wird.

Mit diesem Jesus werden wir erleben, was es heißt, wenn der Herr in der Heiligen Schrift sagt: *„Ich bin das Licht der Welt; wer mir nachfolgt, wird nicht im Finstern gehen, sondern das Licht des Lebens haben."* Dieses alles belebende Lebenslicht erhellt die weiten Flure unserer Seelenerde mit dem strahlenden Licht der Liebe unseres Herrn, Jesus Christus.

Mit diesem Jesus können wir dann dereinst Arm in Arm die weiten Flure unserer Seelenerde durchwandern und uns an den unendlichen Schönheiten Seiner Schöpfungen erfreuen. Dabei werden wir garantiert nie genug von Seiner Gegenwart bekommen, denn dann wird Er uns ein wahrhaftiger Vater, Freund und Bruder sein.

* * *

Es mag dem einen oder anderen vielleicht etwas radikal erscheinen, dass der Jesus unserer aus der sinnlichen Welt entnommenen Vorstellungen sterben muss. Hat uns doch dieser Jesus auf unserer Wanderung durch das Tal unserer Seelenerde begleitet und mit Rat und Tat dabei geholfen, die dunklen und vertrockneten, weltzugewandten Ebenen unseres Seelengrundes urbar zu machen. Er war und ist natürlich noch immer unser Licht in der Finsternis dieser Welt. Ohne Ihn würde nicht ein Halm göttlicher Wahrheiten auf dem Acker unserer Seele wachsen, und statt der herrlichen Fruchtbäume am Feldrand würden noch immer die alten abgestorbenen Baumstümpfe der Weltweisheit eine Allee des Schreckens bilden.

Erst durch unseren Jesus haben wir wirklich erkannt, wie wichtig es ist, seinen Blick von den Aktivitäten in der äußeren Welt abzuwenden und ihn der inneren, geistigen Welt zuzuwenden. Leider gibt es hierbei oftmals nicht unerhebliche Schwierigkeiten, die darin begründet liegen, dass wir dazu neigen, bei der Betrachtung unserer inneren Welt die gleichen aus der Welt unserer Sinne entnommenen Maßstäbe anzulegen, wie wir es in der natürlichen Welt tun. Es fällt uns einfach unglaublich schwer, als sinnliche Geschöpfe in eine Welt einzutauchen, in der es weder Raum noch Zeit gibt. Je mehr man sich aus den niederen Bereichen seiner Seele in die höheren gottzugewandten Regionen begeben will, um so weniger sind die aus der Sinnenwelt entlehnten Begriffe in der Lage, die dort vorherrschenden Liebes- und Weisheitsverhältnisse zu erfassen.

Die Folge davon ist, dass uns der Jesus unserer aus dem Buchstabensinn der Heiligen Schrift entnommenen Vorstellungen leider nur in den niederen Bereichen unserer Seele begleiten kann. Dort vollbringt Er wahre Wunder bei der Umgestaltung unserer auf dem Falschen der Welt begründeten Vorstellungen. Doch irgendwann einmal ist der letzte morsche Baumstumpf gerodet, die letzte dunkle Wolke vertrieben, der letzte Acker bestellt und der letzte Bach von falschen Weisheiten gesäubert, und der Mensch möchte nun die gottzugewandten Höhen seiner Seele kennenlernen.

Dies kann er aber nur, wenn es ihm gelingt, sich von den aus der Sinnenwelt entnommenen Begrifflichkeiten freizumachen. Denn Gott, der ja bekanntlich purer Geist ist, kann natürlich auch nur geistig erfasst und geliebt werden. Das bedeutet, wer in die Tiefen der göttlichen Liebe und Weisheit wahrhaftig eindringen möchte, kann dies auch nur im Geiste tun. Dazu muss der Mensch lernen, sich in einer Daseinsebene zu bewegen, die frei von Raum und Zeit ist. Und weil der Mensch so etwas natürlich nicht aus sich selbst erlernen kann, benötigt er die Hilfe eines kompetenten Lehrers.

Natürlich denken wir in dieser Situation sofort an unseren Jesus, der uns so treu und liebevoll bei der Umwandlung unserer Seelenebenen geholfen hat. Doch dieser Jesus ist so mit unseren aus der Welt entnommenen Vorstellungen überfrachtet, dass Er uns nicht in die Regionen begleiten kann, in denen der Geist Gottes weht.

Da uns einerseits der Jesus unserer Vorstellungen nicht in die Welt des Geistes begleiten kann, wir aber andererseits ohne Jesus nicht in der Lage wären, auch nur einen Schritt aus unserem inzwischen sehr schönen Seelental herauszugehen, bleibt leider nur eine Möglichkeit, um aus diesem Dilemma herauszukommen.

In dieser Lebenssituation, die früher oder später jeder Mensch durchleben muss, können wir am eigenen Leibe die unvorstellbare barmherzige Gnade unseres Herrn spüren. Unser Jesus, der uns so viele Jahre lang durch dick und dünn begleitet hat, der unser treuester Freund und Bruder war, der uns geliebt, getröstet und getragen hat, dieser Jesus lässt sich aus barmherziger Liebe heraus freiwillig von den Schergen unserer unerforschten Hölle gefangen nehmen und an das Kreuz unserer sinnlichen Erfahrungswelt heften. Der Jesus unserer Vorstellung erleidet freiwillig den Tod am Kreuz, nur um uns in die göttlichen Regionen unserer Seele begleiten zu können.

In der Zeit, wo wir unseren Jesus in ein Grab gelegt haben, beginnt der schmerzliche Prozess unserer Loslösung von den sinnlichen Begrifflichkeiten. In dieser Zeit ist unser Jesus damit beschäftigt, die höllischen Bereiche in unserer Seele zu unterjochen, indem Er dort, wo noch Falsches und Böses vorherrschen, ein Bollwerk der göttlichen Liebe und Weisheit aufrichtet, sodass unsere Hölle in ihre Schranken verwiesen und gehalten wird.

Obwohl wir vom Verstand her um die Notwendigkeit dieses Todes wissen, möchte uns die Trauer über den Verlust unseres geliebten Jesus fast übermannen, und doch spüren wir in unserem Innersten, dass dieser absolute Liebesakt unseres Herrn unbedingt notwendig war, um einerseits die negativen Strömungen unserer Hölle in Schach zu halten und andererseits, um uns für die geistige Aufnahme der göttlichen Liebe und Weisheit vorzubereiten. Und so bleibt es nicht aus, dass wir für eine kurze Zeit das Gefühl haben, als wäre Jesus Christus in uns verstorben, und wir müssen einsam und verlassen über die weiten Flure unseres Seelengrundes wandern.

Auch wenn uns bei unserer einsamen Wanderung bisweilen das Gefühl beschleicht, als würde um uns herum alles stagnieren und nichts passieren, so geschehen, von uns fast völlig unbemerkt, in den Tiefen unserer Seele große Umwälzungen und Veränderungen. Nicht nur, dass der Herr unsere Höllen unterjocht, er bereitet uns auch auf unser persönliches Ostergeschehen vor. Dazu ist es unumgänglich, dass wir in uns die Sprache der Geister wieder entdecken. Das hört sich jetzt vielleicht etwas schwierig an, ist es aber nicht. Denn in den Tiefen einer jeden menschlichen Seele schlummert diese Fähigkeit, sie ist nur meist durch unsere aus der Sinnenwelt entlehnte Sprache in Vergessenheit geraten. Die Sprache der Geister zeichnet sich dadurch aus, dass sie ohne aus Raum und Zeit entnommene Begriffe auskommt und von uns, die wir noch der irdischen Begriffswelt angehören, nur über die Lehre der Entsprechungen verstanden werden kann.

Wie gesagt, die universelle Sprache der Geister und Engel ist in jedem Menschen angelegt, und so ist es nicht weiter schwierig, diese nach der Kreuzigung unseres aus der Sinnenwelt entnommenen Jesus fast wie nebenbei zu erlernen. Dank der liebevollen Vorbereitungen unseres Herrn können wir getrost der Auferstehung unseres Jesus entgegen sehen. Und so sollten wir uns nicht weiter verwundern, wenn uns eines Tages völlig unverhofft der Herr Jesus Christus in seinem Auferstehungsleib gegenübersteht und uns, die wir seit der Kreuzigung des Herrn nichts mehr getrunken und gegessen haben, einlädt, Sein Gast zu sein.

Natürlich willigen wir sofort ein und folgen unserem geliebten Jesus zu einem kleinen Haus, das nur wenige Augenblicke von uns entfernt am Fuße eines mächtigen Bergmassivs steht. Kaum sind wir bei dem äußerlich einer kleinen Almhütte gleichenden Haus angelangt, da fordert uns der Auferstandene auf, einzutreten. Kaum haben wir die Türschwelle überschritten, werden wir von der schlichten Eleganz eines Königspalastes geblendet, sodass wir fast rückwärts wieder hinausgegangen wären, wenn uns nicht Jesus im Wege gestanden hätte. In der Mitte eines riesigen, geschmackvoll eingerichteten Saales steht ein golden aussehender Tisch, der mit frisch duftendem Brot und mit lieblich riechendem Wein gedeckt ist. Ohne dass Jesus ein Wort sagt, verstehen wir alles, was Er uns mitteilen möchte, und wir setzen uns frohen Herzens mit Ihm gemeinsam an den reichlich gedeckten Tisch. Da nimmt Jesus das Brot, segnet es und bricht für uns ein ordentliches Stück davon ab. Mit einem Dankgebet im Herzen nehmen wir es und beißen beherzt in das Brot hinein. Es versteht sich von selbst, dass es für den Wohlgeschmack dieses Brotes keine irdischen Begriffe gibt, und so spüren wir nur in uns hinein und bemerken in unserem Herzen die aufflammende Liebe zum himmlischen Vater.

Nun reicht uns unser Jesus den köstlich duftenden Wein und liebetrunken nehmen wir einen ordentlichen Schluck daraus. Auch hier versagt die Sprache der Sinnenwelt, um nur andeutungsweise den Geschmack und die wohltuende Wirkung dieses Weines zu beschreiben. Die tiefen Impulse göttlicher Wahrheiten, die durch den Genuss des Weines unsere ganze Seele durchströmen, sind in Worten nicht auszudrücken. Nur soviel kann angedeutet werden:
Der zu unserem persönlichen Ostern auferstandene Jesus hat in uns durch die Gabe des himmlischen Brotes und des himmlischen Weines die mystische Hochzeit unserer Liebe und Weisheit eingeleitet. Und was ist die Folge davon?

Jetzt, nachdem wir uns ein wenig gefasst haben, kann uns nichts mehr in unserer Seele davon abbringen, von unserem Platz aufzustehen, zu unserem liebsten Jesus hinzuwanken und Ihm vor unfassbarem Glück weinend in die Arme zu fallen. Ohne dass wir auf Begriffe der Sinnenwelt zurückgreifen müssen, dürfen wir erfahren und verstehen, mit welch unfassbarer Liebe Jesus Christus unser Leben geführt und geleitet hat und welch einer lichtvollen Zukunft wir mit dem wahren und realen Jesus entgegeneilen dürfen.

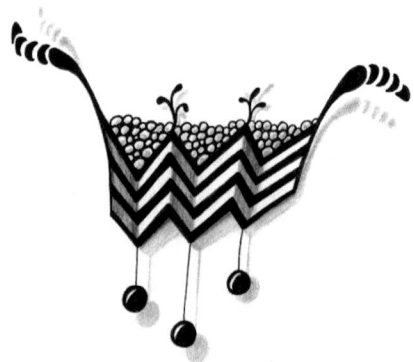

Muttertag

Die Mütter unter den Leserinnen werden wissen, dass der Muttertag für sie ein besonderer Tag ist. Und die Väter und Kinder unter uns müssten schon mit Scheuklappen durch das Leben gehen, wenn es der Werbebranche nicht gelungen sein sollte, sie darauf aufmerksam zu machen, dass heute Muttertag ist. Schließlich darf in einer wirtschaftlich so schwierigen Zeit wie heute kein Anlass versäumt werden, um ein wenig Geld in die leeren Kassen zu bekommen. Unabhängig davon ist so ein Tag sicherlich gut geeignet, um sich der großen und wichtigen Aufgaben bewusst zu werden, welche die Mütter dieser Welt zu leisten haben.

Neben dem meist als unangenehm empfundenen Kinderkriegen liegt die Hauptlast der Familienfürsorge in der Regel auf den Schultern der Mütter. Oft genug müssen die Mütter neben der Kindererziehung und der nicht gerade leichten Arbeit im Haushalt auch noch zum Lebensunterhalt beitragen. Bei den heutigen Mieten und Lebensunterhaltskosten könnten die meisten Familien ohne die Mitarbeit der Frau gar nicht existieren. Dazu kommt noch die zunehmende Anzahl von alleinerziehenden Müttern, die sich und ihre Kinder ohne die Mithilfe eines Vaters durchbringen müssen.

Dass durch diese Doppelbelastung der Mütter das eine oder andere bei der Kindererziehung auf der Strecke bleiben muss, ist sicherlich leicht nachzuvollziehen. Zumal sich die meisten Menschen heutzutage ohnehin nicht allzu viel Gedanken darüber machen, welche geistig spirituellen Werte sie ihren Kindern vermitteln wollen. Die meisten der jungen Mütter, die ich nach den Werten, die sie ihren Kindern vermitteln wollen, gefragt habe, reagierten mit Unverständnis, sie wussten mit dieser Frage nichts anzufangen.

Das Problem dabei ist, dass es gerade die Mütter sind, welche in den Seelen der Kinder den ersten Samen sähen. Die Seelen der Kinder sind für alle Arten von Weisheits- und Liebessamen offen und somit völlig schutzlos dem ausgesetzt, was ihre Eltern in sie einsäen. Schafft es die Mutter in den ersten Lebensjahren genug Zeit, Liebe und Weisheit für das Kind aufzubringen, dann wird die Frucht in der Seele des Kindes sicherlich eine andere sein als bei einem Kind, das bereits mit 6 Monaten in eine Kinderkrippe zur Verwahrung abgegeben wird, damit die Mutter Zeit zum Geldverdienen hat.

Durch Emanuel Swedenborg kann man wissen, dass der Mensch ohne jegliches Wissen auf die Welt kommt und dass er all sein Wissen von anderen Menschen hat. Der erste Mensch in unserem Leben, von dem wir Wissen und Emotionalität erfahren, ist unsere Mutter. Die Weichen, ob wir Gefühle zeigen können oder nicht, ob wir uns für unsere Mitmenschen emotional öffnen können oder nicht, werden in den frühen Jahren unserer Kindheit gestellt. Das gleiche gilt für die Wertmaßstäbe, mit denen wir ein Gefühl für die Wahrheit entwickeln. Es macht doch sicherlich einen Unterschied, ob sich die Seele des Menschen in einer Umgebung entwickelt, in der sich die Eltern wahrhaftig um die Liebe zum Herrn bemühen oder ob der Mensch in einem Elternhaus groß wird, in dem sich alles um den schnöden Mammon dreht und die Vermittlung von inneren Werten dem Fernseher überlassen wird.

In der heutigen vom Konsum und den Medien regierten Zeit dürfte es selbst für eine Mutter, die sich um eine weise und liebevolle Erziehung bemüht, sehr schwer sein, in der Seele ihres Kindes den reinen Samen der göttlichen Liebe und Weisheit zu sähen. Zumal die Eltern spätestens im 6. Lebensjahr das Erziehungsmonopol verlieren und ihre Kinder in eine staatlich anerkannte Schule schicken müssen. Spätestens dort wird in die Seele des Menschen das Unkraut der Weltweisheit in großen Mengen angepflanzt. Womit ich nicht zum Ausdruck bringen möchte, dass Schulbildung generell etwas Schlechtes ist, ich möchte lediglich darauf aufmerksam machen, dass es nicht weiter verwunderlich ist, wenn in den Seelen der jungen Menschen die zarten Pflanzen der Liebe zu Gott und zum Nächsten von dem Unkraut der Weltliebe und der Weltweisheit völlig überwuchert werden.

Im Grunde genommen müsste man eigentlich verzweifeln. Da verlassen viele junge Frauen, mit einer in der Welt als gut anerkannten Herzens- und Verstandesbildung, ihre Ausbildungsstätten, um nach einer mehr oder weniger langen Berufstätigkeit Mütter zu werden. Wenn sie sich überhaupt die Zeit nehmen können, dann vermitteln sie ihren Kindern ihre in der Welt anerkannten Werte, ohne sich darüber im Klaren zu sein, dass sie ihren Kindern damit den Start in ein geistiges Leben nicht gerade leichter machen. Es ist wie ein Teufelskreis, weltorientierte Eltern setzen Kinder in die Welt, deren Seelen sie, ohne es zu wollen, mit dem Unkraut der Welt bepflanzen. Sind diese Kinder dann selbst Eltern geworden, geben sie den Samen dieses Unkrauts an ihre Kinder weiter, diese geben es an Ihre Kinder weiter und so fort.

Wie gesagt, man könne schlichtweg verzweifeln, gäbe es nicht die göttliche Vorsehung, die für diesen Fall der menschlichen Seelenentwicklung einige sehr wirkungsvolle Unkrautvernichter zur Verfügung stellt. Wir alle, auch Sie lieber Leser, sind ein lebendiger Beweis für diese Behauptung. Jeder von uns war mehr oder weniger in diesem Teufelskreis der weltorientierten Erziehung gefangen, und es hat oft sehr lange gedauert, bis wir überhaupt bemerkt haben, dass wir nicht das Unkraut der Welt, sondern die zarten Pflanzen der göttlichen Liebe in uns kultivieren sollten. Und jeder von uns hat seinen ganz persönlichen Weg gehen müssen, bevor er erkannt hat, dass die in der Kindheit gepflanzte Liebe zur Welt mit all ihren scheinbaren Freuden ein großer Irrtum ist, und unsere aus der Welt geschöpfte Weisheit bei genauer Betrachtung auch nicht in der Lage ist, wirkliche Freude für unsere Seele zu finden.

Meist ist es ein schmerzhafter Prozess, bis der Mensch erkennt, dass all seine auf Weltliebe und Weltweisheit basierenden Errungenschaften für die Ewigkeit überhaupt keine Bedeutung haben. Zunächst einmal scheinen doch die in der Kindheit und Jugend erlernten Verhaltens- und Weisheitsmuster ein glückliches und ausgefülltes Leben zu garantieren. Von allen Seiten wird uns bestätigt, dass es sich lohnt, nach den von der Gesellschaft anerkannten Werten und Normen zu streben. Der Kampf um die gesellschaftliche Anerkennung, die Familie und der Beruf nehmen den Menschen so in Beschlag, dass ihm oft erst nach dem Erreichen seiner von ihm gesteckten Lebensziele auffällt, dass sich trotz materiellen Wohlstandes, einer gesicherten Existenz und der Anerkennung in der Familie und im Beruf, keine wirkliche Freude und kein wirklicher Frieden im Herzen einstellen wollen.

Dazu kommen noch die ganzen Unabwägbarkeiten des Lebens, wie z. B. gesundheitliche Probleme, Schicksalsschläge, Naturkatastrophen, Arbeitslosigkeit usw. All diese Dinge werden von der göttlichen Vorsehung in unseren Lebensweg eingebaut, damit der Mensch immer wieder aufs Neue angeregt wird, sein bisheriges, weltorientiertes Lebenskonzept zu überdenken. Wahrscheinlich würde es ohne diesen Akt der göttlichen Liebe wesentlich länger dauern, bis der Mensch damit beginnt, über sein Leben im Allgemeinen und über den Sinn seines Lebens im Besonderen nachzudenken.

Zu unser aller Glück beginnt bei jedem Menschen irgendwann einmal dieser Bewusstwerdungsprozess, und er fängt an zu spüren, dass er sein Leben ändern muss, wenn er wahre Freude und wirklichen Frieden in seinem Herzen spüren will. Er merkt, dass der Frieden, wie er ihn von der Welt erhält, nur ein Scheinfrieden ist, und ihm wird bewusst, dass sein bisheriges Streben nach materiellen Gütern und Anerkennung keine wirkliche Freude in seinem Herzen aufkommen ließ. Je mehr sich der Mensch mit diesen existentiellen Fragen auseinandersetzt, um so mehr wird ihm klar, dass er eine Quelle braucht, die ihn mit unvergänglichen Wahrheiten versorgt.

Natürlich findet er bei der Suche nach entsprechenden Quellen eine Unmenge von Literatur, und er wird auch auf Menschen stoßen, die ihm mit Rat und Tat zur Seite stehen. Sein Problem besteht jetzt nur darin, die Spreu der esoterisch verklärten Denkmodelle vom Weizen der göttlichen Liebe und Weisheit zu trennen. Auch dies ist oft ein langwieriger und schwieriger Prozess, doch solange der Mensch nicht zu suchen aufgibt, solange ist die Wahrscheinlichkeit, dass er an die richtigen Schriften und Menschen gerät, sehr groß, denn auch hier wirkt die göttliche Vorsehung.

Wenn er dann nach einer mehr oder weniger langen Zeit erkannt hat, dass er nur bei Gott wahre Freude und wahren Frieden finden kann, dann steht er vor dem nächsten Problem. Er findet zwar in der Heiligen Schrift eine Unzahl von lebensspendenden Samen der göttlichen Liebe und Weisheit, doch wenn er diesen Samen in den Boden seiner Seele sät, dann will das noch immer reichlichst vorhandene Weltunkraut die Saat nicht aufgehen lassen. Wie oft stehen uns unsere aus der Welt gewonnenen Weisheiten im Weg und hindern uns daran, die Worte der Heiligen Schrift in unser Leben zu überführen. Die vielen offensichtlichen Widersprüche und die scheinbare Unvereinbarkeit der äußeren Weltzustände, mit dem in der Heiligen Schrift propagierten Gott der Liebe, sind bisweilen eine harte Nuss für unseren Weltverstand.

Schließlich merkt der Mensch irgendwann, dass der Samen, welcher durch das Studium der Heiligen Schrift in den Boden seiner Seele fällt, ohne die Hilfe eines professionellen Gärtners keine Chance hat aufzugehen. Wie soll er ohne Hilfe das Unkraut aus dem Boden bekommen, wo soll er es zwischenlagern und wie soll er es entsorgen? Womit soll er den Boden düngen und woher das Wasser für den guten Samen nehmen?

All dies sind Fragen, auf die der Mensch von sich aus keine Antworten haben kann. Hier muss ein Fachmann her, der sich mit diesen Dingen auskennt und der einem auch dann zur Seite steht, wenn mal alles nicht so recht klappen will. Der einzige Gärtner, der wirklich in der Lage ist, unseren Seelengrund von einem mit Unkraut übersäten Acker in eine blühende Landschaft umzuwandeln, ist Jesus Christus. Er allein kann uns den Weg zu den Wahrheiten zeigen, die notwendig sind, um dem Unkraut unserer Seele die Nahrungsgrundlagen zu entziehen. Mit dem hellen Licht Seiner göttlichen Weisheit können wir das dunkelheitsliebende Unkraut unserer Weltweisheit zunichtemachen. Und mit dem lebendigen Wasser Seines göttlichen Wortes können wir die Samen der göttlichen Liebe zum Keimen, Wachsen und Gedeihen bringen.

Als guter Gärtner weiß Jesus natürlich, dass es sehr wichtig ist, das gesamte Unkraut unserer Weltliebe aus unserem Seelengarten zu entfernen. Dies kann zum Beispiel dadurch geschehen, dass wir seine Lehren aus der Heiligen Schrift kennenlernen und in das praktische Leben umsetzen. Während unseres Unkrautvernichtungsfeldzuges nehmen wir eine Unmenge von neuen Informationen auf. Wir erkennen, dass viele der Dinge, die in der Welt einen großen Stellenwert haben, in Wirklichkeit völlig unwichtig sind, und wir werden uns darüber bewusst, dass die Dinge, die von der Welt verachtet werden, dass eigentliche Leben ausmachen. Nach und nach reißen wir unser auf Falschem beruhendes Weltweisheitsunkraut aus dem Boden unserer Seele und lassen es unter dem hellen Licht der göttlichen Wahrheiten verdorren. Doch kaum haben wir in den vom Unkraut befreiten Boden den Samen der göttlichen Liebe gelegt, schon fängt das Unkraut von neuem an zu sprießen und droht von Neuem, unsere Erde zu überwuchern.

Jeder, der schon einmal versucht hat, einen von Unkraut überwucherten Garten mit nützlichen Pflanzen zu bepflanzen, weiß, dass dies ein schwieriges Unterfangen ist. Denn kaum hat man das ganze Unkrautgestrüpp aus dem Boden entfernt, freuen sich die Unkrautsamen und Wurzelreste, dass sie endlich einmal Platz zum Wachsen haben. Ehe man sich versieht, sind die liebevoll gesäten Salatpflanzen vom Unkraut überwuchert. Um dies zu verhindern, bleibt einem nichts anderes übrig, als Tag für Tag durch den Garten zu gehen und Unkraut zu zupfen.

Genauso geht es dem Menschen auf seinem Weg zur Wiedergeburt. Er kann zwar das Unkraut der falschen Erkenntnisse mit der scharfen Sense des Wortes abmähen, um aber die zurückbleibenden Samen und Wurzeln zu entfernen bedarf es einer langen und mühsamen Arbeit. Wir dürfen eben nicht vergessen, dass die meisten unserer Lebensweisheiten über viele Jahre lang auf falschen Erkenntnissen gewachsen sind. Dies kann man unter der Berücksichtigung unserer Willensfreiheit nicht von einem Tag auf den anderen umwandeln. Und deshalb bleibt uns nichts anderes übrig, als Tag für Tag durch den Garten unserer Seele zu gehen und Unkraut zu zupfen.

Das hört sich leicht an, ist aber in Wirklichkeit von uns allein gar nicht zu schaffen. Uns fehlt das nötige Fachwissen, um die aufkeimenden Weltweisheitssamen von den zarten Pflanzen der göttlichen Liebe zu unterscheiden. Oft merken wir gar nicht, dass wir uns schon wieder einer als göttliches Wort getarnten Weltweisheit zuwenden wollen. Wie schnell passiert es uns, dass wir dann doch lieber den Gedanken eines vermeintlich göttlich inspirierten Menschen folgen, als uns direkt mit der Quelle alles Lebens zu verbinden.

Zu unser aller Glück lässt sich unser Jesus von all den aufkeimenden Unkräutern auf unserem Seelengrund in keinster Weise abschrecken. Er, der sich wie kein anderer mit den Seelen der Menschen auskennt, nimmt unsere Bitte, dass Er uns bei der Kultivierung unseres Gartens helfen soll, sehr ernst. Er lässt nichts unversucht, die alten Wurzeln unserer weltzugewandten Lebensliebe aus unserer Seele zu entfernen und durch die herrlichen Blumen der göttlichen Liebe zu ersetzen. Jesus wird alles unternehmen, um mit uns gemeinsam die uns anhaftende Liebe zur Welt in eine Liebe zu Gott umzuwandeln, denn Ihm liegt sehr viel daran, dass jeder Einzelne von uns ein Kind Gottes wird.

Wenn Jesus uns zuruft: *„Kommet alle, die ihr mühselig und beladen seid, ich will euch erquicken"*, dann dürfen wir dieses Angebot durchaus wörtlich nehmen. Wir dürfen im stillen Gebet all unsere Sorgen, Nöte und Ängste getrost Jesus in der Gewissheit anvertrauen, dass Er wirklich zuhört und wirklich helfen kann. Und Seine Hilfe wird nicht lange auf sich warten lassen. Meist werden die Hilfsangebote des Herrn etwas anders aussehen, als wir sie uns vorgestellt haben, und vielleicht werden wir das Empfinden haben, dass sich Jesus gar nicht um uns kümmert, doch eins sollten wir in dieser Situation niemals vergessen, Jesus ist bisweilen so von dem hochgewucherten Unkraut unserer Seelenerde verdeckt, dass wir Ihn gar nicht bei Seiner schweren Jätarbeit sehen können.

Er ist schon dabei, die Wurzeln unseres Weltweisheitsunkrauts aus der Erde zu entfernen, während wir noch überlegen, welche Unkräuter wir vielleicht doch noch stehen lassen sollten. Oft ist unsere Seele etwas ungehalten, wenn uns Jesus darauf aufmerksam macht, dass die eine oder andere wunderschöne Pflanze lediglich eine Mogelpackung ist, welche gar nicht aus göttlichen Wahrheiten besteht. Und allzu oft muss Jesus traurig zuschauen, wenn wir aus unserem Eigenwillen heraus Unkräuter, die Er mühsam aus unserer Erde entfernt hat, neu anpflanzen, weil wir meinen, dass es sich dabei um göttliche Wahrheiten handelt.

Es ist schon eine sehr schwierige und langwierige Arbeit, unseren Garten auf Vordermann zu bringen. Wie groß wird die Freude sein, wenn endlich alles Unkraut mit Stumpf und Stiel herausgerissen ist und unter der Hitze der göttlichen Gnadensonne verdorrt. Wenn dann auf dem vom Weltunrat befreiten Seelengarten die wunderschönen Blumen der göttlichen Liebe zu blühen beginnen, werden wir schnell all die Unpässlichkeiten vergessen, die wir dank der unentbehrlichen Hilfe unseres Jesus durchleben durften. Aber wenn dann die göttliche Liebe den Boden unseres Gartens durchdringt, werden sich Wunder über Wunder auftun, und wir werden mit Jesus zusammen die wunderschönen Landschaften unserer geläuterten Seele durchwandern. Wir werden nicht müde werden, unserem Jesus zu folgen, wenn Er uns in die Sphären der göttlichen Liebe und Weisheit einführt, und wir werden verspüren, was es heißt, den köstlichen Nektar der himmlischen Liebe zu schlürfen.

Ja, mit der Hilfe des Herrn wird es uns möglich sein, unseren mit weltlichem Weisheitsunkraut verwilderten Seelenacker in einen wunderschönen Garten umzuwandeln. Die herrlichen Blumen der Liebe werden sich dort im warmen Wind der göttlichen Wahrheiten hin- und herwiegen, und zur rechten Zeit wird ein kleiner Regenschauer göttlicher Liebe und Weisheit unseren Seelengrund beleben. Am Horizont wir die göttliche Gnadensonne ihr belebendes Licht spenden, und wir werden gemeinsam mit unserem Jesus die Wonnen himmlischer Glückseligkeiten auskosten. Zusammen mit Jesus werden wir den herrlichen Garten unserer Seele hegen und pflegen, und zusammen mit Jesus werden wir erleben, was es heißt, ein Kind Gottes zu sein.

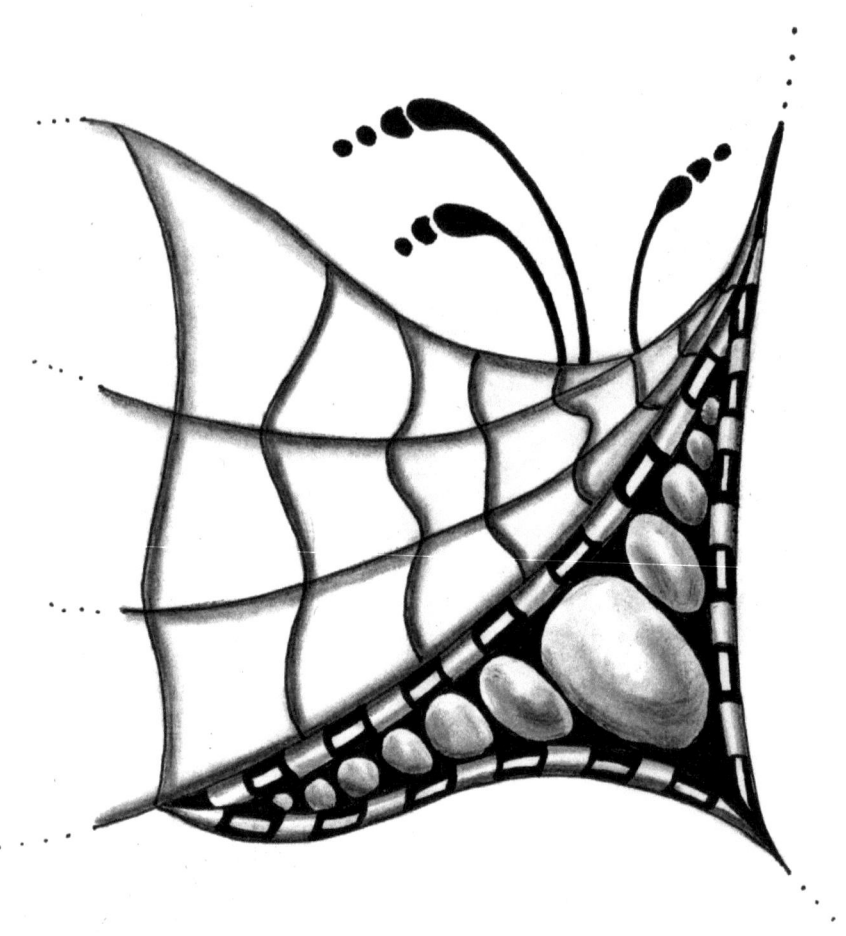

Muttertag ist, wenn jeder seiner Mutter zur Hand geht und sie so tut, als mache ihr die Mehrarbeit nichts aus. [Verfasser ist unbekannt]

Himmelfahrt

Einer alten Tradition gemäß gedenken wir heute eines in seiner Art wohl einzigartigen Ereignisses, das sich vor fast 2000 Jahren zugetragen hat. Jesus Christus ist 40 Tage, nachdem Er von den Toten auferstanden war, in der Gegenwart vieler Zeugen, in einer Wolke eingehüllt, zum Himmel aufgefahren.

Sicherlich kann man nachempfinden, welch einen starken Eindruck dieses Ereignis auf die damals Anwesenden gemacht haben muss, zumal sich die meisten noch sehr gut an den schrecklichen Kreuzestod und die Auferstehung von Jesus erinnern konnten. Viele der Anwesenden erkannten damals, dass in Ihm die ganze Fülle der Gottheit leibhaftig wohnen muss, denn Jesus Christus ist zwar gestorben wie ein Mensch, aber Er ist von den Toten auferstanden, und sein Leib wurde in den Himmel emporgehoben.

Dies gilt für Christen in aller Welt als ein Beleg dafür, dass Gott in Jesus Christus Mensch geworden ist. Der nordische Seher und Reformator Emanuel Swedenborg versichert, dass Jesus Christus die Erscheinung des allmächtigen Gottes unter den Menschen war und sich nun aus seinem verherrlichten Göttlich-Menschlichen heraus der Sache eines jeden Menschen annimmt, der sich in gläubigem Vertrauen an Ihn wendet. Jesus ruft uns Menschen zu: *„Kommt alle zu mir, die ihr mühselig und beladen seid, und ich will euch erquicken."*

Es liegt nun an uns, ob wir Sein Angebot annehmen und uns dem Licht des Lebens zuwenden, oder ob wir uns weiterhin mit der freudlosen Dunkelheit einer profitorientierten Welt abgeben wollen. Jesus ist das Licht der Welt; wer ihm nachfolgt, wird nicht im Finstern gehen, sondern das Licht des Lebens haben. Wer dieses Licht in sein Herz einlässt, der wird erfahren, dass man wahren Frieden und wirkliche Freude nur bei Gott finden kann.

Vielleicht ist ja der heutige Feiertag eine gute Möglichkeit, die Einladung von Jesus Christus anzunehmen, mit Ihm gemeinsam den Weg zur Wahrheit und zum Leben zu gehen.

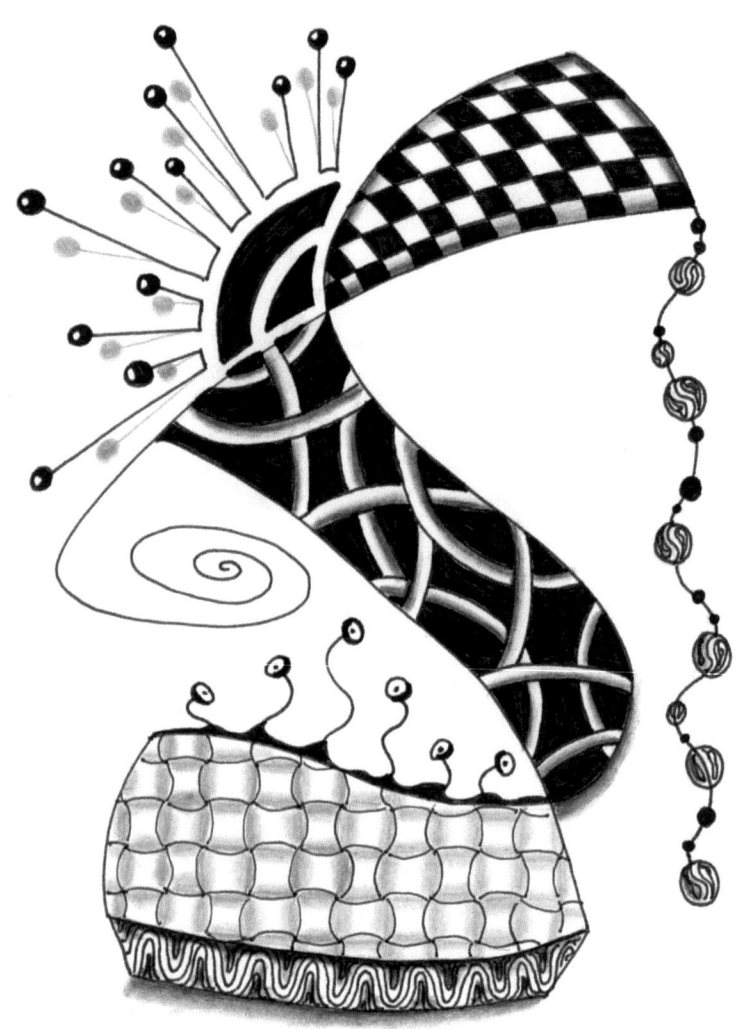

Wenn die Himmelfahrt vorhanden,
wenn Gott in dir geborn, gestorben und erstanden,
so freue dich, dass bald die Himmelfahrt vorhanden.

[Angelus Silesius]

Pfingsten

Heute begehen wir den letzten Feiertag im Zyklus der großen christlichen Feiertage. Begonnen hat alles im letzten Dezember, als wir zu Weihnachten den Geburtstag des Herrn gefeiert haben. Ich kann mich noch ziemlich gut daran erinnern, wie wir am zweiten Weihnachtsfeiertag darüber nachgedacht haben, wie es sein muss, wenn das kleine Jesuskind in unserer Herzenskrippe geboren wird. Welch eine Freude und welch ein Glücksgefühl muss es sein, wenn all die Kämpfe, die wir mit der Welt austragen, durch die Geburt des Herrn in unserer Seele belohnt wird.

Im April haben wir uns am Karfreitag mit dem sehr bedrückenden Thema des unaussprechlichen Leides und der Kreuzigung unseres Herrn auseinandergesetzt. Auch wenn sich im Laufe meiner Ausführungen herauskristallisiert hat, dass auch der Jesus unserer aus der Sinnenwelt entnommenen Vorstellungen sterben muss, war und ist der Gedanke an die grausamen Leiden, welche Ihm von den Menschen angetan wurden, nicht gerade angenehm.

Und so waren die meisten von uns bestimmt sehr froh darüber, dass wir nur zwei Tage später das Osterfest feiern durften. Es ist schon ein sehr beglückender Gedanke, dass unser Herr Jesus Christus von den Toten auferstanden ist und so für jedermann bewiesen hat, dass Er den Tod überwunden hat. Durch diese Tat hat der Tod seinen Schrecken verloren, denn der Herr hat Seine Worte, die Er bei Johannes 8,51 sprach, selbst mit Leben erfüllt. Er sagte dort:

„Wahrlich, wahrlich, ich sage euch: Wenn einer auf mein Wort achtet, wird er den Tod nicht schauen in Ewigkeit."

Wie wir aus der Heiligen Schrift erfahren können, ist Jesus nach seiner Auferstehung vierzig Tage lang bei Seinen Jüngern und Freunden gewesen und hat sie über das Himmelreich belehrt. Damit hat Jesus der Welt bewiesen, dass unser himmlischer Vater ein liebevoller und barmherziger Gott ist, der trotz des großen Unrechts und der unsagbaren körperlichen Qualen, die Ihm von den Weltmenschen zugefügt wurden, weder nachtragend noch rachsüchtig ist. Ganz im Gegenteil, Er lässt nichts unversucht, um jeden einzelnen Menschen dieser Welt davon zu überzeugen, dass es sich wirklich lohnt, nach der göttlichen Liebe und Weisheit zu suchen.

Vierzig Tage nach Ostern haben wir uns daran erinnert, dass der Herr diese Welt körperlich für immer verlassen hat, indem Er in den Himmel erhoben wurde und Sich zur Rechten Gottes setzte. (Mark.16/19) Seit jener Zeit ist das fleischgewordene Wort für seine materielle Schöpfung sinnlich nicht mehr erfassbar, denn unser liebster Freund und Bruder Jesus ist zur Rechten seines Vaters zurückgekehrt und kann von daher als Geist auch nur noch im Geiste angebetet werden.

Allein dadurch, dass der irdische Leib des Herrn vergeistigt wurde und Er zu seinem Vater im Himmel erhoben wurde, ist es überhaupt möglich geworden, dass Er im Herzen eines jeden Menschen geboren werden kann. Nur deshalb kann jeder Mensch, wenn er es möchte, sein persönliches Weihnachten, sein Karfreitag, sein Ostern, seine Himmelfahrt und sein Pfingsten erleben.

Nun stellt sich natürlich die Frage: Was könnte man unter seinem persönlichen Pfingsten verstehen?

Dazu sollten wir uns noch einmal kurz die Situation vor Augen stellen, wie sie sich damals ereignet hat. Nachdem die Jünger den grauenvollen Tod ihres Meisters miterleben mussten, waren sie dermaßen geschockt, dass sie die Berichte von der Auferstehung des Herrn erst gar nicht glauben wollten. Bei Markus heißt es im16. Kapitel:

Später erschien Jesus den Elfen, als sie bei Tische waren, und tadelte ihren Unglauben und ihre Herzenshärte, weil sie denen, die Ihn als von den Toten Auferweckten sahen, nicht geglaubt hatten. Und Er sprach zu ihnen: „Geht hin in alle Welt und verkündet das Evangelium aller Kreatur!"

Und im ersten Kapitel der Apostelgeschichte heißt es:

Die nun zusammengekommen waren, fragten ihn: „Herr, richtest du in dieser Zeit das Königtum wieder auf für Israel?" Er antwortete: „Nicht eure Sache ist es, Zeiten oder Stunden zu wissen, die der Vater festgelegt hat in der ihm eigenen Macht; doch werdet ihr Kraft empfangen, wenn der Heilige Geist auf euch herabkommt, und werdet meine Zeugen sein in Jerusalem und in ganz Judäa und Samaria und bis an die Grenzen der Erde."

Nach diesen Worten wurde er vor ihren Augen emporgehoben, und eine Wolke entzog Ihn ihren Blicken.

Die Jünger waren also vom Herrn aufgerufen in alle Welt zu ziehen, um dort das Evangelium zu verkünden. Doch um dieses Amt auch wirklich ausführen zu können, fehlte Ihnen die notwendige Weisheit und die Kraft des Heiligen Geistes. Doch bereits wenige Tage, nachdem der Herr gen Himmel gefahren war, wurde ihnen am jüdischen Wochenfest die göttliche Gnade zuteil, den Heiligen Geist zu empfangen. Als sie sich zusammen in einem Haus befanden, erhob sich plötzlich vom Himmel her ein Brausen wie von einem daherfahrenden gewaltigen Sturm und erfüllte das ganze Haus, in dem sie weilten. Es erschienen ihnen Zungen wie von Feuer, die sich verteilten und einzeln herabsenkten auf einen jeden von ihnen; und alle wurden vom Heiligen Geist erfüllt und fingen an, in anderen Zungen zu reden, so wie der Geist ihnen zu sprechen verlieh.

Nachdem wir uns die Geschichte um die Ausgießung des Heiligen Geistes noch einmal kurz vergegenwärtigt haben, möchte ich nun den Versuch unternehmen, den entsprechungsmäßigen Inhalt herauszuarbeiten.

Die Hauptpersonen in der Geschichte sind ja die zwölf Jünger des Herrn, und die zwölf Jünger bezeichnen die Seelenbereiche im Menschen, die den erlernten Wahrheiten entsprechen. Ich denke, diese Entsprechung kann man gut nachempfinden, sind doch die Jünger drei Jahre lang vom Herrn über die Dinge der Wiedergeburt und des Himmelreichs belehrt worden. Diese Jünger befanden sich in einem Haus, als sich vom Himmel her ein Brausen wie ein gewaltiger Sturm erhob, der das ganze Haus erfüllte. Der Sturm bedeutet laut Emanuel Swedenborg die Zerstreuung des Falschen und Bösen, und das Haus bezeichnet den ganzen Menschen und das, was seinem Verstand und seinem Willen angehört.

In der Seele der Jünger wie auch in der Seele eines jeden Menschen befindet sich neben den Seelenbereichen, die die erlernten göttlichen Wahrheiten symbolisieren, natürlich auch noch viele Bereiche, die der Weltweisheit und dem weltzugewandten Willen entsprechen. Diese auf Falschem und Bösem beruhenden Seelenbereiche müssen von dem Brausen der göttlichen Liebe ordentlich durcheinandergewirbelt werden, damit das Licht der göttlichen Liebe in die Finsternis der Weltliebe dringen kann. Erst wenn durch den göttlichen Einfluss das Falsche und Böse des Menschen vom Verstand als solches erkannt wird und so die notwendige

Weisheit entsteht, um den Willen umzubilden, können sich die Feuerzungen auf uns herabsenken.

Das Feuer entspricht in diesem Zusammenhang der göttlichen Liebe, und die Zunge entspricht dem Innewerden des Wahren, weil sie spricht und die Neigung zum Guten, weil sie schmecken kann. So gesehen symbolisieren die Feuerzungen den Einfluss der göttlichen Liebe und Weisheit in die Seele des Menschen. Denn wenn sich der Mensch für die Wahrheiten von Jesus Christus öffnet, dann kann dies zu einem sturmähnlichen Brausen in der Seele des Menschen führen, in dessen Folge die Weisheit des Menschen von der Liebe Gottes so veredelt wird, dass das „Licht der Welt" in der Seele zu strahlen beginnt.

Wenn die Feuerzunge der göttlichen Liebe und Weisheit in der Seele des Menschen zu einem lodernden Feuermeer geworden ist, dann ist der Mensch vom Heiligen Geist erfüllt und kann in anderen Zungen reden, so wie es der Geist ihm zu sprechen verleiht. Laut Swedenborg bezeichnet der Heilige Geist das göttlich Wahre, mithin auch das göttliche Wort. In diesem Sinne ist der Herr selbst auch der Heilige Geist. Und die Zunge bezeichnet in diesem Zusammenhang die Lehre des Lebens und des Glaubens.

Hat die Liebe des Herrn erst einmal unsere Seele ergriffen und die Flamme des göttlichen Wahren zu lodern begonnen, dann werden wir die Zusammenhänge der Lehre, des Lebens und des Glaubens zu verstehen beginnen und uns auf dem besten Weg zu unserer Wiedergeburt befinden.

Ich denke, die Seele eines Menschen ist kurz vor seinem persönlichen Pfingsten mit einem frisch bestellten Feld vergleichbar. Durch das Erlernen göttlicher Wahrheiten haben wir im Frühjahr das Feld der Lehre gepflügt und so vorbereitet, dass Jesus den Samen der göttlichen Liebe in die Ackerfurchen werfen konnte. Die aus dem Mangel an Gutem resultierenden nächtlichen Fröste und die dunklen aus der Weltweisheit entstehenden Wolken verhindern allerdings das Aufgehen der Saat. Wir sind zwar eifrige Leser von verschiedenen geistigen Schriften, und wir bemühen uns auch eifrig darum, die aktuellen Erkenntnisse in die Tat umzusetzen, aber uns fehlt die aus der göttlichen Liebe erwachsene Weisheit, um durch den Buchstabensinn hindurch in die Tiefen der göttlichen Wahrheiten eindringen zu können. Und so knabbern wir an der äußeren Rinde der buchstäblichen Wahrheiten, mit der Folge, dass die Früchte unserer Erkenntnisse meist mehr natürlicher Art sind. Für das Aufkeimen der göttlichen Liebessaat sind wir meist noch zu sehr in der Kälte unserer, aus dem sinnlichen entnommenen, Vorstellungen des Wahren und Guten verhaftet.

So ist es nicht weiter verwunderlich, wenn die Saat der göttlichen Liebe in unserem Seelenacker einfach nicht aufgehen will. Deshalb ist es sehr wichtig, nach Mitteln und Wegen zu suchen, um die Dunkelheit und die Kälte aus unserer Seele soweit zu verbannen, dass das Licht und die Wärme der geistigen Sonne in uns wirken können. Die Frage ist nur: Wie stellt man das am besten an?

In der natürlichen Welt würde man jetzt einfach warten, bis die Frühjahrsstürme die finsteren Wolken vertreiben und die wärmenden Strahlen der Sonne den Frost aus dem Boden saugen. In der geistigen Welt nutzt Warten leider gar nichts, hier hilft es nur, wenn man selbst aktiv wird. Um aber wirklich aktiv werden zu können, muss man sich erst einmal mit der Frage auseinandersetzen, welches Ziel erreicht werden soll und in welcher Reihenfolge man welche Schritte unternehmen muss, um dieses Ziel zu erreichen.

Ich denke, das Ziel ist so ziemlich klar - wir wollen ein Kind unseres himmlischen Vaters werden. Auf dem Weg dorthin ist es allerdings unumgänglich, dass die Saat der göttlichen Liebe in unserem Seelenacker zum Keimen, Wachsen und Blühen kommt, damit sie vielfache Frucht bringen kann. Hierzu muss der erste Schritt sicherlich darin bestehen, die Kälte und die Dunkelheit, die unseren Acker in ihrem eisigen Griff haben, irgendwie loszuwerden. Wobei uns sofort klar wird, dass wir dies ohne Hilfe nicht schaffen können, denn so, wie es uns in der natürlichen Welt nicht möglich ist, dunkle Wolken und klirrende Kälte zu vertreiben, so ist es unserer aus der Sinnenwelt entnommenen Weisheit nicht möglich, die Zusammenhänge der geistigen Welt so zu durchdringen, dass wir aus eigener Kraft in der Lage wären, die dunklen Wolken unserer Weltweisheit und die Nachtfröste unserer mangelnden Liebe zum Herrn zu vertreiben.

Durch unsere erlernten göttlichen Wahrheiten wissen wir natürlich, dass es in dieser Situation nur Einen gibt, der uns wirklich helfen kann. Und so ist es nur natürlich, wenn wir den starken Drang verspüren, mit unserem Jesus Kontakt aufzunehmen, damit Er uns bei der Vertreibung von Frost und Dunkelheit aus unserer Seele helfen kann. Dazu müssen wir lediglich unser Herz für die göttliche Liebe öffnen und unsere Gedanken auf Jesus Christus fokussieren.

Wenn es uns gelingt, unsere Gedanken mit wahrer Inbrunst auf Jesus zu lenken, dann wird sich sehr schnell aus dem Dunstkreis der Dunkelheit die Silhouette einer menschlichen Gestalt lösen, die mit eiligen Schritten auf uns zukommt. Je näher die Person kommt, um so klarer erkennen wir, dass sich unsere Konzentrationsübung gelohnt hat, denn es ist wirklich Jesus Christus, der uns nun gegenübersteht, und es ist, als wollte Er sagen: „Sei gegrüßt mein Kind, du hast mich in der wahren Demut deines Herzens gerufen, hier bin Ich, um mit dir gemeinsam den Weg zum Herzen Meines und nun auch deines Vaters zu gehen." Von der Freude über diese Worte und der unglaublichen Ausstrahlung unseres Herrn völlig überwältigt, möchten wir fast ohnmächtig werden und sind völlig unfähig, auch nur ein Wort herauszubringen.

Die liebevollen Augen unseres Jesus schauen uns an, und wenn uns der Herr nicht halten und stützen würde, wären wir wahrscheinlich schon längst lang hingeschlagen. Und so führt uns Jesus erst einmal zu einem am Feldrand liegenden Felsbrocken, damit wir uns setzen können, um wenigstens einen kleinen Teil unserer Fassung wiederfinden zu können. Nachdem wir uns ein wenig beruhigt haben, fragen wir mit schwacher Stimme und Tränen in den Augen unseren Jesus, ob Er uns nicht bei der Beseitigung dieser unangenehmen Kälte und der Finsternis helfen kann.

Nachdem Er sich neben uns gesetzt hat, nimmt Er unsere Hände ganz fest in Seine Hände, und es ist, als ob die göttliche Liebeskraft aus Seinen Händen in uns hineinströmt, und wir werden ruhig und gefasst, sodass wir aufmerksam den Ausführungen des Herrn folgen können. Liebeernst erklärt Er uns, dass wir in unserer seelischen Entwicklung ein Stadium erreicht haben, in dem der „Heilige Geist" die finsteren Wolken unserer falsch interpretierten Worttexte so durcheinanderwirbeln muss, dass das Licht der göttlichen Wahrheiten den Weg für die wärmende Vaterliebe bahnen kann. Wenn das vor uns liegende Feld Früchte tragen soll, müssen wir bereit sein, den brausenden Sturm der göttlichen Liebe und Weisheit über uns ergehen zu lassen, damit das Falsche und Böse in unserer Seele in alle Winde zerstreut wird. Vertrauensvoll stimmen wir dem Liebesrat unseres Jesus zu und bitten Ihn darum, dass Er den Sturm der inneren Reinigung zulassen möge. Kaum ist dieser Gedanke in uns aufgestiegen,

schon vernehmen wir in der Ferne ein brausendes Geräusch. Jesus bemerkt natürlich, dass wir etwas ängstlich werden, als aus diesem Brausen
ein schnell näher kommender, orkanartiger Sturm wird, der alles, was in
seinem Weg liegt, fürchterlich durcheinanderwirbelt. Sofort wird der
Druck Seiner Hände etwas kräftiger und mit einem freundlichen Blick
gibt Er uns zu verstehen, dass wir keine Furcht haben müssen. Uns kommen Seine Worte in den Sinn, die Er einst zu Seinen Jüngern sprach:
„Seht, ich bin mit euch alle Tage bis zum Ende der Welt". Und wirklich,
obwohl um uns die Welt unterzugehen scheint, die Blitze von einem Ende
unserer Welt bis zum anderen Ende ihr Unwesen treiben, bleibt es in unmittelbarer Nähe unserer Felssitzgelegenheit trocken und fast windstill.

Die Wirkung dieses reinigenden Ungewitters ist sensationell, der Sturm
der göttlichen Weisheit hat die Wolken unseres Buchstabenglaubens in
alle Winde zerstreut, und die Sonne der göttlichen Liebe vertreibt mit
ihren warmen Strahlen innerhalb kürzester Zeit die Herzenskälte aus dem
Boden unseres bestellten Feldes.

Jetzt, wo die Dunkelheit verflogen ist und die warme Frühlingssonne
unseren Seelenacker umschmeichelt, kann die Saat der göttlichen Liebe
und Weisheit in uns aufgehen. Natürlich hat sich die Großwetterlage nicht
nur über unserem Feld verändert. Dank des durch Jesus initiierten Reini-
gungssturmes ist unsere ganze Seele von der Liebe zum Herrn erfasst
worden, und überall scheint nun die Sonne der göttlichen Liebe und
Weisheit. Auf unserem Felsen sitzend müssen wir unwillkürlich an die
Pfingstgeschichte denken, in der ja auch ein Brausen, wie von einem
Sturm, die Ankunft des „Heiligen Geistes" angekündigt hatte. Unwillkürlich fällt unser Blick auf das Liebste, was uns in unserem Leben jemals
begegnet ist, und als wir in das offene Gesicht unseres Jesus schauen, wird
uns mit einem Schlage klar, dass Er selbst der „Heilige Geist" ist, der in
unserer gesamten Seele seine Wahrheit einstrahlen lässt, damit in uns die
Glut der göttlichen Liebe zu einem unlöschbaren Feuermeer entfacht werden kann.

* * *

Dereinst sprach der Herr zu dem Apostel Thomas die Worte: *„Ich bin der
Weg, die Wahrheit und das Leben; niemand kommt zum Vater außer
durch mich."* (Joh. 14,6) Wenn wir diese Worte ernst nehmen – und wir

sollten sie sehr ernst nehmen – dann bedeutet dies für uns, dass Jesus Christus der Mittelpunkt in unserem Leben sein möchte.

Damit Jesus Christus der Mittelpunkt in unserem Leben sein kann, ist es unbedingt notwendig, dass wir bereit sind, Ihn in unser Leben einzulassen. Es muss uns zu einem wirklichen Bedürfnis werden, den Weg unseres Lebens mit Ihm gemeinsam zu gehen. Solange wir dies nicht tun, solange wird die Welt Macht über uns haben. Und solange die Welt mit ihren Scheinwahrheiten Macht über uns hat, solange werden wir die Wahrheit unseres Jesus nur sehr unvollkommen aufnehmen können. Und ohne die Wahrheit des Herrn wird unser Leben nur ein Scheinleben sein, dass nichts mit dem gemeinsam hat, was der himmlische Vater seit Anbeginn der Zeit für uns vorgesehen hat.

Darum sollten wir uns eifrig darum bemühen, alle Umwege zu vermeiden, die uns daran hindern könnten, unseren Lebensweg gemeinsam mit dem Herrn zu gehen. Dabei ist es sehr hilfreich, wenn wir uns möglichst weit von den Versuchungen der Welt entfernt halten. Ein Unterfangen, das – wie wir alle wissen – gar nicht so einfach zu realisieren ist.

Ich denke, jeder von uns kennt eine Menge von diesen wunderschönen mit allerlei Einkaufsmöglichkeiten versehenen Prachtstraßen, die der Mensch geht, ohne zu bemerken, mit welch unterschwelligen Methoden die Welt versucht, uns zu fangen. Wie oft ertappt man sich selbst dabei, dass man fast einem der vielen geistigen Verführer auf den Leim gegangen wäre. Wobei ich jetzt nicht nur an die Dinge denke, die uns von den Medien als neueste wissenschaftlich fundierte Errungenschaft zur Erhöhung der Lebensqualität angepriesen werden.

Natürlich ist es ärgerlich, wenn man einem der vielen Weltkrämer auf den Leim gegangen ist und irgendetwas gekauft hat, was man bei genauerer Betrachtung gar nicht benötigt. Viel schlimmer sind jedoch die Wahrheitskrämer, die einem vermeintliche göttliche Wahrheiten verkaufen und wir gar nicht oder erst Jahre später bemerken, dass es nur auf Falschem begründete Scheinwahrheiten waren.

Es gibt ja geradezu eine Inflation an gut getarnten Scheinwahrheiten. Kaum ein Tag vergeht, wo man nicht von einem neuen Vatermedium, einer neuen Methode, seine Lebensmittel zu entgiften oder irgendwelchen negativenergievernichtenden Kristallkarten hört. Die Beschäftigung mit diesen Dingen kann leicht dazu führen, dass man den Blick für die Wahrheit, wie man sie bei Jesus Christus findet, verliert.

Den Bereichen in unserer Seele, die sich noch sehr stark für die Dinge der Welt interessieren, ist die Beschäftigung mit allerlei esoterisch verbrämten Scheinwahrheiten sehr angenehm. Man gehört irgendwie zu den Eingeweihten, die sich mit Dingen auskennen, von denen der normale Sterbliche keine Ahnung hat. So etwas stärkt natürlich das eigene Selbstwertgefühl und man fühlt sich gegenüber seinen Mitmenschen in den geistig-spirituellen Erkenntnisbereichen überlegen.

Das Problem bei diesen Gefühlen besteht darin, dass sie durch Scheinwahrheiten erzeugt werden und somit mehr der Eigenliebe angehören und von daher für die Ewigkeit keinen bleibenden Wert haben. Ganz anders sieht die Sache aus, wenn wir uns für den „Heiligen Geist" öffnen, wie man ihn durch Jesus Christus erfahren kann. In der „Wahren Christlichen Religion", Nr. 4, schreibt Emanuel Swedenborg:

„Heiliger Geist ist die von dem Einen und allgegenwärtigen Gott hervorgehende Einwirkung. Eigentlich wird durch den Heiligen Geist das Göttlich Wahre bezeichnet, mithin auch das Göttliche Wort. In diesem Sinne ist der Herr selbst auch der Heilige Geist."

Jesus Christus selbst ist der „Heilige Geist", der in uns einströmen möchte, um unsere ganze Seele so umzuwandeln, dass wir dereinst ein Bewohner des höchsten Engelhimmels werden können. Dabei ist es sehr hilfreich, wenn wir uns in unserer Seele von der Weltweisheit zurückziehen und uns in das Haus unserer Liebe zum Herrn begeben. Dort sind wir vor den Stürmen geschützt, die die finsteren Wolken des Falschen und Bösen in unserer Seele zerstreuen, damit das Licht der göttlichen Liebe und Weisheit in uns einstrahlen kann.

Und wirklich, kaum haben sich die finsteren Wolken in unserer Seele verzogen, da strahlt das Licht des Herrn durch die trüben Fenster unseres Seelenhauses, und es ist, als würden kleine Feuerzungen an den Wänden mit dem Schatten Fangen spielen. Fasziniert von diesem Schauspiel, begeben wir uns zum Fenster, öffnen es und schauen heraus. Geblendet von der ungewohnten Helligkeit, brauchen wir eine ganze Weile, bis wir die hell erleuchtete und völlig umgewandelte Landschaft erkennen können. Zumal sie sich völlig von der Landschaft unterscheidet, wie wir sie aus der Zeit vor dem Sturm der göttlichen Liebe und Weisheit in Erinnerung haben - alles ist irgendwie schöner und anmutiger.

Gerade als wir dabei sind, die Freude zu verspüren, die dieses Wunder in uns ausgelöst hat, pocht es unten an der Tür. Erst wollen wir dieses Pochen ignorieren, denn irgendwie ist es schon eine Frechheit, uns bei der Betrachtung dieses wunderbaren Panoramas zu stören. Doch das Klopfen wird lauter und fordernder, und so gehen wir etwas widerwillig runter zur Eingangstür und öffnen sie. Kaum haben wir die Tür geöffnet, werden wir so sehr von dem hereinfallenden Licht geblendet, dass wir schon wieder nichts sehen. Es scheint so, als ob das Licht an der Haustür noch heller als am Fenster leuchtet. Blind vor Helligkeit, fragen wir den vermutlich vor der Tür stehenden Störenfried etwas unwirsch, was er denn wolle? Eine sehr angenehme und freundliche Männerstimme grüßt uns mit den Worten: „Friede sei mit dir" und bittet uns um Einlass, da er der Überbringer eines ganz besonderen Geschenks für uns sei. Nun, Geschenke mögen wir sehr gerne, und so bitten wir, noch immer halb blind, den Fremden herein.

Natürlich verwundert es uns schon ein wenig, dass, obwohl wir die Tür geschlossen haben, immer noch ein gleißendes Licht in unserem Empfangszimmer ist. Offensichtlich geht dieses Licht von unserem Besucher aus, und so fragen wir Ihn, ob sein Geschenk etwas mit diesem überaus hellen Licht zu tun hat. Unser Besucher bestätigt uns dies, indem Er uns zu verstehen gibt, dass Er uns das Licht der Welt schenken möchte. Spätestens jetzt wird uns klar, wer uns da besucht hat. Zum einen wissen wir aus der Heiligen Schrift, wer das „Licht der Welt" ist, und zum anderen haben sich unsere Augen an das helle Licht gewöhnt, und wir erkennen in dem Besucher unseren geliebten Jesus.

Natürlich überkommt uns sofort das schlechte Gewissen, haben wir doch recht griesgrämig die Tür für unseren Jesus geöffnet. Doch unser Jesus nimmt uns jegliche Bedenken und Ängste, indem Er uns mit weit geöffneten Armen auffordert, zu Ihm zu kommen. Weinend vor Glück wanken wir in Seine Arme und versinken in der göttlich-väterlichen Liebe, eine Liebe, wie wir sie nur verspüren können, wenn zu uns der „Heilige Geist" gekommen ist. In den Armen unseres geliebten Jesus verschmelzen wir mit Ihm zu einer lichtvollen Liebeseinheit, in der sich Raum und Zeit aufzuheben scheinen, und wir verspüren etwas von der ewigen Glückseligkeit der Engel im höchsten Liebeshimmel. Dieses unbeschreibliche Gefühl, das aus der göttlichen Verbindung von Liebe und Weisheit entspringt, ist das Geschenk, dass unser Jesus für unser ganz persönliches Pfingstfest bereithält.

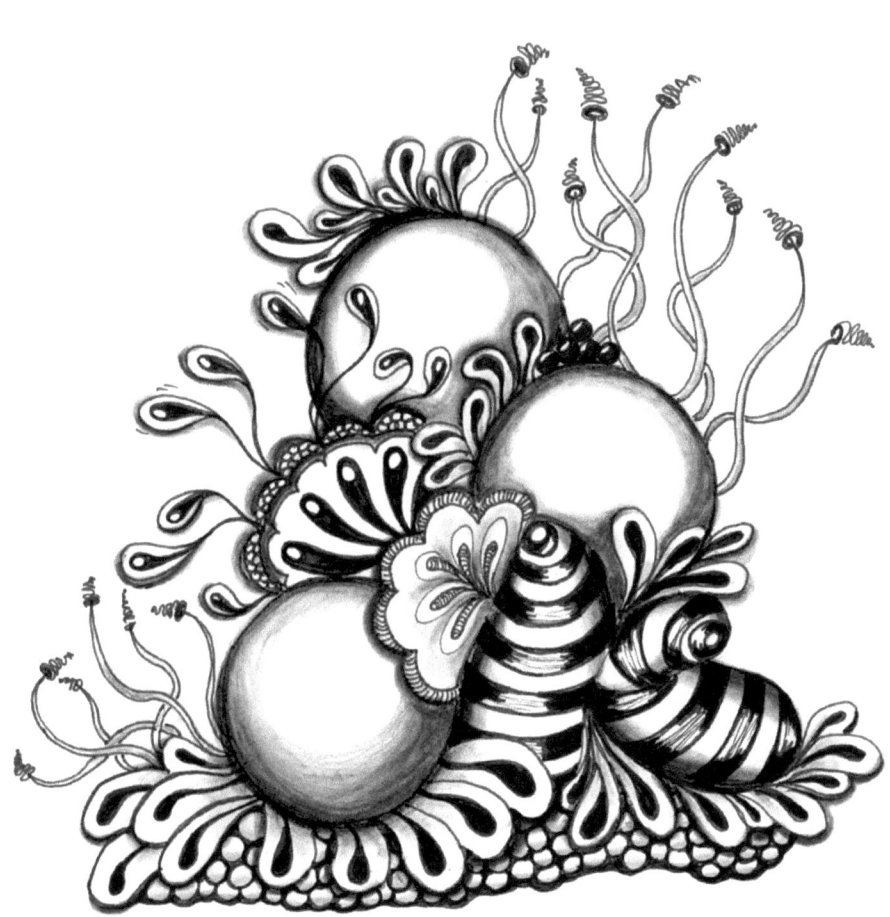

Hab keine Angst.

In der Bibel spricht Jesus zu seinen Jüngern: *„Trachtet zuerst nach dem Reich Gottes und seiner Gerechtigkeit, so wird euch alles andere dazugegeben."* (Matth. 6/33)

Diese Erkenntnis, dass es wichtig ist, nach dem Reich Gottes zu suchen, wurde den meisten von uns nicht in die Wiege gelegt. Meist hat es viele Jahre gedauert, bis wir erkannt haben, dass die Wahrheiten, wie sie uns die Welt mit ihren vielfältigen Verlockungen zu geben vermag, nicht in der Lage sind, wirkliche Antworten auf die fundamentalen Fragen des Lebens zu geben.

Natürlich sind wir, die wir uns mit geistigen Schriften auseinandersetzen, in unserer geistigen Entwicklung um ein Vielfaches weiter als noch vor wenigen Jahren. Aber dennoch fällt es uns bisweilen doch recht schwer, aus der auf uns einstürzenden Informationsflut die göttlichen Wahrheiten aus der Masse von Weltwahrheiten herauszufiltern. Zumal wir ja auch noch mit einer Unzahl von Scheinwahrheiten konfrontiert werden, die sich oft erst nach Jahren als falsch erweisen.

Dies ist natürlich kein Phänomen der Neuzeit. Wenn man einmal von den Zeiten absieht, als sich die Menschheit noch in einem paradiesischen Zustand befand, waren die Menschen zu allen Zeiten so sehr mit den sinnlich erfassbaren Wahrheiten beschäftigt, dass sie sich früher oder später von dem Einfluss der göttlichen Liebe und Weisheit abgewandt haben. Die biblischen Geschichten von der Sintflut und Sodom und Gomorra sprechen hierfür eine deutliche Sprache. Aber auch in der Zeit, als der Herr über diese Erde wandelte, war der Glaube an Jehova[11] einer sinnentleerten, auf Zeremonien reduzierten Religion gewichen. Die Menschen hatten sich so sehr von den göttlichen Wahrheiten entfernt, dass sie Gefahr liefen, in einer Welt von Falschem und Bösem unterzugehen.

Dies ist einer der Gründe, warum es dem Herrn gefallen hat, ein Mensch auf dieser Erde zu werden. Durch Ihn kam in die Finsternis des auf Falschem begründeten Glaubens das Licht der Wahrheit auf unsere Erde. Ein Licht, das es demjenigen, der sein Herz dafür öffnet, erlaubt, die Welt des sinnlich erfahrbaren zu verlassen und in die Tiefen der göttlichen Liebe

---

[11] siehe Seite 251

und Weisheit einzutauchen. Unser Herr - Jesus Christus - hat sich in Seiner barmherzigen Liebe dazu bereit erklärt, jedem einzelnen Menschen, so er es will, den Weg zum himmlischen Vater nicht nur zu zeigen, sondern ihn auch noch dorthin zu begleiten. Wie sagte Er doch bei Johannes 14/6: *„Ich bin der Weg, die Wahrheit und das Leben; niemand kommt zum Vater außer durch mich."*

Jesus Christus möchte uns mit diesen Worten darauf aufmerksam machen, dass es für das ewige Leben von Vorteil ist, wenn wir die breiten und bequemen Prachtstraßen weltlicher Scheinwahrheiten verlassen und uns aufmachen, den schmalen Pfad der göttlichen Wahrheit zu betreten. Und weil der Herr weiß, dass wir dies aus eigener Kraft nicht vermögen, bietet Er sich selbst an, unser Begleiter auf diesem teilweise recht unbequemen Weg zu sein. Er selbst ist der Weg zu den göttlichen Wahrheiten, die zum Leben führen.

Offensichtlich ist es unumgänglich, dass auf unserem Weg zur Wiedergeburt das Licht der göttlichen Wahrheit unseren Seelengrund von der Finsternis unserer Weltweisheit befreien muss, bevor in uns die wahre Liebe zum himmlischen Vater wachsen und gedeihen kann. Solange wir noch versuchen, in uns die göttliche Liebe mit den Begriffen unseres aus der Sinnenwelt entnommenen Weltverstandes zu finden, solange werden sich die dunklen Wolken des Buchstabenglaubens nicht verziehen, denn die göttliche Liebe lässt sich nur mit der vom Weltunflat befreiten Wahrheit finden.

Die Wahrheit, die uns von den Zwängen der Welt befreien kann und unser Leben in völlig neue Dimensionen führt, finden wir bei Jesus Christus. Er ist das Licht in der Finsternis unserer Seelenwelt, und Er ist derjenige, der uns aus dem Tal unserer weltzugewandten Seelenbereiche in die lichten Höhen der Gottesliebe führen kann.

Wenn wir bereit sind, das Wahrheitslicht unseres Herrn in unser Herz einstrahlen zu lassen, wird sich unser Verstand immer mehr für die göttliche Wahrheit öffnen können. Die dadurch entstehende Weisheit gibt unserer weltzugewandten Lebensliebe völlig neue Impulse, sodass die alles belebende Wärme der göttlichen Liebe in unserer Seele ihre segensreiche Wirkung entfalten kann.

Leider ist es oft so, dass die durch die Finsternis der Weltweisheit verur-
sachte Kälte dazu führt, dass weite Bereiche der Seele öde und leer sind.
Wenn wir einen Blick über diese Landschaft werfen könnten, dann würden wir, auf einem kleinen Hügel stehend, im letzten Restlicht der
Abenddämmerung eine in Kälte erstarrte Wüste sehen, in der sich keinerlei göttliche Wahrheiten befinden. Der Wind würde dunkle, aus Scheinwahrheiten bestehende Wolken über den Himmel treiben, und angesichts
der Trostlosigkeit großer Bereiche unserer eigenen Seele würde sich in
uns wahrscheinlich eine tiefe Traurigkeit ausbreiten.

Auch wenn in dieser Situation der Kummer noch so groß erscheint, ist die
Betrachtung unserer eigenen Wüste doch ein wichtiges Unterfangen in
unserem Leben. Denn wir dürfen erfahren, dass es in unserer oft so weit
entwickelt geglaubten Seele große Bereiche gibt, die noch nicht von der
göttlichen Wahrheit durchdrungen sind. Und so ist es nur natürlich, dass
wir uns darüber Gedanken machen, wie wir diese Wüstenbereiche in uns
zu neuem, göttlichen Leben erwecken können.

Bei genauerer Betrachtung wird uns eins sofort klar, ohne die Hilfe eines
kompetenten Helfers wird es nicht möglich sein, unsere Wüste urbar zu
machen. Wir sind uns zwar darüber bewusst, dass die alles verhüllenden
Wolken des buchstäblichen Glaubens verschwinden müssen, damit das
wärmende Licht der göttlichen Liebe und Weisheit unseren wüsten Seelengrund erwärmen kann, aber wie wir dies am besten anstellen sollen,
davon haben wir meist nicht einmal den Schimmer einer Ahnung.

Und so möchten wir uns schon diskret zurückziehen, als wir in der Dunkelheit schemenhaft erkennen, wie ein Mann sich anschickt, unseren kleinen Hügel zu erklimmen. Etwas überrascht von der Tatsache, dass sich
jemand in dieser Gegend die Mühe macht, auf unseren Hügel zu steigen,
bleiben wir stehen, um zu erfahren, was den Mann in diese trostlose Landschaft geführt hat. Kaum hat der wie ein Beduine gekleidete Mann die
Hügelkuppe erreicht, spricht er uns auch schon an, indem er uns nach
einem Weg fragt, der aus dieser Finsternis hinausführt.

Na toll, denken wir, noch einer, dem diese Finsternis auf das Gemüt
schlägt, und so sagen wir ihm wahrheitsgemäß, dass wir auch gerade darüber nachgedacht haben, wie man diesen bedrückenden Ort verlassen
könnte, aber leider zu keiner Lösung gelangt sind. Etwas traurig schaut
uns der Fremde an und fragt uns, ob wir denn schon einmal darüber nach-

gedacht hätten, was Jesus damit gemeint haben könnte, als Er zu seinen Jüngern sprach: „*Ich bin das Licht der Welt; wer mir nachfolgt, wird nicht im Finstern gehen, sondern das Licht des Lebens haben.*" (Joh. 8,12) Etwas verblüfft darüber, dass uns ein völlig unbekannter Mensch in dieser etwas unwirklichen Gegend nach einem Jesuszitat fragt, antworten wir ihm ein wenig gereizt, dass wir natürlich schon über diese Worte nachgedacht haben. Dabei sind wir zu der Erkenntnis gelangt, dass es sehr wichtig ist, Jesus Christus als das Licht der Welt zu erkennen und seine Nachfolge anzutreten, indem wir uns darum bemühen, Gott über alles und unseren Nächsten wie uns selbst zu lieben.

Unser Gegenüber schaut uns freundlich an, zeigt auf die in der Dunkelheit kaum zu erkennende Wüste und fragt uns, ob wir sicher seien, dass wir dieses Jesuszitat auch wirklich richtig verstanden haben? Natürlich gefällt es uns überhaupt nicht, dass ein wildfremder Mann uns mit so kniffligen Fragen kommt, zumal wir ja wirklich nicht wissen, warum sich in unserer Seele solch eine ausgedehnte Wüste bilden konnte.

Und so drehen wir den Spieß um, und fragen den Fremden, ob er uns denn sagen könne, wie es zu der Entstehung dieser Wüste kommen konnte. Ohne sich in irgendeiner Weise von unserem Unmut beirren zu lassen, erzählt uns der Fremde in einer sehr warmen und freundlichen Stimme, dass die durch dicke Wolken erzeugte Dunkelheit ein Hinweis darauf sei, dass wir unsere Wahrheiten aus dem äußeren Buchstabensinn der geistigen Schriften gezogen haben. Und weil der Buchstabensinn meist etwas ganz anderes aussagt als der dahinter verborgene geistige Sinn, geschieht es sehr häufig, dass sich der Mensch eine völlig falsche Vorstellung von Jesus macht, was nicht selten zur Folge hat, dass die Seelenbereiche, die für den Herrn reserviert sind, von Ihm nicht bewohnt werden können und somit öde und leer erscheinen.

Wahrscheinlich hat uns unser Gegenüber angesehen, dass uns seine Ausführungen ein weinig irritiert haben, und so versucht er uns mit wenigen Worten, den inneren Sinn des von ihm angeführten Zitats zu erläutern, indem er Folgendes sagt: „Ich bin das Licht der Welt", bedeutet, dass Jesus selbst das göttlich Wahre ist; „wer mir nachfolgt" bedeutet, wer Sein Göttliches anerkennt und nach Seinen Geboten lebt; der wird nicht in Finsternis wandeln bedeutet, er wird nicht im Falschen sein; „sondern er wird das Licht des Lebens haben" bedeutet, er wird in den göttlichen

Wahrheiten sein, die den Menschen das ewige Leben lehren und ihn zum Himmel führen."

Mit anderen Worten fügt der Fremde noch hinzu, der Mensch muss erkennen, dass nur die göttliche Wahrheit, wie man sie durch Jesus Christus als das Licht der Welt erfahren kann, in der Lage ist, die Finsternis in der eigenen Seelenwüste für immer zu vertreiben.

Die Worte des Fremden erscheinen uns sehr einleuchtend, doch nun stellt sich die wichtige Frage: „Wo um alles in der Welt sollen wir in dieser Einöde unseren Herrn Jesus Christus finden". - Und da nun einmal kein anderer da ist, sagen wir zu unserem recht sympathischen Gesprächspartner: „Freund, Du scheinst Dich ja in dieser Welt recht gut auszukennen, kannst du mir vielleicht sagen, wo ich hier in dieser Gegend Jesus finden kann?" – Dies scheint eine gute Frage zu sein, denn mit einer noch freundlicheren Stimme, als sie es ohnehin schon war, sagt er uns, dass Jesus nicht weit von hier entfernt wäre und er uns gerne zeigen könnte, wo sich der Herr im Allgemeinen aufhält.

Freudig erregt bitten wir unseren Freund darum, dass er uns zu unserem Herrn hinführen möge, damit Er uns bei der Vertreibung dieser Finsternis behilflich sein kann. Doch zu unserem Erstaunen bewegt sich unser Freund nicht von der Stelle. Er schaut uns nur eine ganze Weile sehr ernst an und erklärt uns dann, dass uns der Herr bei der Vertreibung dieser auf Falschem begründeten Wahrheitswolken nur sehr bedingt helfen kann. Denn, so fährt er fort, der Herr darf unsere Willensfreiheit nicht antasten, und solange wir nicht bereit sind, unseren Buchstabenglauben gegen die lebendige Wahrheit Gottes einzutauschen, solange werden diese dunklen Wolken nicht weichen.

Wahrscheinlich konnten wir unsere Enttäuschung nicht recht verbergen, denn unser lieber Freund kommt einen Schritt auf uns zu, legt seine rechte Hand auf unsere Schulter und sagt zu uns, dass wir nicht zu verzweifeln brauchen, denn der Herr weiß um unsere Not, und Er wird nichts unversucht lassen, um uns in dieser Situation zu helfen. Diese liebgemeinten Worte können uns zwar nur ein wenig trösten, aber dennoch machen sie uns bewusst, dass wir uns von den in Raum und Zeit begründeten Jesusvorstellungen freimachen müssen, die wir uns im Laufe unseres bisherigen Lebens angeeignet haben. Uns wird plötzlich bewusst, dass der Herr ja das fleischgewordene Wort ist und von daher nicht mit irdischen, sondern nur mit himmlischen Maßstäben, gemessen werden kann. Und uns wird klar, dass uns nur noch die barmherzige Liebe unseres himmlischen Vaters aus unserer Not erretten kann.

Kaum haben wir diese Gedanken in der Tiefe unseres zerknirschten Herzens bewegt, da erhebt sich plötzlich um uns herum ein Brausen und Sausen wie von einem schweren herannahenden Sturm. In der Ferne sehen wir helle Blitze, die wie Feuerzungen vom Himmel hernieder gehen und die Wüste in ein gespenstisches Licht tauchen. Unwillkürlich wollen wir einen Schritt zurückweichen, doch unser Freund hält uns noch immer an der Schulter fest und sagt zu uns: „Habe keine Angst, denn ich bin bei dir alle Tage."

Um uns herum tobt das tollste Unwetter, doch auf unserem Hügel bleibt es fast windstill. Der Regen prasselt an uns vorbei, der Sturm scheint Orkanstärke anzunehmen, und es scheint so, als ob sich die Blitze abgesprochen haben, so viele schlagen um uns herum in den Boden ein. Unser Freund bleibt ganz ruhig, und wenn er uns nicht halten würde, hätten unsere weichen Knie sicherlich schon längst nachgegeben, und wir wären vor Angst zu Boden gegangen.

So plötzlich, wie das Unwetter begann, so plötzlich hört es auch wieder auf. Wir schauen uns um und merken sofort, dass sich die meisten der dunklen Wolken verzogen haben und die Wolkendecke an vielen Stellen aufreißt. Sofort beginnen die durchbrechenden Strahlen der göttlichen Liebesonne ihr segenbringendes Werk und schenken der wüsten Landschaft um uns herum ihr Licht und ihre Wärme. Scheinbar hat der göttliche Liebessamen in unserem Seelengrund nur auf diesen Moment gewartet, denn wie durch ein Wunder beginnt das zarte Grün göttlicher Wahrheiten zu sprießen.

Nachdem sich unsere Augen an die ungewohnte Helligkeit gewöhnt haben, wenden wir unseren Blick von der durch die göttliche Liebe belebten Landschaft ab und können zum erstenmal das Gesicht unseres Freundes erkennen. Wir sehen in ein ausgesprochen ebenmäßiges Gesicht, und seine klaren Augen schauen uns liebevoll an. Es ist, als ob durch seine Hand, die noch immer auf unserer Schulter liegt, ein Strom göttlicher Liebe und Weisheit in uns einströmt, und uns kommen seine letzten Worte in den Sinn.

„Habe keine Angst, denn ich bin bei dir alle Tage", das sind doch Worte unseres Herrn, die er einst zu seinen Jüngern sprach?! Wir schauen uns unseren Freund noch etwas genauer an und wirklich, um seine Stirn rankt sich ein Narbenkranz, und seine Hände sind von Narben gezeichnet, die nur von Nägeln herstammen können. Blitzartig wird uns klar, wer uns die ganze Zeit bei der Umwandlung unserer Seelenwüste gestützt und geholfen hat.

Weinend vor Glück und unbändiger Freude möchten wir zusammensinken, doch unser Jesus nimmt uns in seine starken Arme, drückt uns ganz fest an seine göttliche Brust und es ist, als ob Er zu uns sagen würde: „Kind, nun ist all dein Suchen vorüber, jetzt bist du zu Hause, jetzt bist du bei MIR."

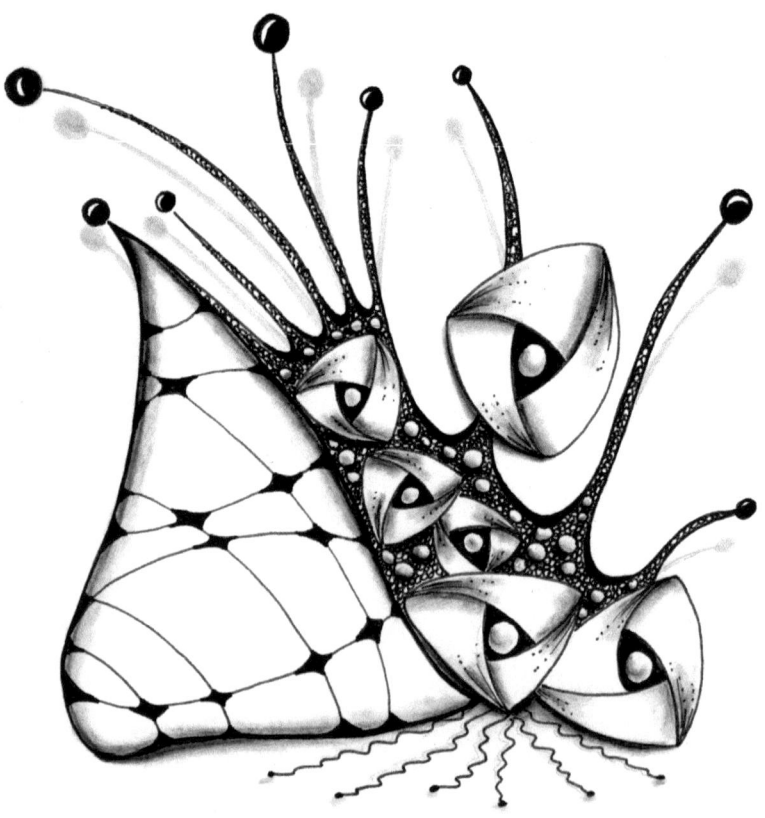

Der Heiland

Heute möchte ich Euch von einer Begebenheit Berichten, die mir vor einiger Zeit, von einer Bekannten erzählt wurde.

Es muss so um die Weihnachtszeit gewesen sein, als sie sich einmal spätabends von einem Kirchgang im Nachbarort auf den Heimweg machen musste. Sie lebte damals auf dem Land, und weil zu jener Tageszeit keine öffentlichen Verkehrsmittel fuhren, ging sie den weiten Weg durch die mondlose Nacht zu Fuß. Nachdem sie schon eine ganze Weile gegangen war, spürte sie, wie langsam die Kälte durch ihren an sich gut gefütterten Mantel drang, sodass sie auf die Idee kam, den Hauptweg zu verlassen und eine Abkürzung zu gehen. Der schmale Weg, den sie daraufhin betrat, führte sie durch einen Wald, in dem sie sich recht gut auskannte. Doch leider hatte sie die Finsternis völlig unterschätzt, denn es dauerte nicht lange und sie wurde sich darüber bewusst, dass sie sich verlaufen hatte. Irgendwie sah in der Dunkelheit alles so anders aus, und sie musste sich eingestehen, dass sie nicht mehr wusste, wo sie war und welchen Weg sie gehen sollte.

Jetzt hieß es Ruhe bewahren und nicht in Panik zu geraten. Was in dieser Situation gar nicht so einfach war, denn zu allem Überfluss kam noch ein leichter Wind auf und überall begann es in der Finsternis zu rascheln, zu knacksen und zu rauschen. Obwohl sie den rechten Weg nicht kannte, wurden ihre Schritte unwillkürlich schneller. Ihre Gedanken überschlugen sich und sie dachte bei sich, was sie jetzt tun sollte? Sollte sie um Hilfe rufen? – Um diese Zeit würde sie wahrscheinlich niemand hören.
Sollte sie einfach stehen bleiben und auf den Tag warten? – Bei dieser Kälte würde sie bestimmt erfrieren.
Wie also sollte sie heil aus dieser Situation herauskommen?

In ihrer Verzweiflung tat sie das, was sie immer dann tat, wenn sie nicht weiter wusste, sie wandte sich an Jesus. Und so blieb sie ein paar Sekunden lang stehen, faltete die Hände und sprach ein kleines Gebet zum Herrn. Als sie danach ihren ungewissen Weg fortsetzte, spürte sie, wie sie innerlich doch ein wenig ruhiger wurde, und dass obwohl sich nach dem Gebet nicht wirklich etwas geändert hatte – es raschelte, knackste und rauschte im dunklen Wald wie zuvor.

Sie begann jetzt damit, ihrer Umgebung mehr Aufmerksamkeit zu schenken, und sie bog auch nicht mehr wahllos in irgendwelche Seitenwege ab, sondern ging den eingeschlagenen Weg immer gerade aus. Auf diese Weise hoffte sie, im Wald eine Stelle zu finden, an der sie sich neu orientieren konnte. Und so lief sie, jegliches Zeitgefühl verlierend, den dunklen Weg immer weiter und weiter. Nach einer für ihr Gefühl viel zu langen Zeit öffnete sich plötzlich der Wald und der Weg führte sie an einer ihr unbekannten Stelle aus dem Gehölz heraus.

Ein paar Schritte nach dem sie den Wald verlasen hatte, blieb sie stehen und versuchte sich zu orientieren. Vor ihr sah sie schemenhaft ein kleines Tal liegen, über das ein funkelndes Sternenzelt gespannt war. An einigen Stellen flackerten kleine Lichter, die wie Lagerfeuer aussahen und der leichte Wind trug bisweilen das blöken von Schafen herüber.

In ihrer Not fasste sie den Entschluss, den nächstbesten Feuerschein in der Hoffnung anzusteuern, dass sie dort vielleicht einen Menschen antreffen würde, der ihr den rechten Weg sagen könnte. Gedacht, getan, nach kurzer Zeit führte sie ihr Weg tatsächlich an ein Lagerfeuer, um das sich zwei Hirten mit ihren Schafen geschart hatten. Leider reagierten die Hirten nicht auf ihr Rufen, sodass sie sich durch die blökenden Schafe hindurchdrängeln musste.

Die Männer schienen so sehr in ihrem Gespräch vertieft zu sein, dass sie gar nicht bemerkten, wie sich ihnen jemand näherte. Erst als unsere Freundin sie ansprach, zuckten sie vor Schreck zusammen und schauten sie mit einem ziemlich fassungslosen Gesichtsausdruck an. Unsere Freundin sah die Männer freundlich an und sagte: „Entschuldigen sie bitte, dass ich so in ihr Gespräch hineinplatze, aber ich habe mich total verlaufen und wollte sie nur fragen, ob sie mir vielleicht den rechten Weg zeigen könnten?" Offensichtlich benötigten die Hirten einen Moment der Sammlung, denn es dauerte doch mehr als drei Augenblicke, bevor der älter aussehende Hirte etwas zögerlich zu ihr sagte: „Leider können wir dir nicht sagen, welcher Weg für dich der Richtige ist, denn wir sind auch nicht von hier. Aber wenn du den Weg, den du gekommen bist, weiter gehst, dann wirst du nach etwa 15 Minuten an einem kleinen Stall vorbeikommen, vor dem sich einige Hirten versammelt haben. Bestimmt kann dir einer von denen weiterhelfen." Nachdem sie sich artig bedankt hatte, drängelte sich unsere Freundin frohen Mutes durch die immer noch blö-

kenden Schafe auf den Weg zurück und ging in die von den Hirten ange-
zeigte Richtung.

Jetzt wo sie ein Ziel vor sich hatte, wich ein wenig die Anspannung von
ihr und sie konnte einen Blick auf das wunderschöne Sternenzelt werfen.
Es kam ihr so vor, als ob die Sterne um die Wette funkelten, so klar war
die Nacht. Ein Stern schien ihr besonders hell zu leuchten, denn durch ihn
konnte sie trotz der Dunkelheit den Weg recht gut erkennen, sodass sie
unwillkürlich etwas schneller ging. Nach einiger Zeit, bemerkte sie wie
sich in einiger Entfernung aus der Dunkelheit ein Licht herausschälte, das
schnell heller wurde, je näher sie der Lichtquelle kam.

Es war der von den Hirten angekündigte Stall, von dem aus sich das Licht
in die unmittelbare Umgebung ergoss. Man konnte bereits aus einiger
Entfernung sehr gut erkennen, wie sich eine Schlange von Menschen gebildet hatte, die scheinbar alle in die Hütte hineingehen wollten.

Nach kurzer Zeit hatte unsere Freundin das Ende der Menschenschlange
erreicht. Den meisten der Anstehenden sah man bereits an der Kleidung
an, dass sie Hirten waren. Während die zwei am Eingang des Stalles pos-
tierten Personen so gekleidet waren, dass man nicht genau erkennen konnte, ob sie Männlein oder Weiblein waren. Irgendwie standen sie so in dem
aus der Tür dringenden Lichtkegel, dass man den Eindruck gewinnen
konnte, dass sie selbst ein wenig Licht ausstrahlten.

Eine gewisse Neugierde nicht unterdrücken könnend fragt unsere Freundin den Letzen in der Schlange, was denn dort in dem Stall so Wichtiges
wäre, dass sich so viele Menschen mitten in der Nacht hier anstellen würden?

Der angesprochene Hirte schaut sie einen Moment freundlich an und sagt
dann: „Vor etwa einer Stunde war ich noch dort hinten auf der Weide bei
meinen Schafen, als mir plötzlich wie aus dem Nichts eine Lichtgestalt
erschienen ist und zu mir sagte: ‚Fürchte dich nicht! Gehe hin zu dem
Stall am Wegesrand, und noch heute wird dir großes Heil widerfahren.'
Kaum hatte die Lichtgestalt diese Worte ausgesprochen, war sie auch
schon wieder verschwunden. Da habe ich mich auf den Weg gemacht und
nun bin ich hier."

„Aha", murmelte unsere Freundin etwas verblüfft, um dann zu fragen: „Warum geht denn niemand in den Stall hinein?"

Worauf ihr der Mann erklärte, dass aus ihm unbekannten Gründen die beiden Lichtgestalten vor der Tür bisher keinen der anstehenden Hirten eingelassen haben.

Nachdem sich unsere Freundin freundlich bedankt hatte, ging sie schnurstracks an der Schlange vorbei, auf die beiden Türsteher zu. Dabei fiel ihr auf, dass von den Zweien wirklich ein gewisses Strahlen ausging. Sie ließ sich allerdings ihre Verwunderung weder über dieses Strahlungsphänomen noch über das himmlisch gute Aussehen der Türsteher anmerken. Als sie an der Tür angekommen war, fragte sie einen der Beiden, ob er ihr vielleicht den Weg zu ihrer Heimstätte sagen könne.

Zu ihrer Verwunderung sagte dieser: „Das könnte ich wohl, aber ich darf es nicht. Aber gehe nur in die Hütte hinein, dort ist jemand, der schon lange auf dich gewartet hat. Der kann dir den Weg ganz genau sagen."
Kaum hatte sie diese Worte vernommen, traten die beiden zur Seite und gaben den Eingang zum Stall frei.

Von dieser Reaktion völlig überrascht, ging sie fast automatisch in die Hütte hinein. Nachdem sich ihre Augen etwas an die Lichtverhältnisse gewöhnt hatten, schaute sie sich um und sah einen leicht schmuddligen, in die Jahre gekommenen Stall, in dem sich einige Tiere um eine leere, mitten im Raum stehende, Futterkrippe scharrten. Im Hintergrund versuchte ein älterer Mann eine sehr unsicher aussehende Leiter zum Heuboden hinaufzuklettern, was so gefährlich aussah, dass unsere Freundin ihn unwillkürlich fragte, ob sie ihm vielleicht helfen könne?

Mit einer sehr angenehmen und sanften Stimme sagte der Mann: Oh ja bitte, es wäre sehr nett von dir, wenn du für die Krippe etwas Heu vom Boden herunterwerfen könntest. Mit den Worten: „Kein Problem", kletterte unsere Freundin über die Leiter auf den Heuboden und warf dem Alten einen Ballen Heu hinunter. Während dieser das Heu zur Krippe brachte und selbige damit füllte kletterte sie hinab, ging zu dem Mann und fragte ihn, ob er ihr sagen könne wie sie am besten nach Hause kommen könnte.

Worauf der Alte sie ernst anschaute und dann sagte: „Du bist gerade angekommen."

„Wie, ich bin gerade angekommen", fragte sie verständnislos zurück.

„Nun", sagte der Alte freundlich, „als du den breiten Weg der Welt verlassen hattest um den schmalen Weg durch den Wald deiner im natürlichen begründeten Wahrheiten zu gehen, hast du dich völlig verlaufen. Erst als du dich an den Herrn gewandt hattest, wurdest du Innerlich ruhiger und dein Weg führte dich auf geradem Weg in das Tal des buchstäblichen Glaubens. Dort lotsten dich die Sterne der himmlischen Wahrheiten zu den beiden Hirten, welche dir den wahrhaftigen Weg hierher beschrieben haben. Als du dann in der Ferne das Licht der göttlichen Liebe in der Nacht deines Lebens schimmern sahst, bist du ohne Umwege hierher zu dem gekommen, was deiner Gottesliebe entspricht - einem alten schäbigen Stall."

Mit einem ziemlich verdutzten Gesichtsausdruck fragte unsere Freundin recht zögerlich: „Äh, was bitte hat meine Liebe zu Gott mit diesem baufälligen Stall zu tun? Immerhin gehe ich regelmäßig in die Kirche und tue, wo ich kann, meinen Mitmenschen Gutes."

Worauf der Alte erwiderte: „Gerade weil du an den Gott deiner Kirche glaubst und den Menschen Gutes tust, bist du hier genau richtig, denn der Stall symbolisiert das Zentrum deiner Liebe.
Hier besteht die Chance, dass sich dein heimlichster Wunsch erfüllt, Jesus Christus von Angesicht zu Angesicht gegenüberzustehen."

Völlig verblüfft über die Tatsache, dass ein Fremder ihren geheimsten Wunsch kennt, fragt ihn unsere Freundin ängstlich: „Bist Du es?"

Den Kopf schüttelnd sagte der Alte: „Nein, ich bin nicht Jesus. Ich bin nur Josef, das personifizierte Gute deines Glaubens. Ich kann dir aber dabei helfen den Herrn zu finden. Deshalb rate ich dir, gehe hin zum Fenster und blicke auf den hell leuchtenden Stern der himmlischen Erkenntnisse, durch den du den Weg durch die Finsternis deines Buchstabenglaubens hierher gefunden hast. Konzentriere dich auf das belebende Licht der göttlichen Wahrheit und spüre die Kraft, durch die sich alles verändern kann."

Etwas ungläubig begibt sich unsere Freundin an das einzige Fenster des Stalls und blickt in die klare Nacht. Der Stern ist gar nicht zu übersehen, so hell leuchtet er direkt in das Fenster hinein. Je länger sie auf den Stern schaut um so mehr hat sie das Gefühl, mit ihm zu verschmelzen. Es ist, als ob sie in so eine Art Trancezustand verfällt, denn sie kann plötzlich ihr ganzes Leben überschauen. Ihr wird bewusst, dass in jedem Augenblick ihres Seins die schützende Hand Gottes über sie gewacht hat.

Als sie damals in ihrer Kindheit den Unfall hatte, wäre sie mit größter Wahrscheinlichkeit ohne den Schutz des Herrn zu einem entsetzlich entstellten Krüppel geworden. Später dann in der Jugend, der kleine Winterunfall. Hätte sich Jesus damals nicht selbst vor den außer Kontrolle geratenen Schlitten geworfen, wäre sicherlich statt eines kleinen Knieproblems der Tod die Folge gewesen. Und dann die vielen kleinen Fastunfälle, in denen sie der Herr mit seinen schützenden Händen sicher umschlossen hielt, sodass sie meist gar nicht bemerkt hatte, vor welch einer großen Gefahr sie gerade beschützt wurde.

Aber auch die vielen seelischen Verletzungen, welche sie im Laufe ihres Lebens von Lebenspartnern, Chefs, Kollegen, Freunden und Geistesgeschwistern erfahren musste, waren aus der übergeordneten Perspektive gesehen, nichts weiter als die pure Liebe des Herrn. Hätte Jesus ihren Lebensweg nicht so geführt, dass sie immer wieder aufs Neue mit den menschlichen Abgründen konfrontiert worden wäre, könnte sie heute sicherlich nicht mit so viel Gelassenheit, Toleranz und Einfühlungsvermögen durch das Leben gehen.

Doch die wohl größte Liebestat in der göttlichen Führung war sicherlich die, dass unsere Freundin in einer gottfernen Welt den Herrn kennen, schätzen und lieben lernen durfte. Erst aus der übergeordneten Sicht wird ihr klar, welch einen unendlichen Aufwand der Herr schon lange vor ihrer irdischen Geburt betreiben musste, damit sich ihr Herz für die Liebe Gottes öffnen konnte.
Wie oft wollte sie auf ihrer Suche nach Gott verzagen, alles hinwerfen und doch lieber den scheinbar leichteren Weg der Welt gehen.
Wie viele Tränen tiefster Trauer musste der Herr vergießen, bis endlich in ihrem Herzen die lebendige Erkenntnis geboren war, dass Jesus allein, der Weg, die Wahrheit und das Leben ist.

Wie oft ist sie trotz dieser Erkenntnis über irgendwelche Weltstolpersteine gestrauchelt, und niemand außer Jesus war da, um ihr aufzuhelfen, sie zu stützen und wenn es nicht anders ging zu tragen.

Ja, der Herr war allzeit für sie da, aber, war auch sie immer für denjenigen da, der ihr in den schweren Stunden die einzig wahre Stütze und in den schönen Stunden der Quell echter Freude war?
Bei diesen bedrückenden Gedanken scheint der Stern der himmlischen Erkenntnisse etwas an Helligkeit zu verlieren und eine tiefe Traurigkeit will sich ihrer bemächtigen, als sie das leise lallen eines Kindes vernimmt.

Langsam löst sich ihr Blick von dem Stern und sie schaut sich suchend um. Doch sie kann nirgends ein Kind entdecken. Sie will schon wieder ihre Aufmerksamkeit dem Stern zuwenden, als sie sieht wie Josef ihr aufgeregt zuwinkt. So schnell es das leicht störrische Vieh zulässt drängelt sie sich an Ochs und Esel vorbei und gelangt so zu dem an der Krippe stehenden Josef.

Zu ihrer Überraschung liegt in der mit Heu ausgepolsterten Krippe ein kleines in frischen Tüchern eingewickeltes Kind, von dem eine unglaublich friedvolle Schwingung ausgeht. Gerade, als sie Josef fragen will, woher denn das Kind kommt, schaut der Kleine sie mit seinen großen Augen an und es kommt ihr so vor, als ob diese Augen unmittelbar in ihr Herz schauen können.

Sie spürt, wie der Blick des Kindes die aufgekeimte Traurigkeit im Nu verfliegen lässt und eine himmlische Freude in ihr Herz einzieht. Vor der Tür haben die Hirten zu singen begonnen und es ist als würden himmlische Chöre Jubellieder anstimmen. Ohne genau zu wissen warum, möchte ihr Herz vor Freude zerspringen und so kann sie nicht anders, sie muss den Kleinen auf ihren Arm nehmen und liebkosen. Und so greift sie in die Krippe, nimmt das süße Kind vorsichtig heraus und drückt es behutsam an ihre Brust.

In dem Moment, wo das Kind ihre Brust berührt, ist es als ob sich ein göttlicher Liebesstrom in ihr Herz ergießt und ihr wird schlagartig klar, dass sie gerade den in ihrer Herzenskrippe geborenen Heiland an ihrem Busen zu liegen hat. Ihr Atem will stocken und ihre Knie wollen weich werden und wahrscheinlich wäre sie lang hingeschlagen, wenn sie nicht von der Kraft des süßesten Jesuskindes der Welt gehalten worden wäre.

Die Heerscharen der Engelschöre stimmen gerade ein kräftiges Halleluja an, als sie in ihrem Herzen die liebliche Stimme des kleinen Schatzes verspürt und es ist als würde Er sagen: „Mein Kind, endlich hast du den sanften Lockruf meiner Liebe vernommen und bist zum Stall deiner Lebensliebe gekommen. Ich danke dir dafür, dass ich von dem Milchfläschchen deiner Liebe trinken und in der weich gepolsterten Krippe deines Herzens schlafen darf.

Von nun an sind wir ein unzertrennliches Liebespaar, und wenn ich dereinst durch die zunehmende Kraft deiner Liebe ein starker Mann geworden bin, werden wir Arm in Arm über die weiten Auen deines Seelengrundes wandeln und von dem Nektar der göttlichen Vaterliebe naschen."

Nach diesen Worten legt unsere Freundin ihren Schatz der Schätze vorsichtig in die Krippe zurück, kniet nieder und stammelt mit einem riesigen Kloß im Hals und Tränen in den Augen die Worte:

„Oh Du mein geliebtes Jesulein, ich danke Dir dafür, dass Du mich für würdig befunden hast, in dieser geweihten Nacht in dem ärmlichen Stall meiner Liebe geboren zu werden.

Ich will Dir hier an dieser geheiligten Krippe ganz fest versprechen, dass von nun an, nur Du allein der Mittelpunkt meines Lebens sein sollst.
Deshalb bitte ich dich in der Tiefe meines zerknirschten Herzens, lass allzeit Deine Gnadensonne über mir scheinen, damit die wärmenden Strahlen Deiner heiligen Liebe meine Seele zu einem blühenden Garten umwandeln, in dem es Dir eine Freude ist mit mir zu wandeln."

Kaum hatte unsere Freundin diese Worte gesprochen, da hob der süße Schatz ein Ärmchen und reckte ihr seine kleine Hand entgegen, so als wollte Er sie segnen und in ihrem Herzen vernahm sie die Worte: „Sei gesegnet mein Kind, Meine barmherzige Liebe wird allzeit bei dir sein und wird dich auf all deinen Wegen begleiten. Denn heute ist dir Großes widerfahren, heute ist in dir der Heiland geboren"

Das Licht in der Finsternis

Wir leben in einer Zeit, in der es keine Finsternis mehr gibt. In unseren Städten wird die Nacht zum Tage gemacht. Riesige Schaufensterbeleuchtungen verbinden sich mit dem gleißenden Scheinwerferlicht der Reklameschilder, um mit den quecksilberdampfbetriebenen Straßenlaternen in Konkurrenz zu treten. Unsere Prachtstraßen sind in der Nacht so hell erleuchtet, dass man sie vom Flugzeug aus in 10000 Meter Höhe noch mit dem bloßen Auge gut sehen kann. Eine kleine Fingerbewegung am Lichtschalter reicht aus, um unsere Wohnungen hell zu erleuchten. Das gleißende Licht unserer Autoscheinwerfer frisst sich Hunderte von Meter durch die Nacht und ermöglicht es uns so, auch in der dunklen Tageszeit unseren Weg zu finden.

Wenn man sich den immensen Aufwand anschaut, den wir aufbringen, um die Dunkelheit aus unserem Alltag zu verbannen, könnte der Verdacht aufkeimen, dass wir Menschen Angst vor der Dunkelheit haben. Wie oft kann man bei kleinen Kindern beobachten, dass sie Angst haben, allein im Dunkeln zu sein. Und der Gedanke an die dunkle Grube, in die jeder Mensch früher oder später fährt, ist auch nicht gerade geeignet, einem die Dunkelheit schmackhaft zu machen. Ich denke, all unser Bemühen, die äußere Dunkelheit zu vertreiben, hat etwas mit der inneren Dunkelheit im Menschen zu tun.

Die Unwissenheit des natürlichen Menschen in Bezug auf die existenziellen Fragen des Lebens ängstigen ihn. Das kleine Kind kann noch nicht differenzieren, dass im Gegensatz zu einem urwüchsigen Wald die Dunkelheit in der häuslichen Wohnung keine Gefahr bedeutet. Und den älter werdenden Menschen, der von den geistigen Dingen keine Ahnung hat, ängstigt der Gedanke an die immerwährende Nacht des Todes. All dies sind für die Weltmenschen gute Gründe, die Nacht zum Tage zu machen. Denn wer will sich schon permanent mit seinen existenziellen Ängsten auseinandersetzen.

Das künstliche Licht ist ein Symbol für die Weisheit, wie sie uns die Welt zu geben imstande ist. Eine Weisheit, die in der Lage ist, unseren Verstand mit viel Wissen und Halbwahrheiten vollzustopfen. Eine Weisheit, die es unserem Willen ermöglicht, seine Wünsche innerhalb der irdischen Strukturen mehr oder weniger gut zu befriedigen.

Was dieses künstliche Licht aber nicht kann, ist, uns von der dumpfen, in den Hintergrund gedrängten Angst zu befreien. Wir können uns zwar in noch so viele weltliche Vergnügungen stürzen, wir können uns mit den größten weltlichen Philosophien auseinandersetzen, was wir aber nicht vermögen, ist, mit der Hilfe dieses Weltlichtes wirklichen Frieden zu finden. Denn in der Welt findet man nur dann einen scheinbaren Frieden, wenn man immer wieder aufs Neue nach dem vermeintlichen Glück sucht. Wir brauchen neue modische Kleidung, neue und natürlich bessere Autos, neue Statussymbole, neue Heilpraktiker und neue Begründungen, um unsere Weltsicht zu rechtfertigen.

Aber dennoch hat es der göttlichen Vorsehung gefallen, die menschliche Seele so zu gestalten, dass trotz aller weltlichen Vergnügungen und Ablenkungen tief in unserem Herzen ein Gefühl ist, das immer wieder anpocht und uns darauf aufmerksam macht, dass die Welt mit all ihren wunderbaren Theorien nicht in der Lage ist, Licht auf unsere existenziellen Fragen zu werfen. Das Licht der Nacht ist nun einmal nur ein kleiner Abklatsch des Lichtes, das uns die Sonne am Tage schenkt. Das Licht der Nacht kann zwar unseren Verstand ansprechen, es hat aber keine Wärme, die unser Herz erwärmen könnte.

Laut Emanuel Swedenborg bezeichnet der Tag geistiges Licht, während die Nacht natürliches Licht bezeichnet. Der Tag hat im Gegensatz zur Nacht mit ihren glitzernden Neonlichtreklameschildern eine belebende Kraft. Die Strahlen der Sonne beleben Mensch und Tier auf unserer Erde. Und die Samen in der Erde treiben ihre Keime der wärmenden Sonne entgegen. Das Licht der Sonne lässt aus den Keimen herrliche Bäume entstehen, in deren Ästen die Vögel nisten. Ohne dieses Licht mit seiner belebenden Wärme wäre ein Leben auf unserer Erde gar nicht möglich.

Genau so verhält es sich mit dem belebenden Licht der göttlichen Liebe und Weisheit. Würden wir ohne das Wort in der Heiligen Schrift auskommen müssen, würde der Mensch in ewiger geistiger Nacht leben. Nicht umsonst schreibt David im 119. Psalm:

„Eine Leuchte für meinen Fuß ist Dein Wort und ein Licht meinem Pfade."

Unter dem Wort versteht Swedenborg die Heilige Schrift. Die darin enthaltenden Worte sind voll von göttlicher Weisheit und göttlichem Leben, sie stellen das göttliche Wahre selbst dar. Dieses Wort, von dem Johannes sagt, dass es am Anfang bei Gott war, leuchtet in die Finsternis unserer Seelen. Und wenn David sagt, dass das Wort eine Leuchte für seinen Fuß ist, dann meint er damit, dass die im Wort enthaltende Lehre eine Richtschnur ist, an der er sein natürliches Leben ausrichten kann. Denn die Leuchte bezeichnet in der Entsprechung die Lehre der Heiligen Schrift, und Füße bezeichnen den natürlichen Menschen oder das Natürliche.

Das Wort ist auch ein Licht auf dem Pfad unseres Lebens. Laut Swedenborg entspricht das Licht des Himmels der göttlichen Weisheit und Pfade bezeichnen das Gute des Lebens und das Wahre des Glaubens. Wer mit wachem Verstand und offenem Herzen in der Heiligen Schrift liest, dessen Verstand wird erleuchtet werden. Denn das himmlische Licht der göttlichen Liebe und Weisheit fließt in das natürliche Licht des Buchstabensinns im Wort ein. Das Lesen des Buchstabens regt unseren Verstand an, himmlische Wahrheiten aufzunehmen. Und die himmlischen Wahrheiten wiederum verdrängen die Finsternis der Welt in unserer Seele.

Wer das Wort nur dem Buchstabensinn nach liest und das Gelesene mit dem scharfen Blick der Weltweisheit verstehen will, der hat natürlich ein Problem. Denn nach dem reinen Wortsinn erscheint das, was die Alten dort aufgeschrieben haben, oftmals recht unsinnig. Und da der Mensch meist in den Hochmut verfällt, davon auszugehen, dass die Menschen der damaligen Zeit keine Ahnung von den Dingen hatten, die wir Heutigen so wissen, gefällt es der Weltweisheit davon auszugehen, dass das Wort niemals von einem Gott herstammen könne. Da haben ein paar Menschen, ihrer damaligen Weltsicht gemäß aufgeschrieben, wie sie sich die Entstehung der Erde und des Lebens darauf vorstellen. Natürlich wird in diesem Zusammenhang gerne vergessen, dass genau die Menschen dieser Zeit Dinge, wie z. B. die Pyramiden, erschaffen haben, von denen wir heute nicht wirklich wissen, wie sie das gemacht haben. Und natürlich lesen die meisten der heutigen Menschen in der Heiligen Schrift, ohne zu wissen, dass der äußere Buchstabensinn nur eine Hülle für einen tieferen göttlichen Sinn ist.

Das Wort, das uns Johannes zurief, als er sagte: „*Das Licht leuchtet in der Finsternis, und die Finsternis hat es nicht ergriffen*", trifft auch heute noch einhundertprozentig zu. Die Seelen der Menschen sind so mit dem Licht der Welt, was ja geistig gesehen die absolute Finsternis ist, abgefüllt, dass sie gar nicht bemerken, wie es um sie steht. Sie wundern sich zwar darüber, warum es auf dieser Welt soviel Ungerechtigkeit, Not und

Leid gibt. Sie bemerken nicht, dass die Hauptursache dafür die von der Welt ausgehende Finsternis in ihren Seelen ist. Um diese Finsternis, die uns Angst macht, die uns krank macht und die unserem Leben keinen befriedigenden Sinn gibt, aus unserer Seele zu vertreiben, gibt es eigentlich nur eine Möglichkeit: Wir müssen unseren weltzugewandten Willen umbilden.

Solange unser Wille auf die Welt mit ihren letztendlich unbefriedigenden Begründungen fixiert ist, solange wir meinen, dass unser Lebensglück davon abhängt, dass wir Reichtum, Macht und Anerkennung haben, solange wird der Frieden in uns immer nur von kurzer Dauer sein. Erst wenn wir erkennen, dass wir nur dann wirklichen Frieden finden, wenn wir uns von weltlichen Abhängigkeiten frei machen, sind wir in der Lage, unser vermeintliches Wissen und unsere Begründungen infrage zu stellen. Erst wenn wir bemerken, dass das Licht der Welt eigentlich eine trübe Funzel ist, werden wir uns auf die Suche nach dem wahren Weisheitslicht begeben.

Die göttliche Vorsehung hat es so eingerichtet, dass jeder Mensch, der bereit ist, das Licht der Welt, welches ja in Wirklichkeit die absolute Finsternis ist, zu verlassen, um nach wahrem Licht zu suchen, früher oder später, ob im Diesseits oder im Jenseits, das göttliche Wort, repräsentiert durch die Heilige Schrift, findet. Das Licht des Wortes leuchtet in die Finsternis unserer Seele. Es liegt zunächst an unserem Verstand, ob wir bereit sind, dieses Licht in uns eindringen zu lassen oder nicht. Ist unser Verstand grundsätzlich bereit, das Licht, welches von der göttlichen Liebe ausströmt, aufzunehmen, erkennt er sehr schnell, dass er dies ohne Hilfe nicht kann. Und spätestens hier, an dieser Stelle, erkennt der Mensch, dass es nur eine Instanz in der gesamten Unendlichkeit gibt, die ihm bei diesem Umbildungsprozess wirklich helfen kann. Es gibt für uns überhaupt nur ein wahres Licht, ein Licht, das uns unsere falschen Begründungen, unsere falschen Verhaltensweisen und unsere falsche Lebenseinstellung erkennen lässt. Dieses Licht hat einen Namen, und der Name lautet JESUS CHRISTUS. Er ist es, von dem Johannes sagt: *„In Ihm war das Leben, und das Leben war das Licht der Menschen. Das Licht leuchtete in der Finsternis, und die Finsternis hat es nicht ergriffen"*.

Ja, lieber Leser, die Finsternis in unseren Herzen ist gemeint, wenn Johannes davon spricht, dass das Jesuslicht von der Finsternis nicht ergriffen wurde. Solange der Herr Jesus Christus in uns noch nicht wahrhaftig zum

Leben erwacht ist, solange gibt es in unserer Seele noch eine Menge dunkler und schattiger Bereiche.

Der Herr strahlt immer und kontinuierlich das Licht der göttlichen Liebe und Weisheit in unsere Seele. Solange aber in uns noch mehr oder weniger viele Hochhäuser weltlicher Weisheit und weltlicher Begierden stehen, solange wird es auch in unserem Herzen dunkle Bereiche geben. Diese Schattenbereiche in uns sind es, die uns im natürlichen Leben allerlei Schwierigkeiten bereiten. Da die zarten Lebensstupser, die uns unser Jesus jeden Augenblick unseres Lebens zukommen lässt, sehr oft im Schatten unserer Weltweisheit untergehen, muss Er leider sozusagen härtere Geschütze in der Form von Krankheiten, Unglücksfällen usw. auffahren, um das eine oder andere Gebäude unserer falschen Begründungen einzureißen.

Und wenn wir ehrlich zu uns selbst sind, dann werden wir feststellen, dass in uns auch noch das eine oder andere recht hohe und sehr massiv gebaute Glaubensgebäude steht. Unser durch die Welt geprägter Wille hat sich so an den Häuserschatten gewöhnt, dass er eigentlich keine Veranlassung sieht, auf die Nachtschattengewächse seiner Wünsche und Begierden zu verzichten. All unsere kleinen liebgewonnenen Marotten haben sich doch schon so verselbständigt, dass wir sie oft gar nicht mehr als existent wahrnehmen. Mit wie viel Kraft und Energie verteidigen wir unsere leider viel zu oft auf Falschheiten und Irrtümern aufgebauten Glaubensbegründungen, ohne zu bemerken, dass wir mit der Art und Weise, wie wir unsere Argumente vorbringen, unserem Bruder oder unserer Schwester ungewollt Schmerz zufügen. Das Schlimmste dabei ist noch, dass wir uns selbst einen nicht zu unterschätzenden Schaden zufügen.

Denn in dem Maße, wie wir uns in Falschem begründen, in dem Maße reparieren wir die Risse in den Gebäuden unserer Weltweisheit. Der Herr Jesus Christus gibt uns durch Sein Wort die Abrissbirne in die Hand, um unsere Schatten werfenden Weltgebäude einreißen zu können. Solange wir allerdings nicht bereit sind, diese Gebäude total abzureißen, damit das Licht der göttlichen Liebe und Weisheit die Nachtschattengewächse unserer Wünsche und Begierden vertreiben kann, solange werden die Bauleute der Welt in uns neue Hochhäuser errichten. Es nutzt nichts, wenn wir das Wort in uns nur ein bisschen Fleisch werden lassen, es macht keinen Sinn, den Schatten der Welt auf dem Boden unserer Seele nur ein wenig aufzuhellen, wir sind dazu aufgerufen, alle Gebäude, die auf dem Fundament falscher Begründungen stehen, einzureißen.

Jesus möchte uns dabei sehr gerne behilflich sein. Er ruft uns zu: *„Ich bin als Licht in die Welt gekommen, damit jeder, der an mich glaubt, nicht in der Finsternis bleibe.“* Er schenkt uns jeden Augenblick unseres Lebens die Möglichkeit, aus Seinem Wort Wahrheiten zu erkennen, die uns dabei helfen können, unsere falschen Begründungen abzubauen und durch göttliche Wahrheiten zu ersetzen. Selbst der Buchstabensinn gibt uns viele Hinweise darauf, wie wir mit unseren Mitmenschen besser umgehen können, und der Entsprechungssinn eröffnet uns Erkenntnisdimensionen, die in das Unendliche reichen.

Eines bietet uns der Herr durch Sein Wort auf jeden Fall, er bietet uns das Hilfsmittel, unsere durch Weltkunstlicht erleuchteten und somit im Falschen begründeten Hochhäuser abzureißen und durch kleine, lieblich in die Landschaft passende Hütten göttlicher Wahrheiten zu ersetzen. Wenn wir Jesus in unser Leben so integrieren, dass Er unser Weg, unsere Wahrheit und unser Leben wird, dann kann die Sonne der göttlichen Liebe in unserer Seele alles Unkraut der Weltfalschheiten wegbrennen, sodass in uns die Lilien der göttlichen Wahrheiten zu sprießen beginnen.

Wenn wir die Heilige Schrift ihrem geistigen Sinn nach lesen, dann werden wir feststellen, dass sich ein Thema wie ein roter Faden durch das göttliche Wort zieht. Ob wir im alten Testament oder im neuen Testament lesen, immer wieder stoßen wir auf Anleitungen, in uns das Reich Gottes erstehen zu lassen. Aus allen nur erdenklichen Blickrichtungen wird immer wieder gezeigt, wie wichtig es ist, das Reich Gottes in uns zu errichten.

Dass Reich Gottes ist nicht sichtbar, es kommt nicht mit äußeren Schaugepränge und man kann auch nicht sagen, hier ist es oder dort ist es. Das Reich Gottes ist ein innerer Zustand in jedem einzelnen Menschen. Es ist die Kirche im Menschen. Es ist die Verbindung der Liebe und Weisheit in Ansehung der göttlichen Wahrheiten. Dieses Ziel ist nur zu erreichen, wenn sich der Mensch auf den Weg macht, seine Lebensliebe und seinen Verstand auf den Herrn Jesus Christus auszurichten. Dazu ist es natürlich unumgänglich, dass der Mensch eine wahrhaftige Vorstellung von Gott hat und frei von Irrtümern bezüglich des Herrn wird.

Die einzige Instanz in unserem Leben, die uns frei von Irrtümern aller Art machen kann, um so die Grundvoraussetzung zur Entstehung des Gottesreiches in uns zu ermöglichen, ist Jesus Christus. Wenn wir es zulassen, kann Er unser Leben so führen, dass wir Schritt für Schritt die Welt mit ihrer Dunkelheit aus uns hinausschaffen und in uns die lebensspendende Sonne der göttlichen Liebe und Weisheit aufgeht.

Dieses Licht wird unsere ganze Seele erhellen. Wir werden gegenüber unseren Mitmenschen keine Ambitionen mehr haben, unbedingt unsere Erkenntnisse an den Mann bringen zu müssen. Wir werden angstfrei sein, und die Finsternis wird keine Macht mehr über uns haben. Wenn unser ganze Seele mit Jesus eine innige Beziehung eingegangen ist, dann wird unser Leben eine vorher unvorstellbare Dimension erlangen, und wir werden Gott über alles und unseren Nächsten wie uns selbst lieben.

Dies alles wird geschehen, wenn in uns das Wort Fleisch wird und Jesus in uns Wohnung nehmen kann. Dann werden wir seine Herrlichkeit schauen, eine Herrlichkeit als des Eingeborenen vom Vater, voll Gnade und Wahrheit.

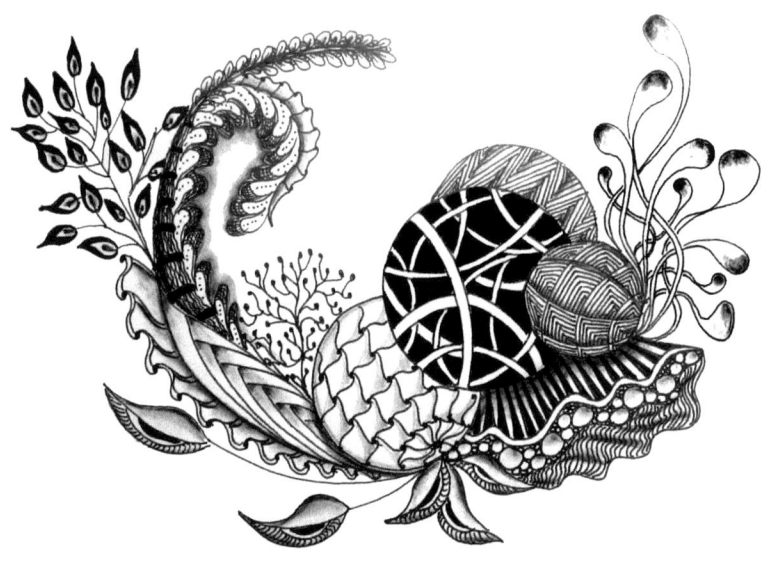

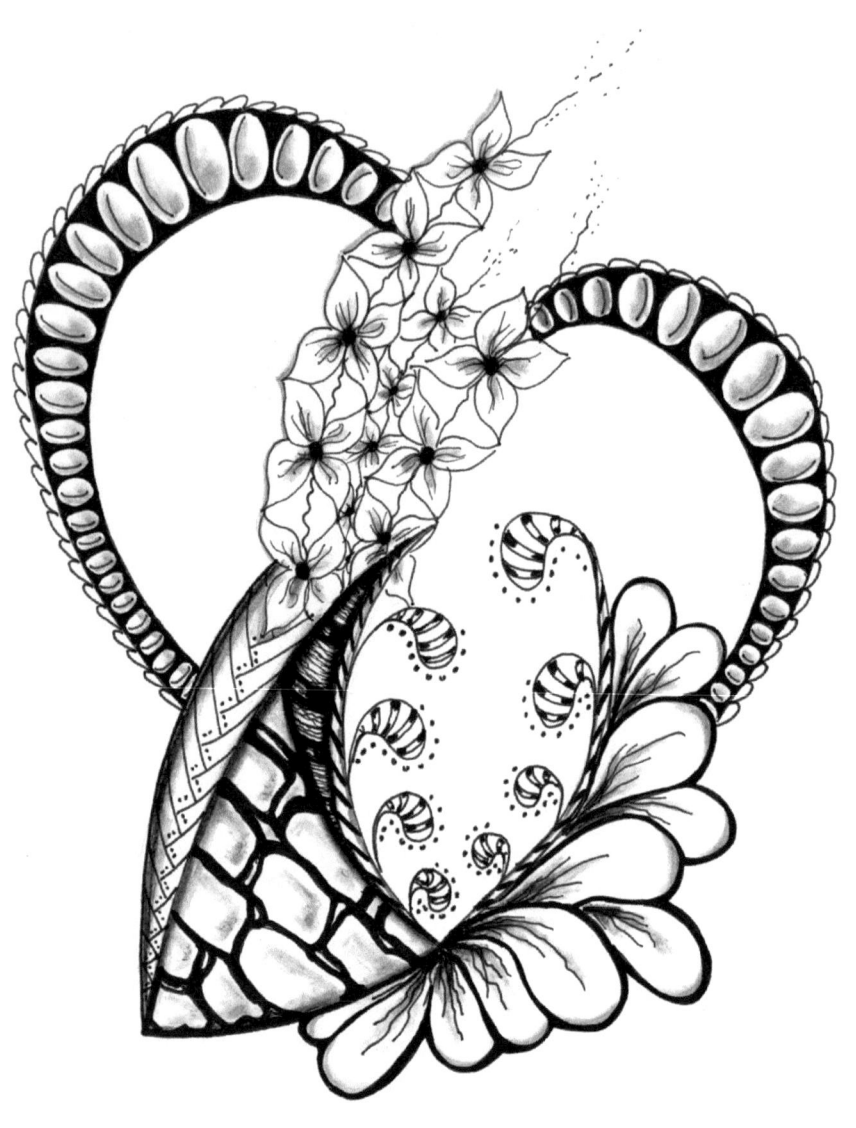

Du bist ein Kind der Gnade. Wenn Gott dir die Gnade deshalb gab, weil er sie umsonst gab, so liebe ihn auch umsonst. Liebe Gott nicht um Lohn; er selbst sei dein Lohn! [Augustinus Aurelius (354 - 430)]

Erntedank

Eigentlich ist es ja ein wenig aus der Mode gekommen, für die Früchte des Feldes Gott zu danken. Ich meine, im ausgehenden Zeitalter des Kunstdüngers und dem beginnenden Zeitalter der genmanipulierten Feldfrüchte geben wir uns da nicht ein wenig der Lächerlichkeit preis, wenn wir eine Erntedankfeierstunde begehen?

Vor noch nicht allzu langer Zeit war die Einstellung zu diesem Fest noch eine ganz andere. Damals dankten die Menschen dem Herrn noch für ihre oft recht magere Ernte und freuten sich über die kleinen verschrumpelten Äpfel und die haarigen Pfirsiche, die Ihre Altäre zum Erntedank schmückten.

Wenn ich einen Blick auf unseren festlich geschmückten Altar werfe, sieht da nicht eine Frucht schöner und herrlicher aus als die andere? Alles lacht einen förmlich an, verschrumpelte Äpfel werden wir vergeblich suchen und Pfirsiche? – Diese haarigen Gesellen wurden doch schon seit einiger Zeit von den wohlschmeckenden und haarlosen Nektarinen abgelöst.

Die Produzenten all dieser auf dem Altar liegenden Köstlichkeiten, die Bauern, sehen in der Regel auch keinen Anlass mehr, dem Herrn für die Früchte des Feldes zu danken. Denn sie haben oft den ganzen Winter über ihre Landmaschinen repariert und gewartet, damit dann im Frühjahr die Saat in den Boden gebracht werden konnte. Anschließend mussten sie den Boden düngen und die aufkeimende Saat mit allen möglichen Pflanzenschutzgiften vor dem räuberischen Ungeziefer bewahren. Und als dann die Zeit der Ernte da war, mussten sie mit großem Aufwand an Menschen und Maschinen die Frucht des Feldes einbringen. Mit anderen Worten, der moderne Landwirt muss sehr viel Kraft, Energie und Zeit aufwenden, um dem Boden die Menge an Frucht abzutrotzen, die nötig ist, damit sich der materielle Aufwand überhaupt lohnt, um davon leben zu können.
Ich könnte mir vorstellen, dass sich der eine oder andere Landwirt nach einer guten Ernte auf die Schulter klopfen wird und dabei denkt, was er doch in diesem Jahr wieder für tolle Früchte produziert hat.

Und die Menschen in den Städten?

Nun, die wissen ganz genau, wo die Früchte herkommen.
Aus dem Supermarkt.

Dort finden die Menschen all die Nahrungsmittel, die ihr Herz begehrt, wohl verpackt, abgewogen und verstaut in bequem zu erreichenden Regalen.

Na klar, irgendwo in der Welt wachsen die gekauften Früchte, aber wer hat schon Zeit, darüber nachzudenken, in welcher Form diese, zu einem Stück verpackte Ware reduzierte Frucht produziert wurde.

Landwirtschaftliche Produktion ist überhaupt das Stichwort. Die Menschen essen heutzutage keine vom Bauern geernteten Früchte mehr, sondern sie essen industriell produzierte landwirtschaftliche Produkte. Diese Wortschöpfung - industriell produzierte landwirtschaftliche Produkte - trägt entscheidend mit dazu bei, dass die Menschen den wirklichen Geber all dieser Früchte vergessen.

Bei all der Arbeit, die investiert werden musste, bis aus den Früchten der im Frühjahr gesäten Weizenkörner im Herbst ein frischgebackenes Brot im Regal des Supermarktbäckers liegt, haben die Menschen vergessen, dass der Anteil ihrer Arbeit am Gelingen dieses Brotes geradezu lächerlich gering ist, wenn wir im Vergleich dazu den Arbeitsanteil Gottes sehen.

Stellen wir uns doch nur einmal die Frage, wer denn das erste Weizenkorn geschaffen hat?

Wer sorgt denn dafür, dass das Korn, nachdem es in die dunkle Erde versenkt wurde, keimt und dieser Keimling genau weiss, dass er nur dann überleben kann, wenn er nach oben wächst, wo auf ihn, nachdem er die Bodenkrume durchbrochen hat, das Licht der Sonne wartet?

Welchen Einfluss hat der Mensch auf die Sonne, ohne deren Wärme und Licht der Keimling in kürzester Zeit sterben müsste?

Was nutzt der beste Kunstdünger, wenn nicht zur rechten Zeit Regen fällt, damit sich die wachsende Pflanze all die Nährstoffe aus dem Boden lösen kann, die sie benötigt, um prächtig zu gedeihen?

Wer hat denn dem Weizenkorn den Impuls eingelegt, dass aus einem einzelnen Korn so viele neue Weizenkörner entstehen können, aus denen dann letztendlich das Brot gebacken wird, das uns zur täglichen Nahrung dient?

Ich denke, auf diese Fragen gibt es eigentlich nur eine Antwort:

Unser himmlischer Vater ist derjenige, der dem Weizenkorn all die Rahmenbedingungen schenkt, die nötig sind, um zu einer prächtigen, korntragenden Ähre heranwachsen zu können. Allein der Umstand, dass jedes Jahr der Frühling mit seinen ersten wärmenden Sonnenstrahlen kommt, dass im Sommer zur rechten Zeit der Regen fällt und im Herbst die Früchte des Feldes reif werden, zeigt uns, wie hoch der Arbeitsanteil Gottes ist. Von den Insekten, die zur rechten Zeit ihren Lebenszyklus beginnen, um die Blüten zu bestäuben und den Vögeln, die verhindern, dass die Schädlinge überhand nehmen, ganz zu schweigen.

Ich möchte damit die Arbeit, die all die fleißigen Menschen auf sich nehmen mussten, bis endlich das Brot bei uns zu Hause auf dem Tisch liegt, nicht gering achten, aber im Vergleich zu dem, was unser himmlischer Vater tun musste, damit aus dem einzelnen Korn eine mit vielen Körnern versehene Ähre wurde, ist der menschliche Aufwand geradezu gering einzuschätzen.

Schon allein dafür, dass der Vater im Himmel dafür sorgt, dass wir unser täglich Brot essen können, reicht eine Erntedankfeier eigentlich gar nicht aus. Und wenn wir uns erst bewusst machen, mit wie viel Kreativität und Liebe der Herr die unterschiedlichsten Früchte wachsen lässt, nur damit wir uns gesund und schmackhaft ernähren können, dann ist es nicht verwunderlich, wenn ein tiefes Gefühl der Freude und Dankbarkeit aufsteigen will.

Oh Vater, habe Dank für Deine herrlichen Gaben.

So wie wir heute unserem himmlischen Vater für die natürlichen Früchte danken, die Er uns in so reichlicher Fülle schenkt, so wollen wir aber auch daran denken, welch große Anstrengungen Er unternimmt, um den Samen der göttlichen Liebe im Herzen der Menschen zum Keimen und Wachsen zu bringen.

Er ist der große Sämann, von dem im Evangelium nach Matthäus die Rede ist. Er ist derjenige, der die Samen der göttlichen Wahrheiten in unsere Seelen sät. Es liegt nur an uns, ob dieser Samen auf den Weg, unter die Dornen oder auf gutes Erdreich fällt.

Der Samen, den der Herr in unsere Herzen pflanzen will, ist nach Emanuel Swedenborg die göttliche Wahrheit, die in uns Raum gewinnen soll, damit in uns das Himmelreich erstehen kann. Unter Himmelreich im Menschen versteht Swedenborg den Zustand, wenn die Seele des Menschen von den göttlichen Wahrheiten so durchdrungen ist, dass seine Liebe und Weisheit völlig auf den Herrn ausgerichtet ist.

Meist ist es aber leider so, dass der natürliche Mensch mit den göttlichen Wahrheiten, die an sein Ohr dringen, nichts anfangen kann. Er ist so von seinen äußeren Aktivitäten eingenommen, dass er die leise Stimme in seinem Herzen nicht hört. So kommen dann die Vögel des Himmels, welche in diesem Fall das Vernünftige und Verständige der Weltweisheit bezeichnen, und fressen all den göttlichen Samen auf.

Dann gibt es noch die Menschen, bei denen die göttlichen Wahrheiten auf den steinigen Boden der menschlich begründeten Wahrheiten fallen. Solange der göttliche Einfluss mit dem Buchstabensinn der Heiligen Schrift und den daraus resultierenden falschen Glaubensbegründungen vereinbar ist, wird sie mit Freuden aufgenommen. Wenn aber die göttlichen Wahrheiten keine Wurzeln in den Boden der Seele treiben können, da sich dieser Boden durch falsche Begründungen zu einem Felsen verdichtet hat, dann ist es nicht verwunderlich, wenn die göttlichen Wahrheiten in diesem Herz verdorren. Nichts ist schwieriger als einen gut begründeten Irrtum aus unseren Herzen zu entfernen.

Oft fällt der Samen der göttlichen Wahrheiten auch unter Dornen. Unter Dornen bezeichnet Swedenborg alles Böse, samt dem daraus entstehenden Falschen. Wenn also das göttliche Wort einen Menschen erreicht, der sich völlig der Welt mit ihrem trügerischen Reichtum hingegeben hat, dann wird jeglicher geistige Impuls, der seine weltlichen Geschäfte infrage stellen könnte, sofort unterdrückt. Gott, Religion und die Bibel sind für diese Menschen Ammenmärchen, die bestenfalls dazu geeignet sind, schwächere Seelen dahin gehend zu beeinflussen, dass sie besser für ihre Geschäfte ausgenutzt werden können.

Zum Glück gibt es aber auch noch Menschen, bei denen der göttliche Samen auf gutes Erdreich fällt und Frucht bringt, das eine hundertfältig, das andere sechzigfältig, das andere dreißigfältig.

Wenn der Samen der göttlichen Wahrheiten in das gute Erdreich einer liebenden Seele fällt, dann wird jedes Wort, das der Mensch durch das Studium der Heiligen Schrift zu seinem Eigentum macht, vielfache Frucht tragen. Es heißt ja nicht umsonst bei Johannes, Kapitel 1, Vers 1-4:

„Im Anfang war das Wort, und das Wort war bei Gott, und Gott war das Wort. Dieses war im Anfang bei Gott. Alles ist durch dieses geworden, und ohne es wurde auch nicht eines von dem, was geworden. In ihm war das Leben, und das Leben war das Licht der Menschen."

Eine Form der aus dem Aktivieren des Wortes in unserer Seele hervorsprießenden Früchte, sind, wie Swedenborg es formuliert, gute Werke, die der Herr durch den Menschen und der Mensch aus sich vom Herrn her tut.

Wie bereits erwähnt, es liegt ganz allein an uns, ob unser Herz ein schlechter oder ein guter Acker ist. Sind wir bereit, die Steine unserer menschlich begründeten Scheinwahrheiten aus uns herauszuschaffen, damit Platz entsteht für die himmlischen Wahrheiten, die wir in der Heiligen Schrift lesen können? Oder ist es nicht oft viel bequemer, unsere auf wackligen Begründungen stehenden Meinungen neuen, vielleicht unbequemen Erkenntnissen vorzuziehen?

Es ist nicht der Herr, der uns die Wahrheit vorenthält, wir selbst sind es, die Seiner göttlichen Führung das Bollwerk des falsch verstandenen Wortes entgegen stellen. Wir sind diejenigen, die den Herrn durch unsere Ungeduld und unsere Begründungen in Scheinwahrheiten daran hindern, Seinen Samen in unserem Herz zum Keimen zu bringen.

Nun ist unser Herr ein Gott, der sich nichts sehnlicher wünscht, als dass der Samen, den er unablässig in die Herzen der Menschen streut, irgendwann einmal aufgeht. Aus diesem Grund lässt Er nichts unversucht, um uns Menschen durch alle möglichen und unmöglichen, äußeren wie inneren Begegnungen, neue Impulse zu schenken. Krankheiten, Unfälle und Schicksalsschläge aller Art sollen dazu beitragen, uns Menschen aufzurütteln, damit unsere Seele erkennen kann, wo sie sich im Falschem begründet hat. Leider muss der Herr all die Dinge zulassen, die wir oft als sehr unangenehm und schmerzlich empfinden, damit unsere Seele aus ihrer trügerischen Ruhe aufgerüttelt wird. Auch wenn dies in der jeweiligen Situation oft nicht so gesehen wird, ist es trotzdem die reine göttliche Liebe unseres himmlischen Vaters, die diese schmerzhaften Umstände zulässt. Wir betrachten ja diese Schicksalsschläge aus unserer begrenzten menschlichen Sicht. Und weil Schmerzen, unabhängig davon, ob körperlicher oder seelischer Art, für uns etwas Negatives sind, können wir uns nur sehr schwer mit dem Gedanken anfreunden, dass dieser oder jener Schicksalsschlag für uns etwas Gutes haben soll.

Aus der Sicht Gottes stellt sich die Situation ganz anders dar. Für Ihn, der ja weit über den Horizont unserer materiell beeinflussten Empfindungen hinausschaut, geht es ausschließlich um die Ausbildung unserer Seele, die ja im Gegensatz zu unserem Körper ewig lebt. Was nutzt uns ein kurzes schmerzfreies Erdenleben, wenn wir dafür in der Ewigkeit eine kranke Seele haben?

Nicht umsonst heißt es bei Matthäus:

„Fürchtet euch nicht vor denen, die den Leib töten, die Seele aber nicht zu töten vermögen; fürchtet vielmehr den, der Seele und Leib ins Verderben der Hölle zu stürzen vermag." (Matth. 10,28)

Aus Liebe zu seinen Kindern hat sich unser Herr, Jesus Christus, von den Menschen kreuzigen lassen, und aus dieser gleichen Liebe heraus führt Er seine Menschenkinder bisweilen durch das Tal der Tränen, damit sie dadurch gestärkt den Weg an Seine Vaterbrust finden können.

Wenn wir das bisher Gelesene einmal Revue passieren lassen, dann wird klar, dass man dem Herrn gar nicht genug dafür danken kann, dass Er für alle Kreaturen in der materiellen Schöpfung schmackhafte Nahrung zur Verfügung stellt, die notwendig ist, um die jeweiligen Leiber gesund zu ernähren. Denn ohne unseren Körper könnte unsere Seele ja gar nicht in der materiellen Ebene existieren. Und ohne diesen Erdenweg könnten wir kein Kind Gottes werden.

Aber, einen noch viel größeren Dank gebührt dem Herrn dafür, dass Er uns durch die Führungen, die Er jedem einzelnen Menschen angedeihen lässt, die Möglichkeiten eröffnet, ein Kind Gottes zu werden. Er hegt und pflegt unseren Seelenboden, und er lässt nichts unversucht, die Dornen unseres aus dem Bösen entspringenden Falschen herauszureißen, Er lockert, ohne müde zu werden, unseren durch falsche Begründungen zu Stein gewordenen Boden, damit Sein göttlicher Samen in uns aufgehen kann.

Ich glaube, dass das Erntedankfest, welches wir heute feiern, nur ein müder Abklatsch dessen ist, was jeder Einzelne von uns feiern wird, wenn der Samen, den der Herr in unsere Seelenerde eingepflanzt hat, zu einer herrlichen, fruchttragenden Pflanze herangewachsen ist.

Die Früchte dieser, aus der wahren Liebe zum Herrn und zu unserem Nächsten gewachsenen Seelenpflanze, werden uns in die himmlischen Gefilde entführen, in denen wir mit den höchsten Engeln Arm in Arm unserem Jesus entgegeneilen werden.

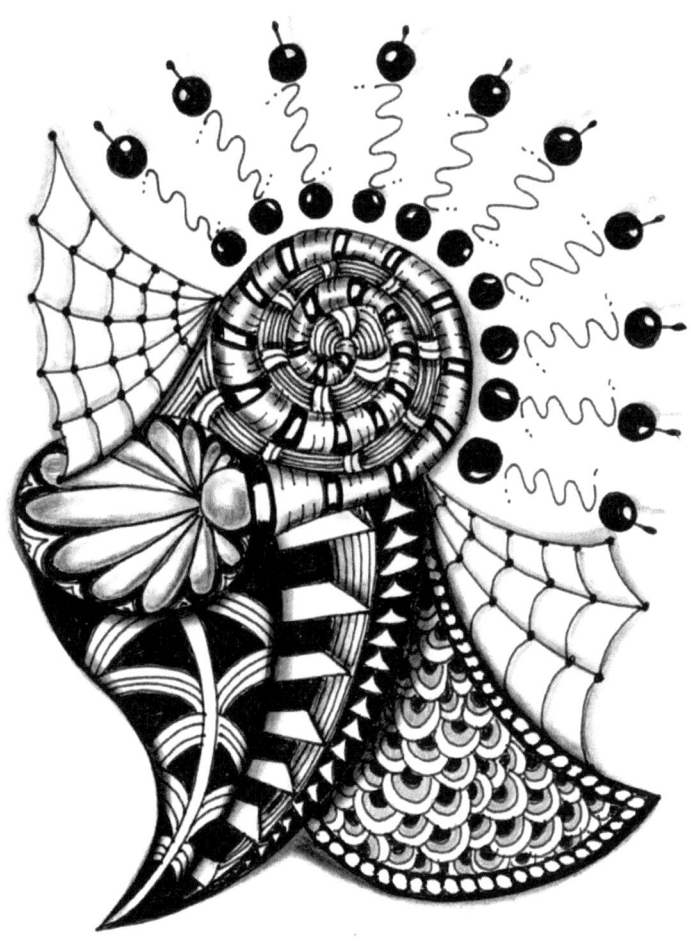

Das Licht

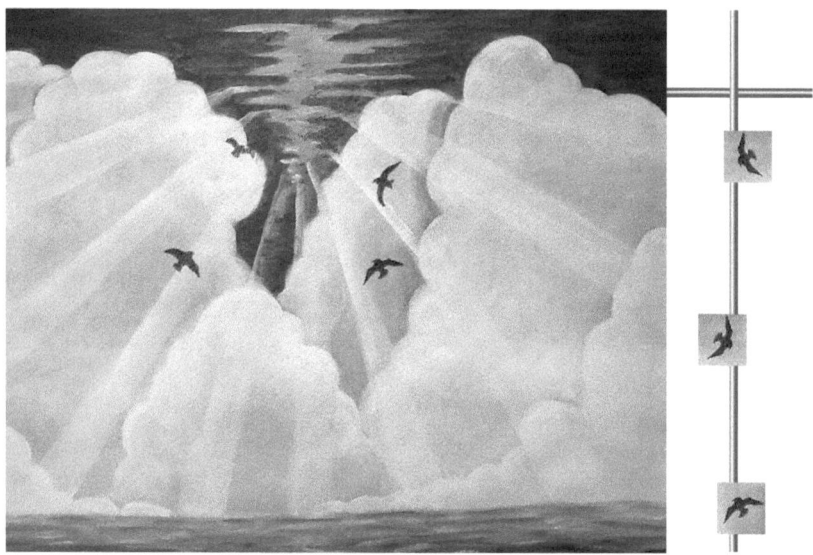

Wenn es Herbst wird, sammeln sich viele Vögel, um in größeren oder kleinern Formationen ihre weite und gefahrvolle Reise nach Süden anzutreten. Sie entfliehen der Dunkelheit und der Kälte, um zielsicher den warmen und sonnendurchfluteten Regionen unserer Erde entgegenzustreben.

Oft wird sich der Mensch beim Betrachten dieser wunderbaren Vogelschwärme darüber bewusst, dass er in einer dunklen und kalten Welt zurückbleiben muss. Es ist zwar relativ leicht, etwas gegen die äußere Dunkelheit und Kälte zu unternehmen, aber Neonlicht und Heizlüfter können der inneren Kälte meist nichts anhaben. Hier bedarf es einer weitaus größeren Anstrengung, um der inneren Lichtlosigkeit und Gefühlskälte zu entfliehen.

Jesus Christus ruft uns zu: *„Ich bin das Licht der Welt, wer zu mir kommt, dem wird es an nichts mangeln.“* Wer bereit ist, nach eingehender Prüfung auf dieses Angebot einzugehen, wird feststellen, dass die Wolken der inneren Finsternis sehr bald aufreißen und das Licht der göttlichen Liebe seine Seele erwärmt. Er wird erleben, wie seine Lebensängste zugvögelgleich den Weg in ein fernes Land antreten und in ihm werden Frieden und Freude einkehren.

Der Herr ist im Tempel seiner Heiligkeit

Bisweilen wird am Anfang einer Feierstunde ein Satz gesprochen, der so viel Tiefe beinhaltet, dass man wahrscheinlich ganze Bücher schreiben könnte, ohne ihn in all seinen Facetten auszuloten. Ein Satz, der das Ziel all unserer inneren und äußeren Kämpfe mit wenigen Worten umschreibt. Ich meine den Satz:

„Der Herr ist im Tempel seiner Heiligkeit, es sei stille vor Ihm die ganze Erde".

Rein äußerlich könnte der eine oder andere denken: „Was ist denn so Besonderes an diesen Worten? Handelt es sich doch lediglich um die Eröffnungsworte einer Feierstunde". Dem könnte man zunächst einmal nicht widersprechen, da es sich ja wirklich um die ersten Worte vieler Feierstunden handelt. Aber dennoch enthalten diese 15 Worte soviel Liebe und Weisheit, dass es sich wirklich lohnt, ein wenig über die einzelnen Bedeutungebenen nachzudenken.

In früheren Zeiten fanden Feierstunden bzw. Gottesdienste im Tempel statt. Der Tempel sollte auf der natürlichen Ebene den Lebensbereich darstellen, in dem der Mensch die größte Nähe zu Gott erlangen konnte. Nicht umsonst bauten die Menschen vergangener Zeiten große Tempelanlagen zu Ehren Gottes. Dass diese Tempelkulte in der Regel früher oder später eine gewisse Eigendynamik bekamen und dann mehr dem Machterhalt der Tempeldiener als der Verehrung Gottes dienten, soll hier nicht weiter betrachtet werden. Wichtig ist nur, dass ursprünglich eine Funktion des Tempels darin bestand, als Versammlungsstätte für die Menschen zu dienen, die gemeinsam einen Gottesdienst abhalten wollten. So gesehen ist jeder Raum, in dem sich zwei oder drei im Namen des Herrn treffen, um Seiner zu gedenken, ein kleiner Tempel.

Wenn es nun heißt, *„Der Herr ist im Tempel seiner Heiligkeit"*, dann haben wir durch das Öffnen der Heiligen Schrift und das Lesen der heiligen Texte den Herrn in den Andachtsraum geholt. Jedes Wort, das wir aus der Heiligen Schrift hören dürfen, ist heilig und erhaben, denn es ist ein funkelnder Rubin aus den Tiefen der göttlichen Liebe, der in unser Herz eindringen möchte, um dort seine wohltuende Kraft zu entfalten. Es versteht sich von selbst, dass die Worte des Herrn nur dann in uns ihre Kraft entfalten können, wenn es uns gelingt, die Erde in uns zum Schweigen zu bringen. Darum heißt es ja auch im zweiten Teil unseres Satzes: *„es sei stille vor Ihm die ganze Erde."*

Die Erde bzw. die Welt ist es, die uns mit ihren unendlich vielen Fallstricken immer wieder gefangen nehmen will, damit wir uns nur ja nicht für die großen Wahrheiten öffnen, die Jesus für uns in der Heiligen Schrift bereithält. Ich denke, wir können uns gar nicht genug mit der Heiligen Schrift auseinandersetzen, denn sie ist ein unversiegbarer Quell an Inspiration für unseren Verstand und unseren Willen. Ohne sie würden wir in der finstersten Geistesnacht leben, denn wir wüssten nichts von Gott, nichts von unserer hohen Bestimmung und was noch viel schlimmer wäre, wir wüssten nichts von unserem liebevollen und fürsorglichen Jesus, der jeden Tag aufs Neue nichts unversucht lässt, uns von unserem Weg der Finsternis wegzuführen. Mit den Worten, die Er uns in der Heiligen Schrift geschenkt hat, hat Er uns den Weg in die lichten Gefilde der göttlichen Liebe eröffnet. Wir brauchen uns nur Seinen Worten in der Heiligen Schrift zu öffnen, und Er wird uns gerne das rechte Verständnis für die oftmals schwierigen Texte schenken.

Das Tolle an dem zunehmenden Verständnis Seiner Worte besteht darin, dass sich dadurch unsere Liebe zum Herrn weiterentwickeln kann. Ich denke, es ist leicht nachzuvollziehen, dass meine Liebe für jemanden in dem Maße zunimmt, in dem ich seine große Geduld, seinen Sinn für Schönheit, seine Weisheit und seine unglaublich große barmherzige Liebe kennen und schätzen lerne. So gesehen ist jeder Tag ein kleines Angebot, unser Wissen und unsere Liebe zum Herrn zu erweitern.

Die Adventszeit soll dazu dienen, dass sich der Mensch auf den Geburtstag unseres Herrn Jesus Christus vorbereiten kann. Ein Tag, der im Leben jedes Menschen früher oder später eine ganz große Bedeutung hat. Denn irgendwann einmal kommt der Tag, wo all unsere Wortstudien, die wir mit der Hilfe des Herrn durchgeführt haben, von Erfolg gekrönt werden. Die Weltweisheit unseres Verstandes, die sich auf die falschen Begründungen der Welt beruft, wurde durch das Wortstudium abgebaut und durch die Wahrheiten des göttlichen Wortes ersetzt. Unserem Willen, der allzeit nach der Welt schielte, um von dort Spaß, Fun und Lebensfreude zu beziehen, wurden durch die Zunahme der Weisheit diese Freuden schal. Wir spüren, dass die wirkliche Lebensfreude aus der Verbindung unseres Verstandes mit der göttlichen Liebe entspringt, und in unserem Herzen entsteht eine tiefe Sehnsucht nach der Liebe zum Herrn. Wenn dies geschieht, dann ist der Tag nicht mehr fern, dass aus der Krippe unseres Herzens die ersten zärtlichen Rufe unseres neugeborenen Jesus ertönen. Dies ist dann das wahre Weihnachten, die heiligste Nacht unseres bisherigen Lebens. Unser Herr, Freund und Bruder hat Einzug in unsere Lebensliebe gehalten und möchte von nun an in uns zum Herrn all unserer Wünsche und Begierden heranwachsen. Es liegt nun an uns, ob unser neugeborener Jesus von den Schergen unseres alten Weltkönigs umgebracht wird oder ob wir in das Ägypten unseres durch das Wort inspirierten Weisheit ziehen, um dort alles für das Gedeihen unseres Jesus zu tun.

Wir dürfen uns da keinen Illusionen hingeben, die Welt mit all ihren Verlockungen macht es uns nicht gerade leicht, die himmlischen Wahrheiten aufzunehmen. Deshalb ist es wirklich ungemein wichtig, den eigenen Willen von weltlichen Schlacken zu befreien. Nur wenn wir immer wieder den Tempelbereich unseres Willens mit den Fluten des himmlischen Weisheitswassers reinigen, kann der Herr in uns bleiben, wachsen und gedeihen. Denn Er, der der Weg, die Wahrheit und das Leben ist, kann nur dann in uns verbleiben, wenn wir uns rigoros von falschen Begründungen und unechten Gefühlen trennen. Wenn wir unseren Tempel von Geldwechslern und Krämern frei halten. Denn der Tempel in uns kann nur dann eine wahre Wohnstätte für den Herrn sein, wenn er völlig frei von weltlichen Begierden und Falschheiten ist. In diesem Punkt ist Jesus völlig kompromisslos, wie wir aus der Heiligen Schrift wissen. Bevor Er in den Tempel von Jerusalem einziehen konnte, musste Er ihn auch erst von den Geldwechslern und Krämern reinigen. Es ist halt nicht möglich, sich nur ein bisschen von der Welt zu lösen, indem man den Teil der Wahrheit, der einem angenehm ist, annimmt, und den Teil, der einem unangenehm ist, nicht so genau nimmt. Eine halbe Wahrheit ist wie gar keine Wahrheit. Darum heißt es ja auch: Der Herr ist im Tempel seiner Heiligkeit, es sei stille vor Ihm die ganze Erde.

Jesus kann nur dann im Tempel unseres Herzens für immer Einkehr halten, wenn die Erde in uns stille geworden ist, wenn die aus der göttlichen Liebe inspirierte Weisheit unseres Verstandes unseren Willen umgebildet hat und für Wechsler und Krämer kein Platz mehr ist. Welch ein erhabener und wunderbarer Gedanke, dass unser Jesus der Herr im Tempel unseres Herzens sein will.

Man muss sich dies einmal vorstellen, Der, der Alles in Allem ist, der die vollendete Weisheit und Liebe ist, unser Schöpfer und Gott will in uns Wohnung nehmen, will unser Ein und Alles werden, will Seine unendliche Liebe in uns verströmen. Und dafür verlangt Er noch nicht einmal irgendetwas Besonderes von uns. Wir müssen lediglich das tun, was wir sowieso machen würden, wenn wir einen liebevollen, uns nahestehenden Gast erwarten. Wir putzen unsere Wohnung, bereiten unserem Besucher eine möglichst angenehme Ruhestätte und legen alles beiseite, von dem wir wissen, dass es unserem Gast Unbehagen bereitet.

Nichts anderes müssen wir tun, wenn wir den Tempel in unserem Herzen für die Ankunft des Herrn vorbereiten wollen. Als Erstes muss der ganze Weltunrat, der sich im Laufe unseres bisherigen Lebens angesammelt hat, entrümpelt werden. Da stehen an der hinteren Tempelwand unsere falschen Vorstellungen neben den gut begründeten Irrtümern. Links in der Ecke finden sich all unsere Krankheiten mit den brennenden Fragen: wie, welche Medizin brauche ich für welches Symptom? Welcher Arzt oder Heilpraktiker kann mir am besten helfen? An der rechten Wand häufen sich all unsere Weltsorgen. Auf dem Boden liegen unsere esoterischen Irrwege verstreut, und im Keller unseres Tempels liegen noch stapelweise religiöse Vorurteile aus der Zeit, als wir die Heilige Schrift nur nach dem Buchstabensinn gelesen haben.

Wenn ich mir unseren Tempel so anschaue, dann finden sich dort eine Menge Dinge, von denen wir froh wären, wenn wir sie bereits entsorgt hätten. Wir sind mit dem, was sich da so angesammelt hat, überhaupt nicht glücklich, sodass wir für jedes Hilfsangebot dankbar wären, was dazu beiträgt, diesen ganzen Ballast loszuwerden. Zumal dieser Weltenmüll inzwischen Dimensionen angenommen hat, dass wir ihn ohne die kräftige Mithilfe eines kompetenten Entsorgers gar nicht mehr loswerden würden. Wie in der natürlichen Welt, so gibt es auch in unserer geistigen Welt verschiedene Müllentsorgungsanbieter. Und wie in der natürlichen Welt gibt es Entsorger, die den Müll nur umstapeln, und es gibt welche, die den Müll wirklich entsorgen.

Zu den Umstaplern gehören alle Anbieter, die uns die Mittel an die Hand geben, unsere körperlichen und seelischen Symptome zu bekämpfen bzw. zu unterdrücken. Wenn ich durch die Einnahme von irgendwelchen Medikamenten, egal ob homöopathisch oder chemisch, die Symptome unterdrücke, dann wird sich die Ursache dieser Symptome neue Wege suchen, um auf sich aufmerksam zu machen. Und wenn mir eine Philosophie oder Glaubensgemeinschaft einreden will, dass nur sie den einzig möglichen Weg kennt, unseren Tempel zu reinigen, dann wird sie vielleicht die eine oder andere Ecke unseres Tempels reinigen können, wir sollten aber lieber nicht unter den Teppich schauen, unter den die eine oder andere Wahrheit gekehrt wurde.

Wenn man sich das Angebot der Entsorger objektiv anschaut, dann gibt es eigentlich nur einen Anbieter, der alle Anforderungen einer optimalen Reinigung und Entsorgung erfüllt, und dass im Gegensatz zu den eben angeführten auch noch völlig kostenlos.

Mit dem Slogan: *„Kommet alle, die ihr mühselig und beladen seid, ich will euch erquicken"*, wirbt unser Jesus um jeden einzelnen Menschen, für den Er völlig kostenlos den Müll, den der Mensch in seinem Tempel aufgehäuft hat, auf sich nehmen will.

Im Gegensatz zu allen anderen angebotenen Möglichkeiten, uns von dem Falschen in unserer Seele zu befreien, bietet uns Jesus eine wirkliche Reinigung, nicht nur unseres Tempels, sondern unseres ganzen Seins an. Er kennt alle Ursachen, Ecken und Kanten in unserer Seele, und Er weiß auch um all die Dinge, die wir unter den Teppich unseres Vergessens gekehrt haben. Er kann uns die Wege aufzeigen, wie wir das Falsche aus uns herausbekommen, um Platz für himmlische Wahrheiten zu schaffen.

Er kennt die Medizin für die wahren Ursachen unserer körperlichen Gebrechen und Er weiß wann, wie und welche Dinge geschehen müssen, damit unsere Seele gesunden kann. Ist der Tempel unserer Seele mit den Wahrheiten der göttlichen Weisheit gereinigt und mit den herrlichen Blumen der göttlichen Liebe geschmückt, dann gibt es keine Ursachen mehr für körperliche Krankheiten. Wie heißt es doch so schön: „In einem gesunden Körper wohnt ein gesunder Geist". Die Welt geht zwar den umgekehrten Weg und wundert sich, dass die durch Sport gestählten Körper keine gesunden Seelen hervorbringen. Wir sollten uns dadurch aber nicht beirren lassen und neben der normalen Körperpflege unser Hauptaugenmerk auf die Gesundung unserer Seele legen.

Hier sind wir an dem Punkt angelangt, den uns die anderen Tempelunratentsorger meist verschweigen, während unser Jesus keinen Hehl daraus macht, dass dem Himmelreich Gewalt angetan werden muss. All den lieb gewonnen Irrtümern und Falschheiten, die sich in unserem Verstand manifestiert haben und die einen großen Anteil unseres Tempelunrats ausmachen, muss Gewalt angetan werden.

Wie schon gesagt, der Herr Jesus Christus ist da völlig kompromisslos. Er, der die personifizierte Wahrheit ist, kann nicht in uns Einzug halten, wenn noch Falsches in uns ist.

Als körperbezogene Wesen, die ihre Umwelt nur über die fünf Sinne erfahren können und die aufgrund falscher Erziehung diese Realität, als die einzig wahre betrachten, fällt es uns ungemein schwer, die materielle Welt als Erscheinlichkeit zu betrachten. Durch die Studien der Heiligen Schrift und der Lehre der Entsprechung, wie wir sie durch Emanuel Swedenborg erhalten haben, können wir erfahren, dass die wahre Realität nicht in der vergänglichen Materie, sondern in der unvergänglichen Existenz des göttlichen Geistes liegt.

Jesus sagte doch ganz deutlich: *„Mein Reich ist nicht von dieser Welt."* Das wirkliche Leben liegt völlig losgelöst von der Materie in der Welt jenseits unseres Erfahrungshorizonts. Genau an dieser Stelle müssen wir unserem Himmelreich Gewalt antun. Wir müssen uns von unseren natürlichen Betrachtungsweisen, wie wir sie in der Kindheit erlernt haben, freimachen und die geistigen Betrachtungsweisen, wie sie uns die Heilige Schrift abfordert, erlernen. Die Entsprechungskunde ist hierzu ein unverzichtbares Hilfsmittel. Nur mit der Lehre der Entsprechungen wird es uns gelingen, alles Falsche in unserer Seele als solches zu erkennen, und durch Wahres aus dem Wort zu ersetzen. Jesus hat uns diese Lehre als Werkzeug geschenkt, damit wir mit ihrer Hilfe die Quellen der im göttlichen Wort enthaltenen Wahrheitsströme öffnen können. Die göttliche Liebe strömt durch das Öffnen dieser Quellen über unsere Seele direkt in den Verstand des Menschen ein. Die aus dieser Verbindung entstehende Weisheit hat die Kraft, unseren Willen so umzubilden, dass der Tempel in unserem Herzen von all unseren Weltschlacken befreit wird.

Jetzt hat der Mensch mit Jesu Hilfe den Zustand erreicht, der es dem Herrn ermöglicht, Einzug in den Tempel unseres Herzens zu halten. Ein Tempel, der mit der nun himmlischen Weisheit unseres Verstandes gereinigt wurde und der mit der nun auf Jesus fixierten Liebe unseres Willens geschmückt ist. In diesem Tempel ist kein Platz mehr für die Dinge der Welt. Denn wo die unbedingte Liebe zwischen Mensch und Jesus herrscht, wo die Liebe und die Weisheit eine himmlische Ehe eingegangen sind, da muss die Welt schweigen, da ist der Bann der Materie gebrochen.

Welch ein Sieg, den wir an der Seite unseres liebevollsten Mitstreiters Jesus erreichen können. Wir müssen nur „JA" sagen und bereit sein zu lernen, um den Kampf gegen die Welt in unserer Seele aufnehmen zu können. Alles Andere, was zur Reinigung unseres Herzens notwendig ist, dürfen wir getrost Jesus übergeben. Er wird, solange wir es zulassen, unser Leben so führen, dass eine Ecke nach der anderen unseres Tempels gereinigt wird und wir dann dereinst zurecht sagen dürfen:

„Der Herr ist im Tempel seiner Heiligkeit, es sei stille vor Ihm die ganze Erde."

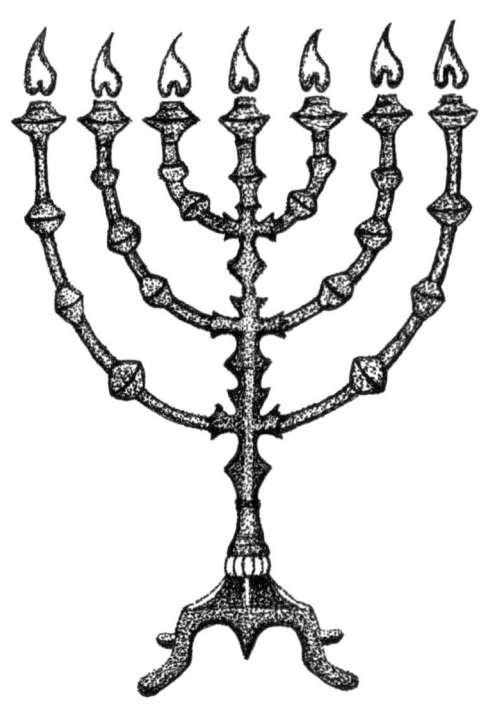

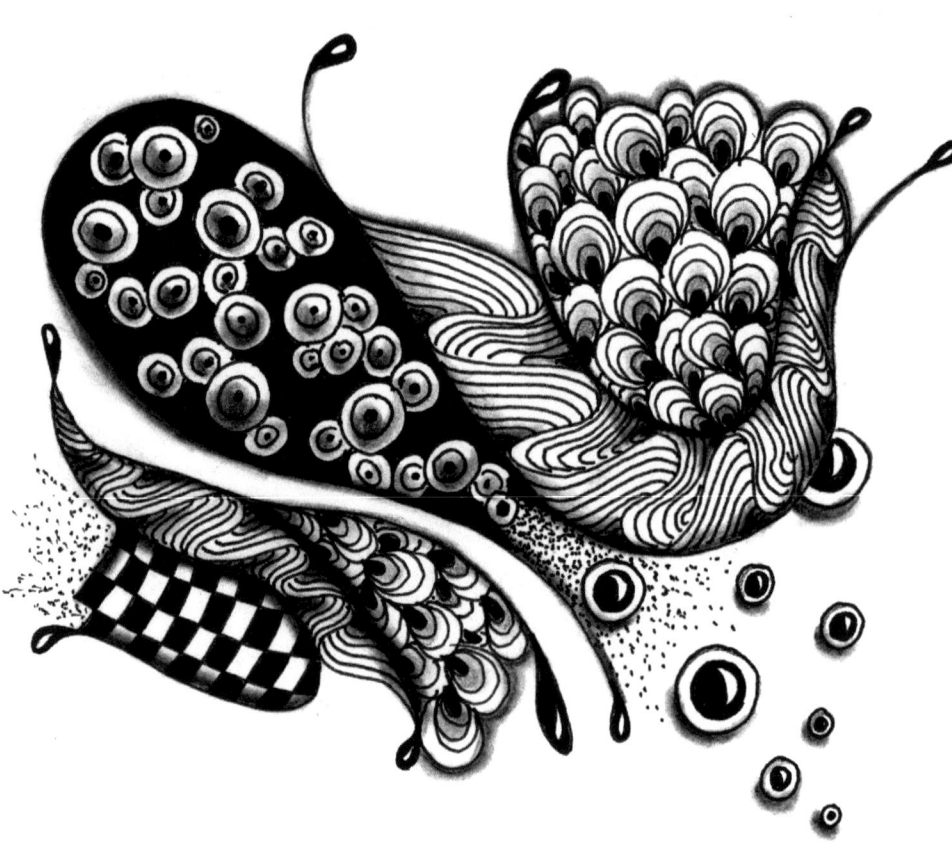

Du brauchst Gott weder hier noch dort zu suchen; er ist nicht weiter als vor der Tür des Herzens. Dort steht er und harrt und wartet.

[Meister Eckhart (1260 - 1327), deutscher Mystiker]

1. Advent

Spätestens seit heute kommen wir nicht mehr umhin, uns mit dem Gedanken vertraut zu machen, dass es nicht mehr lange dauert, bis wir Weihnachten feiern können. Draußen in der Welt werden wir ja schon seit geraumer Zeit von allen Seiten auf dieses Ereignis aufmerksam gemacht. Die Kaufhäuser sind längst festlich geschmückt, und die meisten von uns haben sicherlich schon das eine oder andere Weihnachtsgebäck probiert. Von großen Plakatwänden werden wir darauf aufmerksam gemacht, dass die Zeit zum Einkauf der Weihnachtsgeschenke langsam knapp wird. Die Weihnachtsmärkte schießen wie Pilze aus dem Boden und laden zum Verzehr von heißen Maronen und Glühwein ein. In den Zeitschriften finden wir schon das eine oder andere Rezept für den Festtagsschmaus. Die Gänse und Karpfen sind dafür schon längst geschlachtet worden und warten in den Supermarkt-Tiefkühltruhen darauf, gekauft zu werden. Mit anderen Worten, die Lebensmittel- und Geschenkindustrie ist auch dieses Jahr bestens auf das bevorstehende Ereignis vorbereitet. Und die Werbeindustrie weiß uns diese Produkte so anzupreisen, dass wir in eine mehr oder weniger weihnachtliche Stimmung kommen und vielleicht doch noch das eine oder andere kaufen.

Obwohl ja die Adventzeit weitgehend im Kommerz zu ersticken droht, ist sie trotzdem die Zeit, die den Menschen auf der Straße darauf aufmerksam macht, dass das Weihnachtsfest vor der Tür steht und dass er die Adventzeit zur Vorbereitung auf dieses Ereignis nutzen sollte. Leider ist es oft so, dass der natürliche Mensch diese Vorbereitungszeit mehr auf die äußeren materiellen Dinge bezieht und sich meist nicht darüber im Klaren ist, dass die Adventzeit auch eine spirituelle Komponente hat. Ja klar, man denkt schon mal daran, dass man zu Weihnachten vielleicht mal wieder in die Kirche gehen könnte und dass man vielleicht mal wieder was spenden sollte. Aber das war es dann meistens schon.

Gerade für die Menschen, die im Weltgetriebe unterzugehen drohen, bietet die Adventzeit viele Möglichkeiten, einmal innezuhalten, zu verschnaufen und sich zu fragen, ob denn das Streben nach dem materiellen Glück wirklich alles ist. Ob denn das bevorstehende Weihnachtsfest, über den Kommerz hinaus, nicht vielleicht doch noch eine andere Bedeutung haben könnte.

Wenn dies geschieht, dann beginnt die wirkliche Adventszeit. Denn diese Zeit ist ja ursprünglich eingeführt worden, damit sich der gläubige Christ auf die Ankunft des Herrn vorbereiten kann.

Das Adventus Domini, was soviel wie die Ankunft des Herrn heißt, will wohl vorbereitet sein, denn bevor der Herr Jesus Christus in unser Leben wahrhaftig eintreten kann, muss die Wohnstätte in unserem Herzen auf dieses Ereignis vorbereitet werden.

Als vor etwa 2000 Jahren der Herr seine Laufbahn als Lehrer und Meister antreten wollte, musste dies, so wie es durch den Propheten Jesaja vorhergesagt wurde, durch die Stimme eines Rufers in der Wüste vorbereitet werden. Derjenige, der laut Jesaja rief: *„Bereitet den Weg des Herrn; macht gerade seine Pfade!"* (Jesaja 40,3) war, wie wir in den Evangelien nachlesen können, kein geringerer als Johannes der Täufer. Er war derjenige, der in der Wüste von Judäa am Jordanfluss die Menschen taufte und zur Umkehr aufrief. Er war derjenige, der versuchte, die Menschen aufzurütteln, damit sie ihre falschen, von der herrschenden Priesterkaste geprägten Glaubenswahrheiten neu überdenken, damit sie ihren verkrusteten, auf äußerliche Zeremonien reduzierten Glauben über Bord werfen konnten, um sich für das nahende Himmelreich öffnen zu können. Johannes der Täufer scheute dabei auch nicht davor zurück, sich mit vielen Pharisäern, Sadduzäern und den Vertretern des Tempels anzulegen, indem er ihnen zurief: *„Ihr Natternbrut! Wer hat euch gelehrt, dem kommenden Zorngericht zu entgehen?"*

Ihm kam es darauf an, die Menschen seiner Umgebung aufzurütteln, sie aus ihrer Lethargie zu reißen, damit sie offen werden, um Buße tun zu können. Wobei dieses griechische Wort Buße nichts mit Strafe oder so zu tun hat, sondern nichts weiter als Sinnesänderung bedeutet. Um aber eine Sinnesänderung vornehmen zu können, ist es unumgänglich, aus seinem Schneckenhaus herauszukommen und seine bisher als sicher geglaubten Wahrheiten infrage zu stellen. Es geht darum, die eigenen Schwächen im Umgang mit seinen Mitmenschen zu erkennen, die eigenen seelischen Untiefen auszuloten und sein Verhältnis zu Gott neu zu überdenken. Und genau hierzu will uns die Adventszeit einladen.

Johannes der Täufer wirkte in der Wüste von Judäa am Jordanfluss. Man könnte sich natürlich fragen, warum er nicht in Jerusalem wirkte, wo doch die äußeren Lebensverhältnisse sicherlich wesentlich angenehmer waren als in der Wüste.

Nun, das hatte zum einen den Grund, dass sich die Priesterschaft seine Aktivitäten sozusagen vor der eigenen Haustür gewiss nicht allzu lange hätte gefallen lassen, zum anderen lag es daran, dass seine Tätigkeit vorbildenden Charakter hatte. Das heißt, dass das, was der Johannes in der Wüste von Judäa tat, in der Seelenentwicklung eines jeden Menschen getan werden muss.

Denn die Wüste bedeutet in der Sprache der Entsprechung einen Seelenzustand, in dem aus Unkenntnis des Wahren kein Gutes vorhanden ist. Judäa bezeichnet die Kirche, das heißt, die mit dem Herrn verbundenen Bereiche unserer Seele. Und der Jordan bezeichnet die Einführung in die Kirche. Die Wasser des Jordan bezeichnen die ersten Wahrheiten, durch welche man in die Kirche eingeht, und dies sind solche, wie sie im Letzten des Wortes sind.

In der seelischen Entsprechungsebene wird durch die wenigen Worte, dass Johannes in der Wüste von Judäa am Jordanfluss wirkte, ein recht komplexer Seelenzustand beschrieben. Hier wird ein Mensch beschrieben, dessen Seelenkirche noch nicht auf den Herrn ausgerichtet ist. Er lässt sich noch von den Begründungen der Welt treiben, und wenn er sich überhaupt mit der Religion beschäftigt, ist er mit dem Buchstabensinn des Wortes zufrieden. Diesen Zustand bezeichnet Swedenborg als Wüste. Wenn der Mensch damit beginnt, vielleicht durch äußere Schicksalsschläge angeregt, Buße zu tun, das heißt, wenn er bereit zu einer Sinnesänderung ist, dann kann das Wasser des Jordan, das die ersten Wahrheiten bezeichnet, in die Seele des Menschen einfließen. Ein feierlicher Akt, der den Willen des Menschen zur Buße nach außen und innen kundgeben soll, ist die Taufe. Denn die Taufe ist laut Swedenborg ein Zeichen, dass der Mensch vom Bösen gereinigt und wiedergeboren werden soll.

Wenn der Mensch bereit ist, seine Scheinwahrheiten durch den Einfluss des Jordanwassers, also der göttlichen Wahrheiten, in seine Seele aufzugeben, dann bereitet er sich auf sein persönliches Weihnachtsfest vor.

In seinem Werk „Die Wahre Christliche Religion" schreibt Emanuel Swedenborg, dass durch die Taufe des Johannes der Weg bereitet wurde, dass Jehova[12], der Herr, in die Welt herabkommen und die Erlösung vollbringen konnte. Wenn wir bedenken, dass in der Entsprechungssprache der Begriff „Welt" ein Synonym für die menschliche Seele ist, dann wird die Aussage Swedenborgs sofort verständlich. Durch die Taufe des Johannes, deren Voraussetzung die Buße, also die Sinneswandlung ist, können die Wasser des Jordan, die ja die ersten Wahrheiten in unsere Seelenkirche symbolisieren, unsere Seelenwelt auf das Kommen des Herrn in uns vorbereiten. Erst wenn dies geschieht, kann der Mensch wahrhaftig von den Fesseln der Welt erlöst werden.

Ja, lieber Leser, so gesehen ist die Adventszeit eine sehr wichtige Zeit im Leben eines jeden Menschen. Darum hat es auch der göttlichen Vorsehung gefallen, die Menschen unserer Erde durch diese vier Adventsfeiertage auf ein bevorstehendes Ereignis aufmerksam zu machen, welches eines der wichtigsten Ereignisse im Leben eines jeden Menschen ist.

Die Geburt des Herrn in unsere Seelenkrippe.

Dass diese Geburt natürlich nicht ohne eine gewisse Vorbereitung stattfinden kann, versteht sich von selbst. Denn schon im natürlichen Leben gibt es ja eine Menge zu erledigen, wenn die Geburt eines Kindes ansteht. Da muss ein Raum gefunden werden, in dem das Kind untergebracht werden kann. Dieser Raum wird natürlich den Bedürfnissen des zukünftigen Erdenbewohners angepasst. Er wird gereinigt, neu renoviert, geschmückt und mit allerlei nötigem, manchmal auch unnötigem, Hausrat versehen. Allen Beteiligten macht es viel Freude, schon mal ein paar niedliche Kleidungsstücke auszusuchen, und die ersten Kuscheltiere lassen auch nicht allzu lange auf sich warten. Die vorsorglichen Eltern sehen sich heutzutage vor der Geburt nach einem Kindergartenplatz um und schließen rechtzeitig eine Aussteuerversicherung ab.

Es fordert schon viel Kraft, Zeit und Energie, die Geburt eines Kindes vorzubereiten, aber wenn wir dann den Erfolg sehen und sich das neugeborene Kind in seinem Kinderbettchen wohlfühlt, dann haben wir diese Arbeiten gerne getan.
So, wie die Vorbereitung auf ein Menschkind wohl durchdacht und mit viel Kraft, Ausdauer und Geduld durchgeführt werden will, genauso muss auch die Geburt des Herrn in uns vorbereitet sein.

---

[12] siehe Seite 251

Bevor Weihnachten in uns stattfinden kann, muss natürlich erst einmal Raum in unserer Seele geschaffen werden. Wir müssen in all unseren weltlichen Einbindungen den Platz finden, wo wir später in unserem Herzen einmal die Krippe aufstellen können. Wenn wir diesen Raum gefunden haben, das heißt, wenn wir Buße tun und uns unser Trachten nach der Welt langweilig und schal wird, wenn wir unserem Jesus die Möglichkeit einräumen, an uns zu wirken, dann beginnt die Zeit, wo wir den Raum in unserem Herzen reinigen, renovieren und schmücken können. Wir alle wissen, wie schwer es manchmal ist, diesen kleinen Raum zu reinigen, ihn von den weltlichen Anfechtungen zu befreien und freizuhalten. Die weltlichen Versuchungen möchten immer wieder durch Schmutz und Unordnung diesen Raum verderben.

Auch das Renovieren und Schmücken ist eine nicht gerade leichte Arbeit. Erst müssen wir die Tapeten unseres falschen Glaubens von den Wänden reißen, damit Platz für ein neues Bewusstsein entstehen kann. Wir müssen uns darüber bewusst werden, mit wie vielen Scheinwahrheiten und falschen Begründungen wir von der Welt vollgestopft sind. Wenn dann die Wände gesäubert sind, das heißt, wenn unser Bewusstsein für die Falschheiten der Weltmeinungen geschärft ist, dann können wir den Raum mit den Wahrheiten aus dem Wort der Heiligen Schrift schmücken. Erst dann können wir Schicht für Schicht in das Verständnis des Wortes eindringen, um mit den daraus entspringenden Erkenntnissen unseren Herzensraum neu zu schmücken.

Schon allein diese Minimalvoraussetzungen zur Vorbereitung auf die Geburt des Jesuskindes in uns wären, ohne die aktive Mithilfe unseres Herrn gar nicht zu bewerkstelligen. Wenn Er sich nicht immer wieder in unserem Leben durch äußere und innere Umstände, diese kleinen Lebensstupser, die uns Sein Wirken erkennen lassen, bemerkbar machen würde, würden wir wahrscheinlich sehr schnell die Renovierung unseres inneren Krippenraumes aufgeben.

Doch allein die Renovierung, in Form des Eindringens in die tieferen Schichten der Heiligen Schrift, reicht noch nicht aus. Es muss ja noch der ganze Hausrat her, der es dem Jesuskind ermöglichen soll, bei uns zu bleiben und zu wachsen. Auch dies will wohl vorbereitet sein.

Was ist denn der Hausrat in unserer Seele?

Der Hausrat in unserer Seele ist die Liebe. Nur wenn wir unsere Lebensliebe auf den Herrn ausrichten, wenn wir Gott über alles und unseren Nächsten wie uns selbst lieben, bieten wir dem in uns geborenen Jesuskindlein all die Dinge, die es braucht, um in uns wachsen und gedeihen zu können.

Unsere Liebe ist es, die es dem Herrn ermöglicht, die Tür zum frisch renovierten Herzenskämmerlein zu öffnen und den uns zustehenden Teil der göttlichen Liebe in die vorbereitete Krippe zu legen.

Diese Tür kann der Herr nur dann öffnen, wenn wir den für Ihn vorgesehenen Raum frisch renoviert haben, das heißt, wenn wir unsere Weltweisheit zugunsten einer himmlischen, durch das Wort inspirierten Weisheit ausgetauscht haben und wenn wir den Hausrat der wahren Liebe zu Gott und unserem Nächsten bereitgestellt haben. Wenn unsere Liebe und Weisheit so ausgerichtet ist, dann wird der Herr nicht lange auf sich warten lassen, und unsere Herzenskrippe wird bald gesegnet sein.

Darum, lieber Leser, lassen Sie uns die Adventszeit nutzen, damit wir dereinst zu den fünf klugen Jungfrauen gehören. Zu den Jungfrauen, die das Öl für ihre Lampen bereithielten, damit sie, wenn der Bräutigam kommt, ihre Lampen entzünden können. Es wäre doch sehr schade, wenn wir die Adventszeit nicht nutzen würden, um mit dem Öl der Liebe die Lampe des Glaubens zu füllen und diese dann, wenn unser Jesus in sein frisch renoviertes Kinderzimmer eintreten will, zu entzünden. Ich denke, das Strahlen dieses Lichtes wird all das Strahlen der Weltweihnachtbäume um ein Vielfaches übertreffen.

Der Herr, unser Jesus, wünscht sich nichts sehnlicher, als dass wir in uns auf Seine Ankunft vorbereitet sind. Dass das Kinderzimmer in unserem Herzen wohl vorbereitet ist und die Flamme unserer Liebe zu Ihm entfacht ist. Denn Er möchte Seine Liebe und Weisheit in uns verströmen, damit wir dereinst ein Kind unseres himmlischen Vaters sein können.

Der Esel

Wie es sich ja sicherlich rumgesprochen hat, feiern wir jedes Jahr den Geburtstag unseres Herrn Jesus Christus, dem es gefallen hat vor ca. 2000 Jahren das Licht dieser Welt zu erblicken. Wobei die Umstände seiner Geburt alles andere als angenehm waren. Er ist während einer für unsere Begriffe recht beschwerlichen Reise unter ärmlichsten Verhältnissen in einer Höhle geboren worden. Diese von den Hirten der Gegend als Notstall genutzte Höhle war so karg eingerichtet, dass noch nicht einmal eine Kochmöglichkeit oder ein Notbett für die Hirten vorhanden war.

Und weil die Eltern sehr arm waren, musste das frisch geborene Jesuskind in den ersten Tagen seines irdischen Lebens mit einer Futterkrippe als Lagerstätte vorlieb nehmen. Der einzige Luxus, den sie dem kleinen Jesuskind bieten konnten, bestand darin, dass sie die Krippe mit ein wenig Stroh und Heu auspolsterten.

Dazu kam noch, dass das Feuerholz zum Heizen des Stalles nicht ausreichte, sodass sie die Tiere, welche sie während Ihrer Reise mitführten, in die Höhle bringen mussten, damit diese mit ihrer Körperwärme den Raum ein wenig erwärmten.

Und dennoch strahlten die dort anwesenden Menschen trotz dieser kärglichen Umstände eine so ungewöhnliche Freude und euphorische Stimmung aus, dass selbst die Tiere den Eindruck vermittelten, als ob sie aus himmlischen Gefilden dem wunderbaren Lobgesang heiliger Engelschöre lauschen würden.

Das empfinde ich persönlich als gar nicht so ungewöhnlich, heißt es doch, dass Tiere für geistige Schwingungen ein wesentlich feineres Gespür als Menschen haben sollen. Deshalb möchte ich den Versuch unternehmen das Geschehen um die Geburt des Herrn aus der Sicht eines Tieres, und zwar der des Esels, zu erzählen.

Na ja, da sage ich mal: IA, typisch Männer! Bevor hier irgendwelche Missverständnisse aufkommen, möchte ich darauf hinweisen, dass ich eine Eselin bin. Soviel Zeit muss sein, denn es ist ja wohl allgemein bekannt, dass wir Frauen ein viel besseres Gedächtnis und ein feineres Gespür als Männer haben.

Ich kann mich also noch sehr gut daran erinnern, wie vor ein paar Tagen im Hause Josef, meines Herrn, die große Hektik ausbrach. Ich war gerade dabei im Stall einer meiner Lieblingsbeschäftigungen nachzugehen, als ich sehr unsanft von Jakobus aus meinem 'vor-mich-hin-dösen' herausgerissen wurde. Er führte mich hinaus ins Freie und begann damit ziemlich hektisch mein Fell zu striegeln. Normalerweise genieße ich es ja, wenn mir einer meine Frisur auf Vordermann bringt, doch in diesem Fall spürte ich das irgendetwas Besonderes bevorstand.

Und richtig, kaum war Jakobus mit meiner Haarpflege fertig, holte er auch schon diesen unbequemen Sattel und begann damit, mir das Teil auf meinen frisch gekämmten Rücken zu schnallen. Ohne irgendwelche Rücksichten auf mein mürrisches Gesicht zu nehmen, zurrte er den Sattel fest. Anschließend band er mich an einem in der Wand des Stalles verankert Haken. Von dort aus konnte ich beobachten, wie der mir nicht so angenehme Ochse vor einen mit allerlei Hausrat vollgepackten Karren gespannt wurde und auch nicht gerade sehr begeistert aussah.

Auf meine Frage, ob er denn wisse, was los sei, muhte der Ochse etwas Unverständliches herüber, sodass ich genauso schlau war wie zuvor. So blieb mir nichts anderes übrig, als abzuwarten was nun geschehen würde. Zum Glück brachte mir der Jakobus noch zwei Hände voll Heu, sodass ich mich meiner absoluten Lieblingsbeschäftigung, dem Speisen, hingeben konnte.

Beim Vertilgen des leckeren Heus, völlig meine Umwelt vergessend, wollte ich gerade den letzten Bissen genüsslich zu mir nehmen, als mich ein kräftiger Händeschlag auf mein Hinterteil grausam in die Realität des Seins zurückholte. Ich hatte gar nicht bemerkt, wie sich Josef mit Maria, seiner jungen schwangeren Frau, genähert hatten. Mit den Worten: „Na, dann wollen wir mal", band er mich los, und nötigte mich in eine Position, der es der Maria ermöglichte sich auf meinen Rücken zu setzen.

Eigentlich ist Maria ja eine sehr zierliche Person, aber mit dem Baby unter ihrem Herzen merkte ich doch ein ganz schönes Gewicht auf meinem Rücken. Während ich noch über die Ungerechtigkeiten des Lebens nachsinnierte, gab es schon wieder einen Klaps auf meinen Allerwertesten und ich wurde freundlich aufgefordert, mit Maria auf dem Rücken loszugehen. Normalerweise ziere ich mich in solchen Situationen immer ein wenig, aber diesmal war es irgendwie anders, es war so ein Gefühl, als zöge mich eine unsichtbare Kraft zu einem unbekannten Ziel.

Und so setzte sich unsere kleine Karawane unter der Führung von Josef in Bewegung. Ich, Maria und Josef vorne weg und hinter uns der noch immer sehr mürrisch dreinblickende Ochse. Wahrscheinlich sah er deshalb so griesgrämig aus, weil er zu so früher Stunde einen schwer beladenen Karren ziehen musste. Sicherlich hätte er gerne darauf verzichtet den Wagen zu ziehen, wenn nicht der Jakobus ein überzeugendes Argument in der Form eines an seinem Nasenring befestigten Kördelchen gehabt hätte. Schon ein kleiner Zug an der Kordel und der Ochse setzte, wie durch Geisterhand getrieben, seinen Weg fort. Neben und hinter dem Karren liefen die restlichen Söhne des Josef.

Das unangenehme Wetter, die unebenen und steinigen Wege und die winterliche Dunkelheit machten uns allen ganz schön zu schaffen. Schon nach wenigen Stunden hatte ich das Gefühl, als wollte mein Rücken durchbrechen. Doch, von kurzen Rastpausen abgesehen, musste ich Maria bis zum Abend tragen. Ich war völlig geschafft, als wir endlich unseren ersten Übernachtungsplatz erreicht hatten.

Nachdem mir Jakobus den lästigen Sattel vom Rücken genommen hatte, reckte und streckte ich vorsichtig meine Wirbelsäule und machte mich sofort daran meiner Lieblingsbeschäftigung nachzukommen. Genüsslich das bereitgestellte Heu verzehrend sah ich mir das hektische Treiben der Menschen um mich herum an und fragte mich, ob ihnen überhaupt schon der hell leuchtende Stern am Firmament aufgefallen war. Es kam mir so vor, als ob wir die ganze Zeit auf diesen Stern zugelaufen wären.

Scheinbar bin ich über diese tiefschürfenden Gedanken eingeschlafen, denn erst als Jakobus damit begann, mir den Sattel auf meinen ungekämmten Rücken zu schnallen, wurde ich mir drüber klar, dass ein neuer Tag angebrochen war. Kaum hatte ich ein paar Happen Heu zu mir genommen, setzte sich auch schon Maria auf meinen Rücken und es ging weiter dem hell leuchtenden Stern entgegen.

Leider wurden die Wege nicht besser und Maria nicht leichter. Dazu kam noch, dass Maria auf meinem Rücken ziemlich viel rumzappelte, weil sich langsam die Geburt ihres Babys ankündigte und sie zeitweise über

Schmerzen klagte. Wir mussten oft anhalten, damit sich Maria ein wenig ausruhen konnte. Als Frau konnte ich da natürlich mitfühlen, und so war ich nicht wirklich böse über meine unruhige Last. Zumal ich immer dann, wenn ich an das Baby dachte, ein wunderbares Gefühl in meinem Herzen spürte.

Auf diese Art und Weise reiste unser kleiner Konvoi fast eine Woche lang dem Stern entgegen.

Heute nun, so gegen Mittag, kamen wir an eine Weggablung, von der aus man in der Ferne die Stadt Bethlehem sehen konnte. Dort machten wir kurz Rast, damit sich Maria ein wenig ausruhen konnte. Bei dieser Gelegenheit bekamen ich und der Ochse etwas Heu zur Stärkung, was von mir natürlich sehr dankbar angenommen wurde. Nach der kurzen Pause waren wir gerade mal 10 Minuten weitergegangen, als wir aus dem Mund von Maria ein leises Stöhnen vernahmen. Natürlich ließ Josef sofort anhalten, um sich über das Befinden von Maria zu erkundigen. Diese sagt zu ihm: „Hebe mich herab von der Eselin; denn das in mir ist, bedränget mich mächtig und will von mir! Und ich vermag dem Drange nicht mehr zu widerstehen!"

Nun war natürlich genau das eingetreten, was ich die ganze Zeit befürchtet hatte. Maria konnte ihre Leibesfrucht nicht mehr halten, wir waren mitten auf der Landstraße und weit und breit war keine Herberge in Sicht. Ich spürte wie Josef eine leichte Panik unterdrückend, ratlos in die Gegend schaute und dank des ungewöhnlich hellen Sterns eine Höhle im nahegelegenen Berg erkennen konnte. In seiner Verzweiflung lenkte er mich und den Ochsen dort hin. Dort angekommen stellten wir zu unser aller Glück fest, dass die Höhle groß genug war, um den Hirten dieser Gegend als Notstall zu dienen.

Nachdem Maria von meinem Rücken abgestiegen war, begab sie sich, von Josef behutsam gestützt, in die Höhle. Sofort begannen die Söhne damit, hektisch den Karren zu entladen und den Hausrat in den Stall zu schaffen. Dabei fühlte ich mich irgendwie ziemlich überflüssig, und so schaute ich mir, in der Hoffnung etwas Essbares zu finden, die Gegend an. Gerade wollte ich vorsichtig ein paar leckere Blätter von einem Strauch zupfen, da kam einer der Söhne angelaufen und zog mich zu meinem Kummer von meinem kleinen Imbiss weg um mich in den Stall zu treiben.

Nachdem ich mich durch den engen Eingang der Höhle gequält hatte, mussten sich meine Augen erst einmal an die Dunkelheit gewöhnen. Das, was sich dabei langsam aus der Dunkelheit herausschälte, war nun alles andere als berauschend. Dieser Stall sah so ärmlich aus, dass sich mein Stall in Nazareth wie ein Luxusappartment ausmacht. Der ganze Raum war eine reine Müllhalde und völlig verschmutzt. Nur mit Mühe und Not konnten Josef und seine Söhne eine kleine Ecke von Unrat und Schmutz befreien. Die mitgebrachten Öllampen verbreiteten ein schwaches Licht und das entfachte Feuer zum Erhitzen des Wassers war so mickrig, dass es kaum etwas zum Erwärmen der Höhle beitrug. Wahrscheinlich führte Jakobus deshalb auch noch den Ochsen in die Höhle, damit wenigstens unsere Leiber ein wenig Wärme abgeben. Die anderen Söhne waren damit beschäftigt alles für die bevorstehende Geburt vorzubereiten. Bei dieser Gelegenheit polsterten sie die Futterkrippe mit Stroh und weichem Heu aus, damit das Neugeborene ein bequemes und warmes Bettchen hat. Und weil der nimmer satte Ochse ständig auf das Heu schielte, banden sie uns vorsichtshalber an zwei in der Felswand geschlagenen Haken fest.

Währenddessen lag Maria auf einem mit etwas Stroh ausgelegten Lager und Josef hielt Ihre Hand. Ich als Frau konnte Ihre Schmerzen geradezu mitfühlen und wäre am liebsten zu ihr rübergegangen um sie ein wenig aufzumuntern, doch leider war das Seil, mit dem ich festgebunden war, zu kurz. So blieb mir nichts anderes übrig als möglichst viel Wärme zu produzieren und das Geschehen zu beobachten.

Nun ist es ja allgemein bekannt, dass Wärme produzieren und Menschen beobachten sehr anstrengende Tätigkeiten sind. Von daher werdet ihr sicherlich verstehen können, dass ich wohl einen Augenblick eingedöst sein muss. Denn plötzlich wurde ich mir darüber bewusst, dass die ganze Hektik verebbt war und eine ungewohnte Ruhe den Raum erfüllte. Als ich leicht irritiert meine Augen öffnete, sah ich, wie Josef und seine Söhne bei Maria und dem inzwischen geborenen Kind knieten.

Maria schaute mit einem sehr glücklichen Gesichtsausdruck das in frischen Linnen gewickelte Kind an, alle Schmerzen und Strapazen schienen völlig vergessen zu sein, und es kam mir so vor, als ob sie wieder völlig bei Kräften war, so, als ob sie nie ein Kind geboren hätte.

Noch faszinierender als Maria zu beobachten, war es allerdings, das Kind anzuschauen, welches sie so liebevoll in ihren Armen hielt. Von diesem kleinen Wurm ging eine so ungewöhnlich intensive Ausstrahlung aus, dass der ganze Raum zu leuchten schien. Und weil ich meinen Blick nicht mehr von diesem süßen kleinen Fratz wenden konnte, bemerkte ich gar nicht, wie sich die Höhle mit Scharen schönster Engelwesen füllte, welche dem neugeborenen Kind ihre Aufwartung machen wollten.

Sie fielen mir erst auf, als die himmlischen Engelschöre ihre wunderbaren Lobgesänge anstimmten und mein Herz sich langsam aber sicher vor lauter Ergriffenheit zusammenzog. Nachdem die bewegenden Gesänge verklungen waren, verließen die Engel den Stall mit den Worten: „Ehre sei Gott in der Höhe und auf Erden Friede unter allen Menschen eines guten Willens!"

Ich verstehe zwar den Sinn dieser Worte nicht so richtig, aber dennoch spüre ich ganz tief in meinem Herzen, dass ich altes Mädchen, als einziger Esel in der ganzen Schöpfung, dazu auserwählt bin, etwas noch nie Dagewesenes zu erleben. Deshalb stelle ich meine Ohren auf und versuche mit allen mir zur Verfügung stehenden Sinnen alles aufzunehmen, was in dieser Höhle geschieht. Vielleicht kann ich ja das erlebte später einmal meinen Enkelkindern erzählen. Natürlich gebe ich mir jetzt noch einmal so viel Mühe, Wärme für das süße Baby zu produzieren.

Dabei kann ich vor mich hin dampfend beobachten, wie ein paar Hirten aus der Gegend in den Stall kommen, um dem Kind ihre Aufwartung zu machen. Sie erzählen zur allgemeinen Verwunderung der Anwesenden, dass ein mächtiger Engel zu ihnen die Worte gesprochen hatte: „Fürchtet euch nicht! Denn seht, ich verkünde euch eine große Freude, die dem ganzen Volk zuteilwerden soll: Euch wurde heute in der Stadt Davids ein Retter geboren, der ist Messias und Herr. Und dies soll euch zum Zeichen sein: Ihr werdet ein Kindlein finden, in Windeln eingehüllt und in einer Krippe liegend!"

Ehrfürchtig knien sie vor dem Baby und beten es an und es ist so, als würde der neugeborene Knabe seine Hände heben und die Anwesenden segnen. Da geht ein heiliges Raunen durch die Menschen und die sonst so hartgesottenen Hirten kehren, mit Tränen tiefster Ergriffenheit in den Augen, zu ihren Herden zurück.

Kaum hatten sie den Stall verlassen, kreuzte sich mein Blick mit dem des Kindleins und für den Bruchteil einer Sekunde verlor ich mich in der Unendlichkeit des Seins. Es war als würde durch meinen Körper ein Blitz vom Anfang bis zum Ende fahren, und ich wurde mir schlagartig darüber bewusst, dass in diesem süßen Kindlein der Schöpfer aller Dinge Mensch geworden ist. In mir kam eine nicht mit Worten zu beschreibende Freude darüber auf, dass heute aller Kreatur, also auch mir und dem Ochsen, Großes wiederfahren war, denn heute ist uns der Heiland geboren. Und so darf nun auch ich hoffen, dass ich nach wenigen Seelentransformationen ein Kind des himmlischen Vaters werden darf.

Doch heute durfte ich nur mit bebendem Herzen das weitere Geschehen beobachten. Ich darf beobachten, wie Josef den kleinen Schatz der Schätze vorsichtig aus Marias Armen nimmt und ihn liebevoll in die weich gepolsterte Krippe legt. Dabei kann ich genau sehen, wie der Kleine den Josef mit großen Augen anschaut und ihn dabei anlächelt.

Man sieht es dem Josef an, dass ihm beim Anblick dieses Lächelns vor Freude fast das Herz zerspringen möchte. Und so kann er vor lauter Liebe gar nicht anders, als mit dem süßen Schatz ein wenig zu schäkern. Scheinbar gefallen dem Kleinen diese Liebkosungen, denn seine Augen strahlen noch mehr als sie es ohnehin schon taten, und er streckt dem Josef seine kleine Hand entgegen. Freudig reicht er Ihm seinen Zeigefinger und in dem Moment, als das süße Jesuskind den Finger umgreift und scheinbar nicht mehr loslassen will, ist es um Josef völlig geschehen.

Ich kann förmlich miterleben, wie aus den unendlichen Tiefen der göttlichen Barmherzigkeit, durch die kleine Jesushand, die göttliche Liebe unmittelbar in das Herz des Josef einströmt. Es ist, als ob der Josef zu glühen beginnt und von ihm aus die Strahlen der göttlichen Liebe tief in die Herzen der Anwesenden eindringen.

Wie ein Flächenbrand wird auch mein Herz von diesem Liebesstrom erfasst und die Freude in mir nimmt unbekannte Ausmaße an. Ich spüre, wie meiner kleinen Seele heute etwas so Wunderbares widerfährt, dass es mein ganzes Leben beeinflussen wird. Von daher wundert es mich gar nicht, dass ich in meinem Herzen laut und deutlich die Worte des süßen Knaben vernehme, der da sagt:

„Sei auch du, der du mich und meine Leibesmutter so tapfer getragen hast, gesegnet. Für diese Tat sollst du bereits in deiner nächsten Seelentransformation als wichtiger Teil einer Menschenseele über diese Erde gehen. Und in dieser Zeit wirst du dazu beitragen, dass Ich in deinem zukünftigen Menschenherzen geboren werden kann. Dann werde ich auch den Finger deines Seelenjosefs ergreifen und werde ihm die Worte in sein Herz legen:

Mein Kind, ich habe dich gerufen, und du bist meinem Ruf gefolgt, in dem du Mich der Welt vorgezogen hast. Jetzt bist du am Ziel deines Seins angelangt, jetzt bist du bei Mir.

Komm an meine liebende Vaterbrust und ich will dich zärtlich, wie ein Bräutigam seine Braut, umarmen und dir auf deinen Mund den Kuss der himmlischen Liebe hauchen.

Freue dich, denn Ich, bin in Dir geboren, und die göttliche Barmherzigkeit hat dich auserwählt mein allzeit geliebtes Kind zu sein."

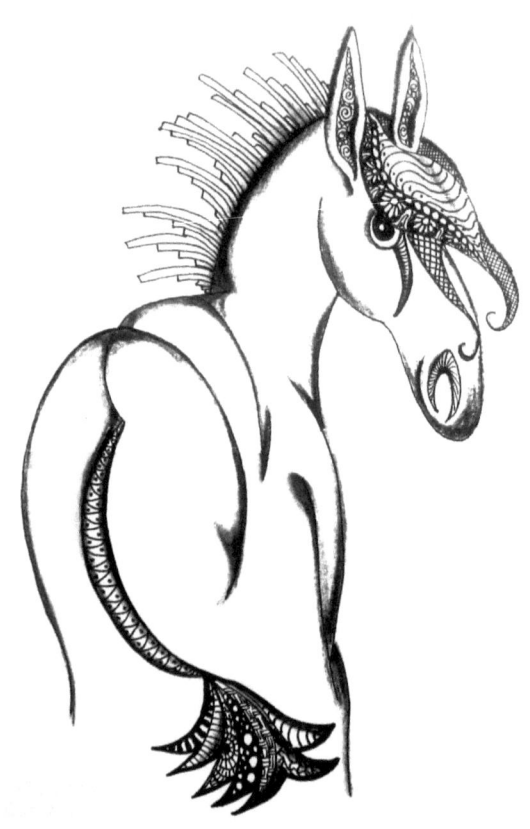

Der Herr will in uns geboren sein

In jener Nacht, als der Herr geboren wurde, war die Stadt Bethlehem vollgestopft mit Menschen. Die Straßen und Herbergen waren überfüllt, und man musste schon ziemlich viel Geduld mitbringen, wenn man in einer der Gaststätten etwas zu essen haben wollte. Die Geschäfte der Geldwechsler und Andenkenhändler liefen so gut wie schon lange nicht mehr. Schließlich kam es ja nur ganz selten dazu, dass alle Menschen aus dem Hause und Geschlechte Davids in der Stadt zusammentrafen.

Man kann sich leicht vorstellen, dass Verwandte und Bekannte, die sonst weit verstreut im Land wohnten, froh waren, als sie sich nach langer Zeit wieder einmal trafen. Dass dabei viel getrunken, gegessen, gelacht, geweint und Geschäfte aller Art abgeschlossen wurden, versteht sich von selbst. Die Leute waren so sehr mit ihren Vergnügungen und Geschäften beschäftigt, dass ihnen nicht auffiel, wie zur gleichen Zeit nur wenige Hundert Meter von der Stadt entfernt, in einer als Stall genutzten Höhle etwas Außergewöhnliches geschah.

Abseits vom Weltgetümmel der Stadt gebar Maria, die Frau des Zimmermanns Josef, einen Sohn. Das ist für sich genommen natürlich nichts Außergewöhnliches, denn in jener Nacht haben sicherlich viele Frauen Kinder geboren. Das Außergewöhnliche bestand darin, dass in diesem Kind der unendliche, alles erschaffende und erhaltende Gott das Kleid des Menschen angezogen hat. Der bis dahin unnahbaren göttlichen Liebe und Weisheit hat es gefallen, in menschlicher Gestalt nahbar zu werden. Dies ist ein so ungeheuerlicher Vorgang, dass man gut nachempfinden kann, wenn bisher nur sehr wenige Menschen verstanden haben, was Johannes meinte, als er sagte: *„Er war in der Welt, und die Welt ist durch Ihn geworden, aber die Welt erkannte Ihn nicht. Er kam in Sein Eigenes, aber die Eigenen nahmen Ihn nicht auf"*.

Als Er in jener Nacht der Nächte geboren wurde, hat Ihn natürlich seine Familie in zärtlicher Geborgenheit aufgenommen. In Anbetracht eines fehlenden Kinderbettchens polsterten sie die im Stall befindliche Futterkrippe ganz weich aus und legten das frisch geborene Jesuskind, in feines Tuch eingewickelt, dort hinein. Sie widmeten Ihm alle nur erdenkliche Aufmerksamkeit, zumal ja vor der Höhle nach und nach die Hirten aus der Umgebung eintrafen, um zu sehen, ob Der, von dem ihnen die Egel berichtet hatten, auch wirklich in der Krippe lag.

Selbst die Hirten, welche die Höhle, in der Jesus lag, nicht kannten, fanden ziemlich leicht den Weg dorthin, denn über dem Stall stand ein ungewöhnlich hellleuchtender Stern. Diesem Stern verdanken es ja auch die drei Weisen aus dem Morgenland, dass sie die irdische Geburtsstätte unseres Herrn gefunden haben. Es ist leicht nachvollziehbar, dass die Hirten, als sie sich von der Richtigkeit der Engelworte überzeugt hatten, Gott über alles lobten und priesen. Immerhin waren sie Zeugen eines in der gesamten Schöpfung einzigartigen Vorgangs geworden. Und wann kommt es schon mal vor, dass man große Heerscharen an Engeln zu Gesicht bekommt, die vor einem einfachen Stall Gott preisen.

All diese Ereignisse, der ungewöhnlich helle Stern, die Heerscharen der Engel und die ergriffenen Hirten blieben in der nahegelegenen Stadt fast völlig unbemerkt. Die Menschen dort waren viel zu sehr mit sich selbst beschäftigt, als dass sie nur einen Blick für den Himmel, geschweige denn für neue religiöse Dinge übrig gehabt hätten. Die Weltpolitik, die Zipperlein und der aktuelle Klatsch waren einfach wichtiger als irgendwelche Sterne oder religiös verblendete Hirten.

Na ja, es war damals eben auch nicht viel anders, als es heute ist. Die Menschen in unserer Zeit interessieren sich trotz Weihnachten auch mehr für die politische Großwetterlage, die aktuellen Preise im Supermarkt und die eigene gesundheitliche Befindlichkeit als für die Geburt des kleinen Jesuskindes in einem Stall unweit der Stadt Bethlehem. Die Menschen geben sich zwar gerne nostalgischen Gefühlen hin und lieben es, die Weihnachtszeit festlich mit kulinarischen Genüssen zu begehen, aber Der, dessen Geburtstag sie feiern, wird meist nicht eingeladen. Es ist so, als wenn sie den Geburtstag eines völlig unbekannten Menschen feiern, nur weil es der Kalender und die Tradition so verlangen. Man feiert eben die Feste, wie sie fallen.

Für uns, die wir die biblischen Berichte kennen, sieht die Situation natürlich etwas anders aus. Wir können die Tragweite der damaligen Ereignisse recht gut einschätzen, wissen wir doch durch unsere Lehren, dass Gott in Jesus Christus selbst Mensch geworden ist. Durch Jesus Christus ist das einst versperrte Tor zum himmlischen Vaterherzen aufgestoßen worden, sodass jeder, der seine Seele durch den Herrn umbilden lässt, dereinst ein Kind Gottes werden kann. Dabei gibt es allerdings einen kleinen Wermutstropfen, der darin besteht, dass jeder Mensch, der durch dieses Tor hindurchgehen möchte, erst einmal den Weg zu diesem Tor finden muss. Denn leider ist im Laufe der Zeit dieser Weg weitgehendst in Vergessenheit geraten.

Wer allerdings einigermaßen aufmerksam in der Heiligen Schrift liest, wird sehr schnell bemerken, dass mit der Geburt des kleinen Jesuskindes nicht nur das Tor zum himmlischen Vaterherzen aufgestoßen wurde. Es wurde durch diese Geburt auch der schmale und verschlungene Pfad durch das Dickicht des Lebens geschlagen, der zu diesem Tor führt. Gott lädt alle Menschen ein, diesen Pfad zu suchen und ihn zu beschreiten. Am Ende des recht beschwerlichen Weges steht das von Jesus aufgestoßene Tor zum himmlischen Jerusalem und lädt nach dem Durchschreiten zur himmlischen Glückseligkeit ein.

Bevor wir allerdings so weit sind, ein Bewohner des himmlischen Jerusalems werden zu können, müssen wir, wie bereits angedeutet, den Einstieg zum schmalen und verschlungenen Lebenspfad der göttlichen Liebe und Weisheit finden. Leider ist dieser Einstieg nicht so leicht zu finden, denn wir leben in einer Welt, die ihren Unrat überallhin entsorgt, am liebsten dorthin, wo er nur von wenigen Menschen gesehen wird. - Aus den Augen, aus dem Sinn - Und da es nur wenige Menschen gibt, die diesen unbequemen Weg suchen, ist der Eingang mit allerlei Weltgerümpel zugestellt.

Meist sind wir Menschen es selbst, die dieses Weltgerümpel so ungeschickt platzieren, dass wir den Eingang nicht finden. Wobei wir doch eigentlich gar nichts dafürkönnen, wenn wir keine Zeit haben, uns auf die Suche nach dem Weg zu machen. Nehmen wir als Beispiel doch nur einmal die Weihnachtszeit. Da muss die Wohnung auf Vordermann gebracht werden, es sind Geschenke einzukaufen, und wir wissen doch alle, mit wie viel Zeit und Stress dies verbunden ist. Es müssen Karten an die Verwandten und Freunde geschrieben werden, das Gänsebratenessen will ordentlich vorbereitet sein, und die Geschenke müssen ja auch noch hübsch verpackt werden. Der Weihnachtsbaum will gut gewählt sein, und ein neuer Stern möchte auch noch besorgt werden, da der alte im letzten Jahr kaputtgegangen ist. Wenn dann endlich Heiligabend gekommen ist, wird es noch einmal besonders hektisch, schließlich kommen die Kinder zu Besuch und da soll doch alles klappen. Meist geht ja alles gut, den Gästen und der Hausfrau mundet die Gans, die Weihnachtsbaumbeleuchtung funktioniert und die Geschenke sind gut ausgewählt. Es wird über die Kinder, das Essen und den neuesten Familientratsch gesprochen, und wenn der Besuch gegangen ist, muss noch ein wenig aufgeräumt werden. Kurz: ein schöner Heiliger Abend.

Obwohl die Menschen den Geburtstag des Herrn feiern, merken sie oft gar nicht, dass ihnen bei den ganzen äußeren Aktivitäten die innere Verbindung zu Jesus abhanden gekommen ist. Selbst wenn ihnen Jesus etwas bedeutet, werden sie meist so sehr von den äußeren, durch die Welt vorgegebenen Rahmenbedingungen eingenommen, dass ihnen gar nicht auffällt, dass der Herr bei dieser Feier nicht dabei war.

Leider neigt der Mensch dazu, sich in scheinbar Wichtigem so sehr zu verlieren, dass er dabei gar nicht bemerkt, wie sich sein Herz immer mehr mit Weltgerümpel anfüllt. Er hat einfach soviel Bedeutendes um die Ohren, dass er kaum Zeit und Muße findet, sich mit der Frage auseinanderzusetzen, welchen Stellenwert die Liebe zur Welt in seinem Herzen hat. Es fällt ihm in der Regel sehr schwer, dem Alltag etwas Zeit abzutrotzen, in der er sich im weitesten Sinne mit Jesus auseinandersetzen kann.

Dabei würde Jesus uns so gerne dabei behilflich sein, unser Herz von dem Weltunrat zu befreien, der sich im Laufe unseres Lebens angesammelt hat. Er ist sofort bereit, sich die Ärmel hochzukrempeln, um mit uns gemeinsam die auf Falschem begründeten Lebensweisheiten als solche zu entlarven und durch göttliche Wahrheiten zu ersetzen. Wenn wir es wollen, ist es für Jesus kein Problem, unsere Lebensumstände so zu führen, dass wir sehr schnell den Zugang zu den göttlichen Wahrheiten finden können. Er selbst will in unserem Herzen der Stern von Bethlehem sein, der uns aus dem Weltgetümmel hinausführt. Der Stern, der den Weisen aus dem Morgenlande voranleuchtete, bezeichnet die himmlischen Erkenntnisse, und wer anders als Jesus Christus ist in der Lage, uns diese Erkenntnisse zu vermitteln? Schließlich ist Jesus derjenige, der uns auf dem Weg zur Wahrheit und zum ewigen Leben begleiten möchte.

Wir alle haben doch schon die Erfahrung machen dürfen, wie Jesus in unserem Leben gewirkt hat. Er hat es ermöglicht, dass wir die Heilige Schrift kennenlernen durften und durch Ihn sind uns die Mittel in die Hand gegeben worden, durch die wir die oftmals schwierigen Bibeltexte verstehen können. Er hat individuell für jeden Einzelnen von uns die Krankheiten und Schicksalsschläge zugelassen, die uns dabei geholfen haben, bestimmte Dinge der Welt loszulassen. Und durch Ihn wissen wir, wie wichtig es ist, den schmalen Pfad zum göttlichen Vaterherzen zu betreten.

Wenn es uns gelungen ist, durch die aktive Mithilfe unseres Herrn den Eingang zum heiligen Lebenspfad zu finden, muss noch eine weitere Voraussetzung erfüllt werden, damit wir diesen Weg auch bis zum Ziel gehen können. Jesus muss unser ständiger Begleiter in allen Lebenslagen werden. Aus eigener Kraft würden wir es nie schaffen, den schmalen und verschlungenen Lebenspfad bis zum Ziel zu gehen.

Nur Er kennt die vielen falschen Glaubenswegweiser, die uns immer wieder auf die breite Weltprachtstraße zurückführen wollen. Er weiß um all die auf Falschem begründeten Ecken und Kanten in unserer Seele, die in uns immer wieder die Saat des Zweifels säen wollen. Und Er weiß auch, welche esoterisch begründeten Scheinbarkeiten uns immer wieder zur Umkehr bewegen wollen.

Jesus Christus wäre sofort bereit, uns bei der Bewältigung all dieser weltlichen Anfechtungen zu helfen. Wenn es da nicht ein kleines Detailproblem gäbe, das darin besteht, dass Er uns durch das Tal der Welt nicht wie ein irdischer Mensch begleiten kann, denn der Weg, den wir gehen wollen, ist ja kein materieller, sondern ein geistiger Weg. Und wenn Jesus uns auf dem inneren Weg zur Wiedergeburt begleiten soll, dann kann Er dies nur, wenn Er in uns geboren wird. Das bedeutet, wir werden das große Ziel unseres Lebens nur dann erreichen, wenn wir unser ganz persönliches Weihnachten erlebt haben. Jesus Christus muss in unserem Herzen geboren sein, wenn wir von einer mittelbaren Verbindung, wie wir sie z. B. durch das Lesen der Bibel erfahren, zu einer unmittelbaren Verbindung mit Ihm gelangen wollen. Es versteht sich von selbst, dass dies mit einer ungemeinen Qualitätsverbesserung unseres Lebens einhergeht.

Damit Er in uns geboren werden kann, muss Er in unserer Seele die Bereitschaft vorfinden, dass sich unsere natürliche Liebe mit dem Wahren des Himmels verbinden will. Dieser Zustand, wenn sich das Wahre mit dem Guten im natürlichen Menschen verbindet, entspricht in uns der Stadt Bethlehem. Unser Gefühl öffnet sich für die Wahrheiten der Heiligen Schrift, und in unserem Herzen bildet sich in unmittelbarer Nähe unseres Bethlehems eine Höhle, die wunderbar zu einem Stall umgebaut werden kann.

Sicherlich wäre es am einfachsten, irgendwo in unserem Seelenbethlehem ein schönes komfortables Herbergszimmer für unseren Jesus zu mieten. Aber leider sind alle Zimmer mit unseren Gefühlen und Gedanken belegt, die wir während des buchstabengetreuen Studiums der Heiligen Schrift entwickelt haben. Es fällt uns in der Regel einfach sehr schwer, die äußere Buchstabenebene zu verlassen und uns für die geistige Ebene des Wortes zu öffnen. So bleibt uns nichts Anderes übrig, als die Höhle unserer aus dem Wort entnommenen Glaubensbegründungen für die Niederkunft des Herrn vorzubereiten.

Als Erstes sollten wir die Höhle von allem überflüssigen Weltweisheitsunrat befreien, denn die wissenschaftlich begründeten Irrtümer unseres Lebens könnten unsere Höhle sehr schnell einstürzen lassen. Dann sollten wir uns darum bemühen, eine Krippe zu finden, die groß genug für das Jesuskind ist, sodass es sich darin auch wohlfühlen kann. Da die Krippe in unserer Seele das geistige Verständnis des Wortes symbolisiert, ist es sicherlich leicht nachzuvollziehen, dass die Schriften Swedenborgs sehr hilfreich sein können, eine schöne Krippe zu finden. Denn durch ihn haben wir die Möglichkeit erhalten, die geistigen Hintergründe der Heiligen Schrift zu erkennen.

Wenn wir jetzt noch die Höhle durch unsere wachsende Liebe zum Herrn schmücken, sollte der Geburt eigentlich nichts mehr im Wege stehen. Zumal Jesus von uns ja gar nicht erwartet, dass wir die Höhle unserer Glaubensbegründungen perfekt ausbauen. Ganz im Gegenteil, es wäre für unsere Persönlichkeitsentwicklung von Nachteil, wenn wir uns schon im Glauben völlig verfestigt hätten. Wenn Jesus spürt, dass wir innerlich offen sind, unseren auf dem Buchstaben begründeten Glauben gegen einen neuen, geistigen Glauben einzutauschen, und wenn wir bereit sind, unsere weltfixierte Liebe gegen die Liebe zum Herrn einzutauschen, dann wird die Krippe in unserem Herzen nicht lange leer bleiben.

Jesus wünscht sich doch nichts sehnlicher, als dass Seine Menschenkinder in ihren Herzen einen kleinen Raum für Ihn bereitstellen und offen für die Dinge sind, die sich aus Seiner Geburt in uns ergeben. Wahrscheinlich werden es die meisten Menschen zunächst gar nicht bemerken, dass in ihrer Herzenskrippe ein kleines Jesuskind liegt. Doch wenn der Mensch für seine geistige Entwicklung offen ist, wird er bald spüren, wie sich sein Blick für die Dinge der Welt schärft. Er beginnt viel früher zu spüren, wenn die Welt ihren Tribut fordern will, und er bemerkt, wie es ihm leichter zu fallen beginnt, den Anfechtungen der Welt entgegenzutreten.

Irgendwann wird es für uns zur Gewissheit, dass Jesus in uns geboren ist, und wir können uns mit Ihm gemeinsam auf den Weg durch das Jammertal der Welt machen. Natürlich hat Jesus schon alles so vorbereitet, dass wir gute Chancen haben, ohne große Umwege das Ziel zu erreichen. Jetzt liegt es nur noch an uns selbst, ob wir uns bedingungslos von Jesus führen lassen wollen oder ob wir uns sicherheitshalber eine kleine Tür zur Welt offen halten. Im letzteren Fall dürfen wir uns natürlich nicht wundern, wenn wir bisweilen mit größeren Unannehmlichkeiten zu kämpfen haben. Denn das Falsche der Welt verträgt sich nicht mit dem himmlischen Guten, wie es durch Jesus repräsentiert wird.

Lassen wir uns hingegen bedingungslos vom Herrn führen, dann, lieber Leser, werden wir bald verspüren können, was es heißt, wenn David im 23. Psalm ausruft: *„Der Herr ist mein Hirt, mir wird nichts mangeln"*. Ist Jesus erst einmal in uns geboren, dann werden wir sehr bald mit Ihm als Freund, Bruder und Wegbegleiter in den unendlichen Weiten unserer Seele die herrlichsten Dinge erleben.

Wir werden erleben, wie es ist, wenn uns Jesus beim hereinbrechenden Sturm der göttlichen Wahrheiten ganz festhält und uns vor den herumfliegenden Trümmern unserer Weltweisheit beschützt.
Wir werden erleben, wie durch Jesus das göttliche Gnadenlicht zu leuchten beginnt und dabei den Schatten aus unserer Seele vertreibt. Es wird uns sehr erstaunen, wie viel verkarstete Ackerfläche aus dem Dunkel unserer Weltliebe auftaucht.

Er wird unser Schirm sein, wenn der Regen des göttlichen Wahren auf den Boden unserer Seele prasselt, um den Boden unserer verhärteten Glaubenswahrheiten aufzuweichen.

Mit Jesus an unserer Seite werden wir erleben, wie die Saat der göttlichen Liebe in uns zu sprießen beginnt und sich unsere Seele von einem dunklen und vermüllten Ort in eine herrlich anzuschauende Landschaft verwandelt, in der sich aufzuhalten eine große Freude ist. Und es wird der Tag kommen, wo Jesus seine Hand auf unsere Schulter legt und mit der anderen Hand auf das Ziel unserer Umwandlung zeigen wird, das Tor zum himmlischen Jerusalem.

All diese herrlichen Aussichten will uns Jesus schenken, wir müssen dafür nichts weiter tun, als in uns den Raum zu schaffen, in dem Er geboren werden kann.

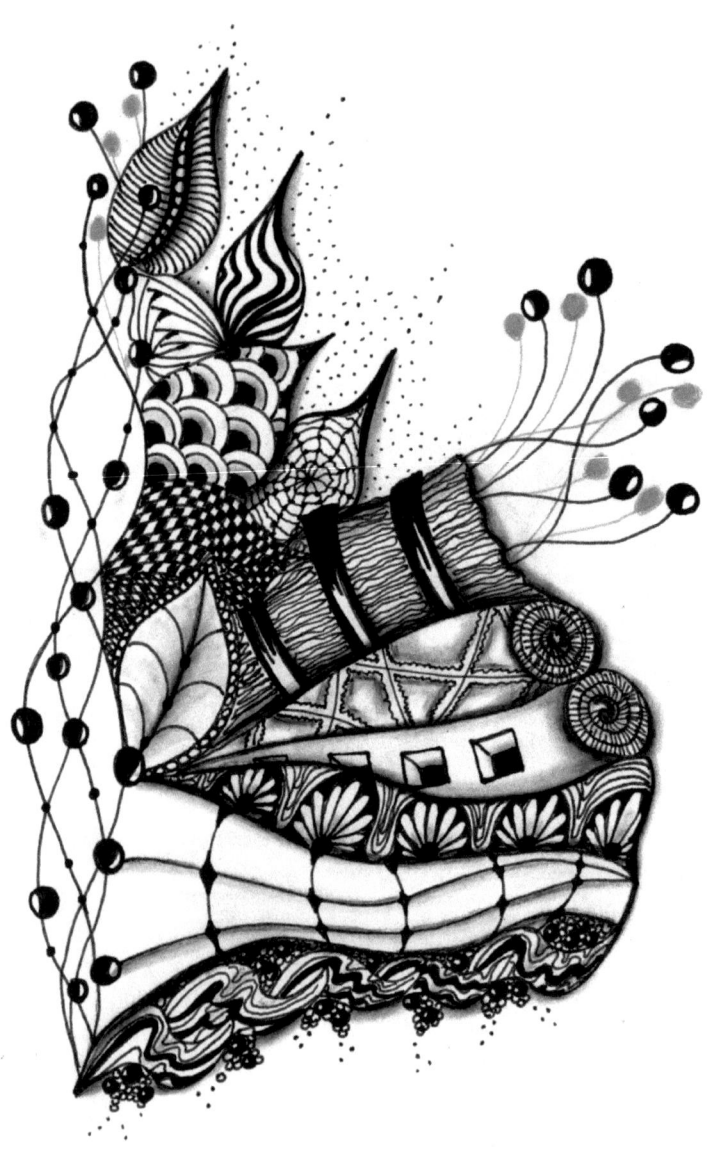

Weihnachten

Lassen Sie uns einmal kurz die Umstände betrachten, als es unserem Herrn gefallen hat, ein Mensch auf unserer Erde zu werden. Das Land, in dem er geboren wurde, war ein karges Land, in dem die Bewohner viel Zeit und Kraft investieren mussten, um dem Boden die Früchte zu ihrer Ernährung abzutrotzen. Die Viehherden mussten oft weite Strecken zurücklegen, damit sie genug Futter aufnehmen konnten. Und die Jahreszeit, in welcher der Herr geboren wurde, war auch nicht gerade die angenehmste, denn es war Winter und die Nächte konnten empfindlich kalt werden.

Als Zieheltern suchte Er sich eine Familie aus, die über keine Ländereien verfügte, kein Geld auf der Bank hatte und auch sonst keine materiellen Reichtümer besaß. Joseph, Maria und die fünf Söhne des Joseph waren rechtschaffende Menschen, die durch ihrer Hände Arbeit soviel Einkommen hatten, dass sie nicht hungern mussten und ein Dach über dem Kopf hatten. Das Besondere an seinen Eltern waren keine äußerlich sichtbaren Dinge, dass Besondere an ihnen war, dass sie noch an die Existenz eines lebendigen Gottes glaubten, während der Glaube bei den meisten Menschen in Israel entweder völlig verloren gegangen war oder einem auf Zeremonien reduzierten Glauben gewichen war.

Die politischen Verhältnisse zur Zeit seiner Geburt waren auch recht schwierig, denn Israel war ein von den Römern besetztes Land, das von dem recht herrschsüchtigen König Herodes regiert wurde, der seine Machtansprüche mit brutaler Gewalt durchzusetzen pflegte. Neben der Fremdherrschaft mussten die Juden auch noch eine Volkszählung über sich ergehen lassen, was ihrem auf den äußeren Buchstabensinn reduzierten Glauben völlig zuwiderlief. Und als ob dies noch nicht genug war, mussten sich die zu zählenden Menschen auch noch in die Orte begeben, die ihrer Abstammung entsprachen.

Auch Joseph, der aus dem Hause David abstammte, zog mit seiner hochschwangeren Frau Maria und seinen Söhnen mit allem Hausrat, der für eine mehrtägige Reise und der bevorstehenden Geburt benötigt wurde, von Nazareth nach dem ca. 150 km entfernten Bethlehem. Ich denke, jeder von uns kann sich vorstellen, wie mühsam solch eine Reise gewesen sein muss, zumal die damaligen Straßen und Fahrzeuge nicht annähernd den Komfort bieten konnten, den wir heutzutage gewöhnt sind.

Zu allem Überfluss setzten die Wehen der Maria auch noch vor der Stadt ein, sodass sie es nicht mehr bis zu einer Herberge schaffen konnten, zumal die Herbergen ohnehin alle vermietet waren. In aller Eile konnte die Familie gerade noch eine als Stall genutzte Höhle etwas herrichten, sodass die Geburt des Herrn wenigsten in einem geschützten Raum stattfinden konnte.

Aus der heutigen Sicht würde man die äußeren Umstände der Geburt des Herrn wahrscheinlich als eine mittlere Katastrophe empfinden. Aber dennoch hat es offensichtlich dem unschaubaren und unendlichen Gott gefallen, gerade zu dieser Zeit, unter diesen Umständen auf unserer Erde das Kleid der Materie anzuziehen. Dieser Vorgang ist so unfassbar und so unglaublich, dass es damals wie heute nur ganz wenige Menschen begriffen haben, was da so eigentlich in dieser kleinen Höhle vor sich ging. In jener Zeit wurde durch diese Geburt in der gesamten Schöpfung ein neues Zeitalter eingeleitet, denn von nun an konnten sich die Geschöpfe dem unendlichen und unschaubaren Gott nähern, ohne Gefahr zu laufen, im Feuer der göttlichen Heiligkeit zu verbrennen.

Wenn man die Umstände und Ereignisse, die sich um die Geburt des Herrn ranken einmal auf sich wirken lässt, dann könnte man ohne Weiteres eine Menge Analogien zu den Verhältnissen in seiner eigenen Seele finden, als wir den Herrn noch nicht erkannt hatten.

Wenn Jesus Christus noch nicht in der Seele des Menschen geboren ist, dann herrscht in den Gebieten, die dem heiligen Land entsprechen, die Winternacht vor. Wir haben uns noch nicht von den Scheinwahrheiten der Welt trennen können und so herrscht die Dunkelheit der Weltweisheit und die Kälte der Weltliebe in unserem heiligen Land. Die Tiere unserer himmlischen Neigungen müssen weite Strecken zurücklegen, um den einen oder anderen Halm Wahrheitsgras zu finden, und auf den Feldern möchte das Korn der himmlischen Liebe einfach nicht aufgehen.

Über das Judäa unserer Seele herrscht ein König, der sich völlig dem Falschen und Bösen der Welt hingibt und gar kein Interesse daran hat, dass sich aus den tieferen Schichten unserer Seele so etwas wie ein Gewissen meldet. Und so sendet unser Herodes seine Schergen aus, um in den Regionen unserer Seele, die dem Göttlichen vorbehalten sind, für Ruhe zu sorgen, indem eventuelle geistige Regungen möglichst schnell unterdrückt werden.

Zu unser aller Glück sind die für den Herrn reservierten Bereiche in unserer Seele so weitläufig, dass es für unseren Herodes unmöglich ist, gleichzeitig und überall seine Schergen hinzusenden. Das heißt, der Mensch kann seinen weltzugewandten Willen und seinen Weltverstand noch sosehr anstrengen, es wird ihm trotzdem nicht gelingen, die von der göttlichen Vorsehung zugelassenen Unpässlichkeiten des Lebens, wie z. B. Krankheit, Tod oder sonstige Katastrophen zu verhindern. Diese Dinge führen bisweilen dazu, dass der Mensch seine bisher als richtig und wahr angesehenen Erkenntnisse infrage stellt und sich auf die Suche nach neuen Lebensperspektiven begibt.

Bisweilen stößt der Mensch bei seiner Suche nach neuen Wahrheiten auf die Heilige Schrift und entwickelt aus dem äußeren Buchstabensinn heraus einen Glauben an Gott. Wenn er durch diesen Glauben bedingt damit beginnt, Gutes zu tun, dann wird in dem Palästina seiner Seele der Ziehvater des Herrn, Joseph, geboren, denn Joseph bezeichnet im Menschen das Gute des Glaubens.

Wenn wir der Joseph in unserer Seele wären, dann würden wir nach jahrelanger harter Arbeit und vielen Schicksalsschlägen mit unseren fünf Söhnen in einem Haus wohnen, dessen Dach an einigen Stellen undicht ist und wo die Türen einfach nicht richtig schließen wollen. Wahrscheinlich würden wir diese baulichen Mängel damit entschuldigen, dass ja auch die Schuhmacher immer die schlechtesten Schuhe tragen, warum soll es also bei einem Zimmermann anders sein?

Obwohl die Auftragslage nicht besonders gut ist, haben wir doch gerade soviel Arbeit, um uns und unsere Söhne so durchzubringen, dass niemand hungern und frieren muss. Allerdings haben wir noch keinen Weg gefunden, wovon wir die von unserem jüngsten Sohn so dringend benötigten Schuhe bezahlen sollen.

Als ob wir nicht genug Schwierigkeiten zu lösen hätten, wurde uns vor Kurzem ein junges Mädchen als Pflegetochter vom Tempel überantwortet, die ohne unser persönliches dazutun nach einiger Zeit schwanger wurde. Nach einigen heftigen Querelen mit dem Tempel mussten wir Maria heiraten, um allem Tratsch und sonstigen Unannehmlichkeiten mit der geistigen Obrigkeit und den Nachbarn aus dem Wege zu gehen.

Nachdem wir nun unser Leben einigermaßen in Ordnung gebracht haben, trifft uns der nächste Schicksalsschlag. Der römische Kaiser Augustus verfügt eine Volkszählung. Nicht nur, dass sich diese Zählung mit unserem vom Tempel beeinflussten Glauben nicht vereinbaren lässt, jetzt müssen wir auch noch mit unserer hochschwangeren Frau von Nazaret nach Bethlehem reisen.

Ein Unterfangen, das uns vor fast unlösbare Aufgaben stellt. Denn wir haben Winter, und es ist ziemlich kalt und dunkel in unserer Seelenlandschaft. Das bedeutet, dass wir uns genötigt sehen, unseren Ochsen vor den alten Wagen zu spannen, um dort fast den ganzen Hausrat aufzuladen. Denn nicht nur, dass wir Nahrung, warme Kleidung, Ess- und Kochgeschirr, Fackeln, Brennholz und Werkzeug aller Art für Maria, fünf Söhne und uns mitnehmen müssen, wir benötigen ja auch noch eine Menge Dinge für die bevorstehende Niederkunft.

Dank unserer exzellenten Planung und der tatkräftigen Hilfe unserer Söhne schaffen wir es tatsächlich, den notwendigen Hausrat auf den Ochsenkarren zu verstauen. Für Maria lassen wir die Eselin mit dem Lehnensattel satteln, damit sie in ihrem Zustand einigermaßen bequem reisen kann.

Und so verlassen wir unser leicht baufälliges Seelenhaus, welches unseren natürlichen Wahrheiten und unserer natürlichen Liebe entspricht und begeben uns auf die beschwerliche Reise nach dem Bethlehem unserer geistigen Wahrheiten. Ein leichter Zug am Nasenring des Ochsen unserer natürlichen Neigungen und schon setzt sich der Wagen unserer aus dem Buchstabensinn entnommenen Lehre in Bewegung. Wir verlassen unser Grundstück und begeben uns frohen Mutes auf den Weg nach Bethlehem.

Leider stellt sich die Fahrt doch um einiges schwieriger dar, als wir es uns vorgestellt haben. Denn es ist gar nicht so einfach, einen leicht störrischen Ochsen, der einen voll bepackten Holzkarren zieht, durch die Dunkelheit und Kälte auf dem richtigen Weg zu halten. Auch dem Esel scheint der mit Löchern versehene Weg nicht zu gefallen, denn wir müssen ihn bisweilen mit einem gewissen Nachdruck dazu motivieren, seinen Weg fortzusetzen.

Wenn da nicht seit Tagen dieser ungewöhnlich hell leuchtende Stern am Himmel wäre, würde in dieser mondlosen Nacht das Licht der Fackel wahrscheinlich nicht ausreichen, den Ochsenkarren um die vielen Schlaglöcher herumzufahren, welche die Strasse verzieren.

Und so laufen wir mit unserer Familie, dem Esel und dem Ochsen im Schlepptau durch die Dunkelheit nach Bethlehem. Immer wieder müssen wir kleine Pausen einlegen, da Maria doch bisweilen sehr schwach wird und sich dann kaum auf dem Esel halten kann. Und weil es am Wegesrand unserer über 150 km (ca. 112 km Luftlinie) langen Reisestrecke kaum Herbergen gibt, müssen wir für die Nächte ein Zelt aufbauen, damit wir während der Nacht, vor dem Wind und der Kälte geschützt, ein wenig schlafen können.

Nachdem wir nun einige Tage mit unserem kleinen Konvoi unterwegs waren, sehen wir endlich in der Ferne die Stadt Bethlehem. Bevor wir den letzen Rest des Weges gehen, machen wir noch eine kurze Rast, damit sich Maria ein wenig ausruhen kann und die Tiere etwas Heu zu sich nehmen können. Nach der kurzen Stärkungspause sind wir gerade mal 10 Minuten weitergegangen, als wir aus dem Mund von Maria ein leises Stöhnen vernehmen. Natürlich lassen wir den Esel und den Ochsen sofort anhalten und erkundigen uns vorsichtig über das Befinden von Maria. Diese sagt zu uns: „Hebe mich herab von der Eselin; denn das in mir ist, bedränget mich mächtig und will von mir! Und ich vermag dem Drange nicht mehr zu widerstehen!"

Nun ist natürlich genau das eingetreten, was wir die ganze Zeit befürchtet haben. Maria kann ihre Leibesfrucht nicht mehr halten, wir sind mitten auf der Landstrasse und weit und breit keine Herberge in Sicht. Eine leicht aufkeimende Panik unterdrückend schauen wir uns etwas ratlos um und können dank des ungewöhnlich hellen Sterns eine Höhle im nahe gelegenen Berg erkennen. In unserer Verzweiflung lenken wir unseren Esel und den Ochsen dorthin und finden zu unserem größten Glück in dieser Höhle, da sie den Hirten aus dieser Gegend als Notstall dient, etwas Heu und Stroh.

Nachdem wir in der Höhle die mitgebrachte Lampe entzündet haben, bereiten wir für Maria ein notdürftiges Lager und beginnen sofort damit, die Höhle ein wenig herzurichten. Wir bringen die Tiere in die Höhle, entfachen ein Feuer, damit wir heißes Wasser bereiten können und so ganz nebenbei der Raum etwas erwärmt wird. Dann bereiten wir alles für die bevorstehende Geburt vor und polstern bei dieser Gelegenheit die Futterkrippe mit weichem Heu aus, damit das Neugeborene ein bequemes und warmes Bettchen hat. Und weil der nimmersatte Esel ständig auf das Heu schielt, binden wir ihn vorsichtshalber an einem Haken in der Felswand fest.

Leicht erschöpft von diesen Arbeiten, gehen wir einen Moment vor den Eingang der Höhle, um etwas frische Luft zu schnappen. Nachdem sich unsere Augen ein wenig an die Dunkelheit gewöhnt haben, schauen wir zum Himmel, und es kommt uns so vor, als ob der Stern noch etwas heller leuchtet als zuvor. Die Gegend erscheint in diesem Licht irgendwie sanft und freundlich, und wir atmen tief die klare und saubere Luft ein, die ein wenig nach Nadelgehölz duftet. In der Ferne hören wir ganz leise das Blöken einer Schafsherde, und obwohl über diese Gegend eine nicht zu beschreibende Spannung liegt, kehrt in uns eine wunderbare Ruhe ein.

Innerlich von der ungewöhnlichen Schwingung berührt, bitten wir in einem kleinen Gebet unseren Gott darum, dass Er uns die Kraft und Weisheit schenken möge, damit wir diese ungewöhnliche Situation in seinem Sinne meistern können.

Kaum haben wir unser Gebet beendet, da ist es so, als ob sich der helle Stern mit einer großen Geschwindigkeit auf uns zu bewegt, und ehe wir uns überhaupt erklären können, was da gerade geschieht, steht vor uns plötzlich ein Mann, der von einem hellen Strahlenkranz umgeben ist. Wahrscheinlich sehen wir leicht verängstigt aus, denn der Mann sagt zu uns: „Fürchte dich nicht, denn ich bin ein Engel des Herrn, der dir in dieser Stunde zur Seite stehen darf", und dann fügt er noch hinzu: „Siehe, dir wird heute Großes widerfahren, denn in der Höhle deiner weltlichen Glaubensbegründungen wird heute der Heiland geboren."

Etwas weiche Knie bekommen wir schon, denn man trifft ja nun wirklich nicht jeden Tag einen dieser mächtigen Gottesboten, aber irgendwie macht er einen recht vertrauensvollen Eindruck, und so fragen wir ihn, ob er uns nicht sagen könne, was er denn damit meinen würde, wenn sagt, dass heute Großes geschehen würde.

Hierauf erklärt uns der Gottesbote, dass wir heute die letzen Hürden in unserer Seele beseitigt haben, sodass der Heiland in uns geboren werden kann. Unseren fragenden Blick ignorierend, führt er weiter aus: „Du hast heute in die Höhle deines auf dem Falschen der Welt begründeten Glaubens die mit dem Öl der Liebe gefüllte Lampe des wahren Glaubens entzündet. Dann hast du die Tiere deiner guten Neigungen in die Höhle gebracht und das Feuer der göttlichen Liebe entfacht. Die von dieser Liebe ausgehende Wärme erfüllt nun den ganzen Raum, und die von dir mit soviel Liebe und Sorgfalt ausgepolsterte Krippe zeigt mir, dass du bereit bist, ein wahrhaftiges Verständnis für das Wort zu entwickeln."

„Mit anderen Worten", fügt er noch hinzu, „im Anfang war das Wort, und das Wort war bei Gott und Gott war das Wort. Und das Wort ward Fleisch und wohnte unter uns, und wir schauten Seine Herrlichkeit, eine Herrlichkeit als des Eingeborenen vom Vater, voller Gnade und Wahrheit."

Mit diesen leicht verwirrenden Worten lässt plötzlich der Glanz des Gottesboten nach und so plötzlich, wie er gekommen ist, so plötzlich ist er wieder weg, und wir stehen wieder ganz allein vor dem Höhleneingang. – Das heißt, so ganz allein stehen wir hier eigentlich gar nicht, denn ohne, dass es uns aufgefallen ist, haben sich einige Hirten eingefunden, die von uns wissen wollen, was denn in der Höhle geschehen sei. Während wir umständlich erklären wollen, was wir im Laufe des Tages alles erlebt haben und warum wir die Höhle vorübergehend bewohnen, merken wir, dass die Hirten gar nicht wissen wollen, was wir erlebt haben. Offensichtlich interessieren sie sich vielmehr dafür, was gerade in diesem Moment in der Höhle geschieht.

Alle starren gebannt an uns vorbei auf den Eingang unserer Höhle, und wir kommen nicht umhin, uns umzudrehen, um zu schauen, was es denn da zu sehen gibt. Ohne das wir es bemerkt haben, haben sich links und rechts von dem Eingang zwei strahlende Lichtgestalten postiert, und aus der Öffnung strahlt ein sehr helles, aber dennoch angenehmes Licht. Etwas irritiert davon, dass wir von diesem Geschehen gar nichts bemerkt haben, gehen wir an den Lichtgestalten vorbei in die hellerleuchtete Höhle. Überall stehen Engel mit strahlenden Gesichtern und schauen gebannt zu der kleinen Krippe hin. Schweigend drängeln wir uns an den Gottesboten vorbei und stellen zu unserer großen Freude fest, dass in der Krippe, liebevoll in feinem Leinentuch eingewickelt, ein neugeborener Knabe liegt. In seinen munteren Augen spiegelt sich das Licht der Engel, und es ist, als ob von ihm eine ungewöhnliche Wärme ausgeht. Das Herz beginnt schneller zu schlagen und uns wird plötzlich klar, was der Gottesbote meinte, als er davon sprach, dass das Wort Fleisch ward.

Heute ist uns großes Heil widerfahren, denn in unserer Herzenskrippe ist heute der Heiland geboren. Natürlich kann uns nun nichts mehr davon abhalten, unseren Jesus vorsichtig aus der Krippe zu heben und ihn liebevoll an unsere Brust zu legen. Seine strahlenden Augen schauen uns an und für einen Neugeborenen völlig ungewöhnlich lächelt uns der Kleine an. Die von Ihm ausgehende Wärme der göttlichen Liebe dringt tief in uns ein, und vor lauter innerer Ergriffenheit drohen uns die Knie weich zu werden. Doch wie durch ein Wunder geht von dem Kleinen eine nie gekannte Kraft aus, die uns innerlich so stärkt, dass von uns jegliche Müdigkeit und Schwäche weichen.

Vor lauter Rührung und unendlicher Freude kullern uns Liebestränen die Wangen herunter und benetzen den zarten Haarflaum unseres kleinen Jesus. Vorsichtig legen wir unseren Schatz in die Krippe, und mit strahlenden Augen streckt er uns seine kleine Hand entgegen. Freudig reichen wir Ihm unseren Zeigefinger, und in dem Moment, als Jesus den Finger umgreift und scheinbar nicht mehr loslassen will, ist es um uns völlig geschehen. Es ist, als ob die göttliche Liebe unmittelbar in unser Herz strömt. Fassungslos vor Glück werden wir uns darüber bewusst, dass uns der unendliche Gott für würdig befunden hat, in uns geboren zu werden, damit wir dereinst ein Kind Seiner Liebe werden können. Jesus Christus, der Heiland der Welt, ist in uns geboren worden, damit auch die Welt in unserer Seele das Heil erfahren darf.

Und während unser süßer Jesus mit seiner kleinen Hand immer noch unseren Finger festhält, ist es so, als ob eine Stimme in uns sagen würde: „Mein Kind, jetzt wo ich geboren bin, ist das Wort in dir zu Fleisch geworden. Von nun an darfst du mich für immer an deine Brust legen und den Strom des Lebens verspüren …

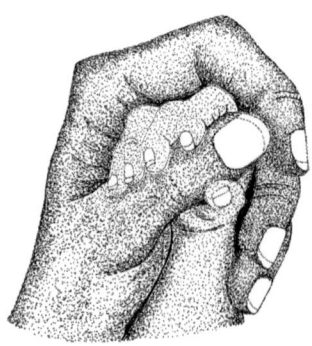

Drei Weise aus dem Morgenland

In sehr vielen Kirchen wird heute der drei Weisen aus dem Morgenland gedacht, die dem Stern von Bethlehem folgend, dem neugeborenen Jesuskind ihre Aufwartung machen wollten. Als sie den Stall, in dem das Jesuskind in einer Krippe lag, erreicht hatten, baten Sie um Einlass, fielen vor der Krippe auf ihre Knie und beteten das Kindlein an. Anschließend brachten sie Ihm ihre Schätze dar: Gold, Weihrauch und Myrrhe. Und da sie im Traum angewiesen wurden, auf ihrem Heimweg dem König von Judäa, Herodes, keinen Besuch abzustatten, zogen sie auf einem anderen Weg als den, den sie gekommen waren, in ihre Heimat zurück.

Wenn man diese kleine Geschichte, die wir da bei Matthäus lesen, so auf sich wirken lässt, dann könnte man sich fragen, was diese eigentlich recht trivial erscheinende Geschichte mit uns Heutigen zu tun hat? Natürlich war es sehr nett von den drei Weisen, nach Bethlehem zu ziehen und dem Jesuskind Gold, Weihrauch und Myrrhe zu schenken. Und natürlich war es auch sehr anständig von ihnen, den Befehl des Herodes zu missachten und den Wohnort des Königs der Könige nicht zu verraten. Aber reicht denn diese Tat aus um heute, 2000 Jahre später, diesem Ereignis eine besondere Würdigung zukommen zu lassen?

Ich denke, um auf diese Frage eine befriedigende Antwort zu bekommen, müssen wir uns die kleine Mühe machen, die in dieser Geschichte enthaltenen Entsprechungen zu betrachten. Laut Swedenborg galten bei den Alten als Weise und Verständige diejenigen, welche Kenner der Entsprechungen waren. Für die Menschen der ältesten Zeiten war die Wissenschaft der Entsprechungen die Wissenschaft überhaupt und so allgemein bekannt, dass sie all ihre Bücher und Schriften in Entsprechungen geschrieben haben.

Unsere drei Kenner der Entsprechungslehre, die den Herrn aufsuchten, als Er geboren wurde, kamen aus Assyrien (Persien), dem heutigen Irak, das aus der Sicht Israels geografisch im Osten liegt und somit zu Recht als Morgenland bezeichnet wird. Der Morgen bezeichnet in der Sprache der Entsprechung den Herrn selbst, Seine Ankunft und den Anfang einer Kirche. Die drei Weisen gehörten also noch zu den wenigen Menschen der damaligen Zeit, die durch ihre Liebe zu Jehova Gott himmlische Kenntnisse hatten und dadurch die Sprache der Entsprechungen kannten. Dies wird auch durch den leuchtenden Stern, der vor ihnen herging, bestätigt.

Denn der Stern, der den Weisen aus dem Morgenlande voranleuchtete, bezeichnet in der Entsprechung die himmlische Erkenntnis.

Ich glaube, es ist absolut nachvollziehbar, dass es für die drei Weisen, die aus den alten Schriften wussten, dass Jehova Gott auf unserer Erde Mensch werden will, ein großes Bedürfnis war, bei diesem Ereignis dabei zu sein. Sie durften etwas erleben, das in der gesamten uns bekannten Schöpfungsgeschichte nur einmal vorgekommen ist und nie mehr vorkommen wird. Ein Ereignis, das so tief greifende Änderungen in der gesamten Schöpfung eingeleitet hat wie kein Zweites, denn ab dem Tag der Geburt unseres Herrn ist aus dem unschaubaren Jehova Gott ein schaubarer, sinnlich fassbarer Gott, Vater, Freund und Bruder geworden. Ein Anlass, den sich unsere drei Weisen nicht entgehen lassen wollten. Natürlich hatten sie anlässlich der Geburt des Königs der Könige die passenden Geschenke dabei: Gold, Weihrauch und Myrrhe. Diese drei Geschenke symbolisieren das himmlische, geistige und natürliche Gute, dass bei den Weisen in harmonischer Ausgewogenheit angelegt war. Sie konnten das Jesuskind in der Krippe nur deshalb finden, weil sie von ihrem Stern der himmlischen Erkenntnisse, dem Gold des himmlischen, dem Weihrauch des geistigen und der Myrrhe des natürlichen Guten erfüllt waren. Laut Emanuel Swedenborg ist eine wahre Gottesverehrung nur möglich, wenn diese drei Dinge im Menschen zusammenkommen.

Im weiteren Verlauf der Geschichte sind die drei Weisen in Ihre Heimat zurückgekehrt, ohne dem König Herodes einen Besuch abzustatten. Auch diese kurze Episode bekommt eine interessante Wendung, wenn man bedenkt, dass in der Entsprechung[13] Könige Wahrheiten aus dem Guten oder diejenigen, welche in Wahrheiten aus dem Guten sind, bezeichnen. Da es sich aber bei dem König Herodes um einen von Gott abgewandten und der Welt zugewandten König handelte, ändert sich in der Entsprechung das Vorzeichen und es wird ein Mensch beschrieben, der sich im Falschen aus dem Bösen begründet. Dass es sich bei Herodes um solch einen Menschen gehandelt hat, ist spätesten seit dem von ihm befohlenen Kindermord bekannt und braucht sicherlich nicht weiter erläutert zu werden.

Es ist ja wohl mehr als verständlich, dass unsere Drei aus dem Morgenland, die noch völlig von der Gegenwart des menschgewordenen Gottes überwältigt waren, keinerlei Regungen verspürten, mit einem weltlich

---

[13] siehe Seite 250

orientierten König Herodes zusammenzutreffen, dessen einzige Sorge darin bestand, dass durch den neugeborenen König der Könige sein Amt gefährdet sein könnte.

Eine Sorge, die sich übrigens im Leben eines jeden Menschen wiederfinden lässt. König Herodes symbolisiert in der Seele des Menschen die Bereiche, die der Welt zugewandt sind und sich somit im Falschen aus dem Bösen begründen. Es ist von der göttlichen Vorsehung so eingerichtet, dass sich im Zuge der Persönlichkeitsentwicklung weite Bereiche der menschlichen Seele zunächst einmal der Welt zuwenden und sich dabei im Falschen begründen. Dass der Herr diese Zuwendung zur materiellen Begrifflichkeit und den daraus entstehenden falschen Erkenntnissen, mit ihren oftmals schmerzhaften Begleiterscheinungen, zulässt, erscheint vielleicht etwas eigenartig. Wenn man allerdings etwas genauer hinschaut, wird schnell klar, dass dies eine existenzielle Notwendigkeit für die Persönlichkeitsentwicklung ist. Denn nur durch die vorübergehende Hinwendung zur Welt, was mit einer Abwendung von Gott gleichzusetzen ist, kann der Mensch ein Ichbewusstsein entwickeln und somit die Voraussetzung zur möglichen Erreichung der Gotteskindschaft schaffen.

Der König Herodes in uns ist in einer bestimmten Lebensphase sozusagen eine Notwendigkeit um die Voraussetzung für die Willensfreiheit zu schaffen. Die Welt mit ihren falschen Begründungen ist eine Grundvoraussetzung, um dereinst ein Bewohner des höchsten Himmels werden zu können. Denn nur derjenige kann ein Engel werden, dem es gelingt, mit der Hilfe des Herrn die Welt in sich zu überwinden und seine falschen Begründungen durch Wahrheiten zu ersetzen.

Jeder von uns kennt die inneren Kämpfe, welche notwendig waren, um den Stellenwert, den die Welt in uns eingenommen hat, einigermaßen zu erkennen. Wir alle haben mit der einen oder anderen Spätfolge unserer Weltzugewandtheit zu kämpfen, sei es körperlicher oder seelischer Art. Aber dennoch haben wir dank der göttlichen Führungen, die uns Jesus in so wunderbarer Weise zukommen lässt, erkennen dürfen, dass uns die Zuwendung zur Welt nicht glücklich macht. Wir haben erkennen dürfen, dass uns durch die Auseinandersetzung mit der Heiligen Schrift ein Mittel in die Hand gegeben wurde, das Falsche in uns zu erkennen, zu beseitigen und durch göttliche Wahrheiten zu ersetzen.

Dies, lieber Leser, ist die Grundvoraussetzung, um in unserer Seele den Raum zu schaffen, der notwendig ist, um eine Krippe für Jesus aufstellen zu können. Denn nur wenn wir bereit sind, uns von dem Falschen der Welt zu lösen und durch die Wahrheiten des Wortes zu ersetzen, schaffen wir die Voraussetzungen, die notwendig sind, damit das Jesuskind auch in uns eine Herzenskrippe vorfindet, in der Er geboren werden kann. Die durch das Studium des Wortes zunehmende Weisheit unseres Verstandes ermöglicht es unserem Willen, die Liebe zu entwickeln, die notwendig ist, um den Raum in unserem Herzen, der für Jesus reserviert ist, von dem Schmutz aus dem Falschen, wenn auch zunächst einmal nur oberflächlich, zu reinigen. Denn Jesus, der von sich sagt, dass Er der Weg, die Wahrheit und das Leben ist, kann nur dann in unserer Herzenskrippe wahrhaftig geboren werden, wenn in uns Wahrheit ist. Er, der die fleischgewordene Wahrheit ist, kann nicht in uns geboren werden, wenn sich unsere Lebensliebe ausschließlich im Falschem begründet. Er kann nur dort geboren werden, wo für Ihn erkennbar die Lebensausrichtung zur Wahrheit ist. Wo der Wille bereit ist, sich von der Weisheit des Verstandes leiten zu lassen.

Jesus weiß natürlich um unsere Schwächen, deshalb ist Er ja auch bereit, mit einem spärlich und notdürftig eingerichteten Stall als Geburtsstätte vorlieb zu nehmen. Er legt sich in unsere Herzenskrippe auch dann, wenn wir noch weit davon entfernt sind, die Tiefen der Heiligen Schrift ausgelotet zu haben. Für Ihn zählt schon das ernsthafte Bemühen, unsere falschen Erkenntnisse durch die Wahrheiten aus dem Wort zu ersetzen. Wenn Er darauf warten müsste, bis wir all unsere Falschheiten aus uns herausgeschafft haben, dann würde es wohl nur sehr wenige Menschen geben, die ihr persönliches Weihnachten erleben.

Wie gesagt, Jesus wird schon in unserer Herzenskrippe geboren, wenn der Raum in unserem Herzen noch nicht fertig renoviert ist. Das heißt, dass dann natürlich auch noch der König Herodes mit seiner aus dem Falschen und Bösen begründeten Weltzugewandtheit in weiten Bereichen unseres Willens herrscht. Dem gefällt der Gedanke, dass in unserem tiefsten Innern der Wunsch nach der Wahrheit aus dem Gutem geboren ist, überhaupt nicht.

Unserem Willen, der sich von frühster Kindheit an dem Falschen und Bösen, also der Welt, hingegeben hat, fällt es meist sehr schwer, sich für den göttlichen Einfluss zu öffnen. Es erfordert große Anstrengungen von unserem Verstand, unseren König Herodes in Schach zu halten. Die Folge davon ist, dass wir uns unser ganzes Leben lang ständig weiterbilden müssen. Nur wenn wir bereit sind, uns Schritt für Schritt von unseren falschen Vorstellungen zu lösen, wenn wir bereit sind, die Stichhaltigkeit unserer Begründungen immer wieder aufs Neue zu überprüfen, wird es uns gelingen, unserem König Herodes die Macht zu nehmen.

Diese zugegebener Weise nicht ganz einfache Arbeit könnten wir alleine, ohne Hilfe gar nicht schaffen. Wenn uns unser Jesus die drei Weisen nicht in unserer Herzenskrippe vorbeigeschickt hätte, sähe es mit unserer Weiterentwicklung bedeutend schlechter aus. Eine der möglichen Sichtweisen, was die drei Weisen aus dem Morgenland in unserem Leben bedeuten könnten, ist die, dass uns der Herr die Kunde der Entsprechungslehre[14] wiedergeschenkt hat. Es hat dem Herrn, symbolisiert durch das Morgenland, gefallen, uns die drei Weisen, symbolisiert durch die Entsprechungslehre, wie wir sie durch Emanuel Swedenborg kennenlernen durften, zu senden, damit wir in die Tiefen der Heiligen Schrift eindringen können.

Es liegt nun an uns, ob die drei Weisen über die Weisheit unseres Verstandes ihre Geschenke dem neugeborenen Jesuskind in unserem Willen, der ja auch unserer Lebensliebe entspricht, darbringen können oder nicht. Wir wissen aus uns nicht, was gut ist, aber unsere drei Weisen aus dem Morgenland, die sich an unserem Herodes vorbeigeschlängelt haben, wissen, was gut ist, denn sie wollen unserer dem Herrn zugewandten Liebe ihre Gaben, als da wären Gold, Weihrauch und Myrrhe, schenken. Aber wie bei allen guten Geschenken ist es auch bei diesen Geschenken so, dass wir sie nur als Anstoß für unsere Eigeninitiative verwenden können.

Was nutzt uns das schönste Buchgeschenk, wenn wir das Buch nicht lesen?

Genauso ist es auch mit dem Geschenk der Lehre von den Entsprechungen, die durch die drei Weisen symbolisiert wird. Wenn wir uns nicht mit diesem himmlischen Geschenk auseinander setzen und in der Anwendung üben, werden wir nie in den Genuss des mitgebrachten Goldes, des Weihrauchs und der Myrrhe kommen.

Es ist ja kein Zufall, dass diese drei Geschenke der Weisen aus dem Morgenland in Ägypten verkauft wurden, um den Lebensunterhalt der Heiligen Familie, in der Zeit ihrer Emigration, zu sichern. Ägypten symboli-

---

[14] siehe Seite 250

siert in der Entsprechung den natürlichen Verstand mit seinem Wissen sowohl geistiger als auch natürlicher Dinge.

Unserem natürlichen Verstand, symbolisiert durch Ägypten, ist es durch die Auseinandersetzung mit der Entsprechungskunde möglich, in die tieferen Schichten der Heiligen Schrift einzudringen. Je mehr wir uns mit dem Wort beschäftigen, um so klarer wird uns, was mit dem natürlichen Guten der Myrrhe, dem geistigen Guten des Weihrauchs und dem himmlischen Guten des Goldes gemeint sein könnte. Wenn wir jetzt auch noch damit beginnen, die durch die Auseinandersetzung mit diesen Dingen zunehmende Weisheit zu nutzen, um unseren Willen umzubilden, dann haben die drei Könige aus dem Morgenland ihre Geschenke nicht umsonst dargebracht.

In dem Maße, wie wir die Umbildung unseres Willens bzw. unserer Lebensliebe zulassen, in dem Maße tragen wir dazu bei, dass das Jesuskind in uns wachsen und gedeihen kann. Wir sind in einem ständigen Lernprozess eingebunden, durch den wir uns immer mehr von weltlich begründeten Irrtümern lösen können. Denn wir sollen ja dereinst so wie der Vater im Himmel werden. Dies schließt natürlich auch ein, dass wir uns als endliche Wesen ständig weiterentwickeln können, richtiger wäre eigentlich weiterentwickeln müssen, denn Stillstand in der geistigen Entwicklung bedeutet auch Stillstand auf unserem Weg zu Jesus.

Ja, lieber Leser, so gesehen haben die drei Weisen aus dem Morgenland durchaus eine wichtige Bedeutung für unser Leben. Wir könnten wahrscheinlich den König Herodes in uns niemals besiegen, wenn es nicht unserem Jesus gefallen hätte, die drei Weisen über die Weisheit unseres Verstands in unseren Willen einkehren zu lassen. Es ist eines der großen Geschenke vom Herrn, dass es uns, die wir mit unserem Verstand in der natürlichen Begrifflichkeit gefangen sind, durch die Entsprechungskunde möglich geworden ist, unser natürliches Falsche zu erkennen und durch das Gold des himmlischen Guten zu ersetzen.

Das wirklich Tolle dabei ist, dass uns Jesus dabei jegliche Unterstützung zukommen lässt. Er ist derjenige, der unser Leben so führt, dass uns zur rechten Zeit am rechten Ort die Menschen begegnen, von denen wir ein weiteres Mosaiksteinchen in unserem Wissen erlernen können. Er ist derjenige, der uns zur rechten Zeit Freude, vor allem aber Leid zukommen lässt, damit sich unser der weltzugewandte Wille von seinen Falschheiten lösen kann. Und dabei gilt es auch noch zu berücksichtigen, dass es ohne den Herrn überhaupt nicht die Rahmenbedingungen gäbe, die notwendig sind, um auf dieser Erde existieren zu können.

Und dennoch liegt es nur an uns, ob wir all diese Geschenke, die uns Jesus in jedem Augenblick unseres Lebens darbringt, annehmen wollen oder nicht. Wir können frei entscheiden, ob wir unseren weltzugewandten Willen umbilden wollen oder ob wir lieber in unserem gut begründeten Falschen weiterleben möchten. Ob wir uns dereinst zu einem Engel des Lichtes entwickeln wollen oder nicht.

Sie, lieber Leser, haben sich bestimmt schon längst dafür entschieden, den Herodes in sich zu besiegen. Sie dürfen darauf vertrauen, dass Jesus schon längst in Ihrem Leben wirkt. Sie müssen nur offenbleiben für Sein Wirken und dürfen sich nicht durch falsche Begründungen von Ihrem Weg abbringen lassen. Ich denke, wenn Sie bereit sind, mit der Hilfe von den drei Weisen in sich, immer tiefer in die Liebe und Weisheit des Wortes einzudringen, dürfen Sie sich auf die Zusage des Herrn bei Matthäus 28, Vers 20, voll verlassen. Dort sagt der Herr:

„Seht, ich bin mit euch alle Tage bis zum Ende der Welt. "

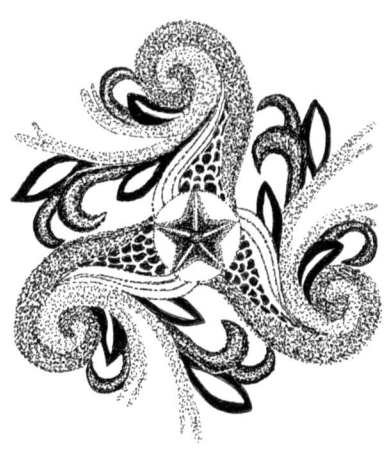

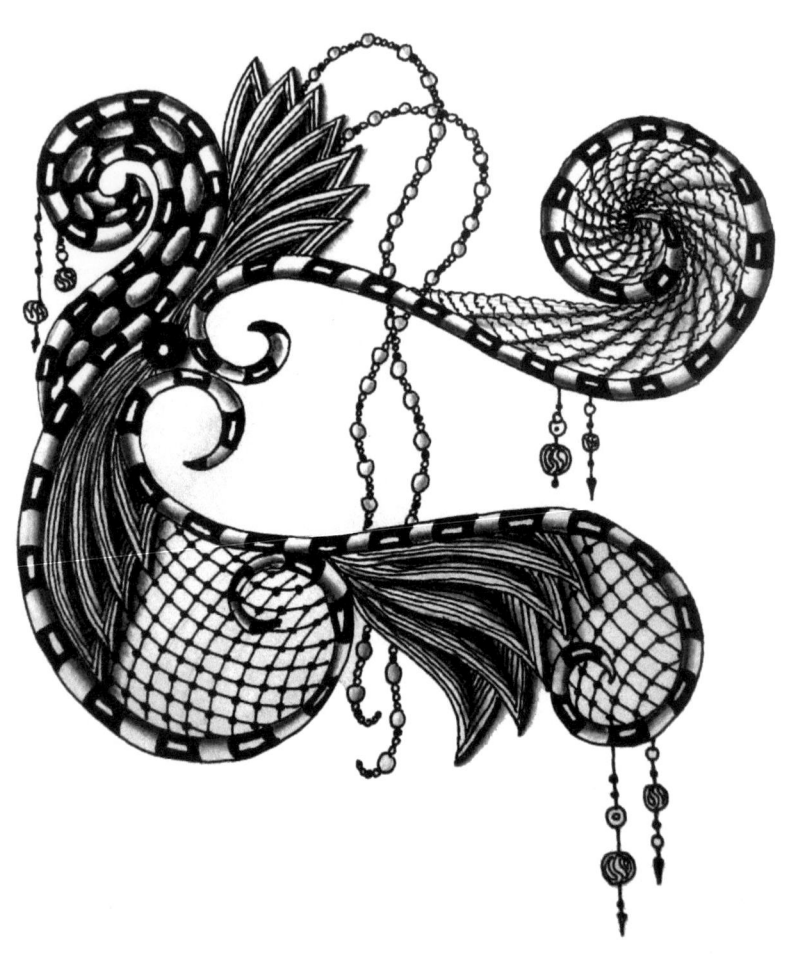

Jene zwei Eigenheiten der Natur, welche, wie gesagt, Raum und Zeit sind, legen alle ab, welche sterben und Engel werden; denn alsdann kommen sie in geistiges Licht, in welchem die Gegenstände des Denkens Wahrheiten sind und die Gegenstände des Gesichtes Ähnliches wie in der natürlichen Welt, aber ihren Gedanken Entsprechendes.
[Emanuel Swedenborg]

Jahreswechsel

Es lässt sich nun nicht mehr leugnen, das alte Jahr neigt sich mit Gewalt seinem Ende zu. Nur noch wenige Minuten, und wir können das neue Jahr begrüßen. Nutzen wir die letzten Minuten des alten Jahres, um ein wenig in die Stille zu gehen, damit wir demjenigen danken können, der es uns ermöglicht hat, das nun endende Jahr so zu verbringen, wie wir es verbracht haben.

Natürlich hatte auch dieses Jahr seine Höhen und Tiefen. Wenn ich mir die Welt anschaue, würde ich sagen, dass die Tiefen überwogen haben, man braucht ja nur an die furchtbaren Katastrophen, die menschenverachtenden Kriege und die Hungersnöte denken, die unsere Welt erschüttert haben. All die Not und das viele Leid, das durch die verschiedenen Medien an uns herangetragen wurde, hat sicherlich nicht immer zur Verbesserung unseres Lebensgefühls beigetragen.

Und dennoch, all diese weltlichen Erschütterungen sollten uns in den letzten Minuten dieses Jahres dankbar stimmen, weisen sie uns doch darauf hin, dass sich unser Herz noch viel zu sehr mit dem belastet, was in der Welt geschieht. Nicht, dass wir kein Mitgefühl mit den leidenden Mitmenschen haben sollten. Ganz im Gegenteil, gerade an unseren leidenden Mitmenschen dürfen wir praktische Nächstenliebe üben. Die Frage ist nur: Wie bewerten wir all das Geschehen, was der Herr in seiner göttlichen Vorsehung zulässt. Sind wir bereit, all die furchtbaren Begebenheiten als eine göttliche Zulassung des Herrn anzunehmen oder bäumt sich unser Herz in der einen oder anderen Situation auf und hadert heimlich mit Gott?

Wenn ich ganz ehrlich bin, dann muss ich leider zugeben, dass es in diesem Jahr das eine oder andere Ereignis gab, was mich innerlich doch ziemlich aufgewühlt hat. Nur durch die intensiven Gespräche, die ich in der jeweiligen Situation mit meiner Frau Petra führen konnte, ist mir immer wieder bewusst geworden, dass uns der Herr durch Emanuel Swedenborg in verschiedenen Textstellen darauf aufmerksam gemacht hat, dass es das Geflecht der göttlichen Vorsehung gibt, in dem all die furchtbaren Katastrophen der Welt einen Sinn bekommen. Die Zusage des Herrn, dass ohne Ihn kein Haar am Kopfe gekrümmt werden und kein Sperling vom Dache fliegen kann, zeigen mir ganz deutlich, dass in all dem tragischen Weltgeschehen etwas Gutes verborgen liegen muss. Na-

türlich können wir mit unserem beschränkten Wissen um die Zusammenhänge, die dem Weltgeschehen vorausgehen, nur kleine Aspekte der göttlichen Vorsehung erkennen. Aber diese kleinen Momente sollten uns reichen, um unseren Lebensfokus von der großen Welt abzuwenden und auf
unser eigenes Leben zu richten.

Wie oft kommt es vor, dass wir uns in unseren Gedanken mit dem Geschehen in der Welt beschäftigen, uns ereifern und unsere Kräfte auf die
Lösung der Probleme anderer Menschen konzentrieren. Sicherlich, wenn
wir uns mit den Problemen anderer beschäftigen, treten unsere eigenen
Probleme in den Hintergrund. Unter Umständen führt die Beschäftigung
mit den Problemen der Welt bzw. der Mitmenschen dazu, dass unser
Selbstwertgefühl steigt, denn wenn ich anderen eine Hilfestellung geben
kann, dann geht es mir scheinbar um einiges besser als dem, der meine
Hilfe benötigt. Doch hier ist äußerste Vorsicht angeraten! Solange wir uns
mehr um die Probleme anderer als um unsere eigenen kümmern, solange
laufen wir Gefahr, unser eigenes Lebensziel zu verpassen.

Wir sind nicht auf diese Welt gekommen, damit wir anderen Menschen
zur Kindschaft Gottes verhelfen, wir sind auf diese Welt gekommen, damit wir selbst ein Kind Gottes werden. Wenn es sich dabei ergibt, dass
mich mein Bruder oder meine Schwester bei diesem nicht ganz leichten
Weg ein Stück begleitet, dann werde ich mich darüber sehr freuen, ich
darf dabei aber nie aus dem Auge verlieren, das Jesus mich persönlich
dazu aufgerufen hat, Ihm zu folgen.

Dazu gehört natürlich auch, dass wir an so einem Tag wie heute die guten,
aber auch die schlechten persönlichen Ereignisse Revue passieren lassen.
Naturgemäß fällt es uns viel leichter, dem Herrn für all das Gute, das Er
uns in den vergangenen 365 Tagen geschenkt hat, zu danken. Aber wie
sieht es denn mit den unangenehmen Dingen wie Krankheit, Not und Leid
aus, die der eine oder andere von uns erdulden musste?

Ich denke, dass gerade diese unangenehmen Ereignisse in unserem Leben
eine ganz besondere Liebesgabe unseres Jesus sind. All diese Stupser, die
wir so oft als unangenehm empfinden, haben doch nur den Sinn, uns auf
die vielen unerledigten Dinge aufmerksam zu machen, die es Ihm unmöglich machen, in unser Herz unmittelbar einzufließen. Solange unsere Seele
mehr nach der Welt mit all ihren Ablenkungsmechanismen schielt, solan-

ge die Weisheit unseres Verstandes keine rechte Möglichkeit findet, unseren Willen zum Herrn zu führen, solange wird die göttliche Liebe das eine oder andere Ungemach zulassen.

Ja, mein lieber Leser, Jesus wünscht sich nichts sehnlicher als einen unmittelbaren Zugang zu unserer Seele. Er wünscht sich so sehr, dass wir unser Herz von den Falschheiten der Welt reinigen und gegen die Wahrheiten aus dem Wort austauschen, dass Er nichts unversucht lässt, uns immer wieder aufs Neue auf unsere Schwachstellen aufmerksam zu machen. Solange die Welt noch Unruhe in unser Herz bringen kann, solange ist der Prozess der Umwandlung noch nicht abgeschlossen. Denn das Falsche der Welt lässt sich nicht mit dem Wahren des Herrn vereinbaren.

Aber wir dürfen bei diesen Gedanken nicht vergessen, dass Jesus uns in diesem Augenblick zuruft: Kommet alle, die ihr mühselig und beladen seid, ich will euch erquicken! Wir brauchen nur „Ja" zu sagen und unser Herz für die Dinge zu öffnen, die dann kommen werden. Jesus ist ja bereit, unseren Lebensweg im neuen Jahr zu begleiten und uns mit den Schriften, Menschen oder Erlebnissen zu konfrontieren, die es uns ermöglichen, das Falsche in unserer Seele zu erkennen. Eines kann der Herr allerdings nicht, Er kann uns nicht die Mühe abnehmen, das erkannte Falsche aus uns herauszuschaffen und durch Wahrheiten zu ersetzen. Diese Arbeit, uns von unseren gut begründeten Irrtümern zu lösen und durch himmlische Wahrheiten zu ersetzen, kann und darf uns der Herr nicht abnehmen. Denn unsere Willensfreiheit kann selbst von Gott nicht angetastet werden. Er wird nichts unversucht lassen, uns auf unser Falsches hinzuweisen, und Er wird uns das Wahre wie auf einem Silbertablett servieren, aber den Willen zum Austausch des Falschen gegen das Wahre, den müssen wir selber aufbringen. Es liegt nur an uns, ob wir der Verheißung unseres Herrn folgen wollen, wenn Er uns zuruft: *„Suchet und ihr werdet finden"*.

Wir müssen bereit sein, das Falsche in uns zu suchen und wir müssen bereit sein, die Liebe des Herrn in unseren Verstand einfließen zu lassen. Das Produkt dieser Liebesverbindung zwischen unserem Verstand und der göttlichen Liebe ist die Weisheit. Diese durch den Herrn gereinigte Weisheit ist es, die es uns ermöglicht, in die Tiefen unsers Willens einzudringen, um dort den Kampf mit der Welt aufzunehmen.

Unser Wille, der eng mit unserer Lebensliebe verbunden ist, ist schon von Kindheit an auf die Welt fixiert. All unsere Wünsche, Gelüste und Begierden sind Produkte unseres Willens. Wenn unsere Lebensliebe aber auf die Welt ausgerichtet ist, dann ist kein Platz für den Herrn. Und wenn der Herr keinen Platz in unserem Willen hat, dann sind wir eigentlich tot. Denn nur dort, wo der Herr ist, ist Leben.

Zum Glück hat uns der Herr, als zweiten Part unserer Seele, den Verstand gegeben. Durch die verstärkte Auseinandersetzung mit der Heiligen Schrift kann die Weisheit unseres Verstandes zunehmen und es ihr so ermöglichen, die Weltzugewandtheit unseres Willens Schritt für Schritt abzubauen, um dadurch Raum für Jesus zu schaffen.

Ich denke, nur wenn wir genau wissen, wer der Herr ist, was Er mit uns vorhat und wie sich die Dinge in der geistigen Welt verhalten, werden wir eine gute Chance haben, die Weltzugewandtheit unseres Willens umzubilden.

Genau hierzu lädt uns unser himmlischer Vater, Freund und Bruder Jesus Christus ein. Lasst uns im neuen Jahr offen sein für all die Angebote, die Er für jeden Einzelnen von uns vorbereitet hat. Sei es, dass Er uns mit neuer Lektüre versorgt oder die eine oder andere Predigt in der Kirche genau für Dich oder mich gesprochen zu sein scheint. Vielleicht treffen wir auf Menschen, deren unmögliches Verhalten uns gerade auf die Seelenverhärtungen aufmerksam macht, die es bei uns zu bearbeiten gilt. Vielleicht schenkt uns Jesus im nächsten Jahr die eine oder andere Krankheit, die uns dazu zwingt, das Weltgetümmel für einige Zeit zu verlassen, um in aller Stille darüber nachdenken zu können, was die nächsten Schritte zur Umbildung unseres Willens sein könnten.

Eines kann ich ihnen jedenfalls versprechen, Jesus wird in sehr vielen Situationen ganz nahe bei ihnen sein. Es wird nur an ihnen liegen, ob ihr Wille in diesem Moment frei von der Welt ist und Sie dadurch die Sensibilität haben, Jesus zu spüren oder ob die Welt in Ihnen dieses Gefühl erstickt.

Jesus weiß natürlich um unsere Probleme, und ich denke, wenn wir uns Ihm im stillen Gebet anvertrauen, wenn wir uns unseren Möglichkeiten gemäß für Ihn öffnen, dann wird seine Hilfe nicht lange auf sich warten lassen. Er wartet doch nur darauf, dass wir unsere Herzenstür für Ihn nur einen Spalt weit öffnen, indem wir bereit sind, unser Falsches gegen Sein Wahres einzutauschen. Wenn es uns wirklich Ernst ist mit Jesus und in unserem Willen die ersten Liebesfunken für Jesus zu glimmen beginnen, dann, meine Lieben, werden wir bald zu spüren bekommen, was es heißt, Jesus in unser Herz aufgenommen zu haben.

Wenn Jesus in uns zur Hauptlebensliebe heranwächst, wenn unserem Willen die Welt mit all ihren Verlockungen schal geworden ist, dann werden wir verspüren, was es heißt, den Frieden des Herrn in uns zu haben. Dieser heilige Frieden wird uns durch die äußere Welt gehen lassen, ohne dass uns die Welt unruhig macht. Der Herr ist doch bereit, all unsere Lasten zu tragen, damit wir, in aller Stille und gänzlich unbemerkt, vor aller Welt Werke der Liebe und der Demut verüben können. Wie sagte Jesus zu seinen Jüngern:

„Frieden lasse ich euch, Meinen Frieden gebe ich Euch, nicht wie die Welt gibt gebe ich euch, euer Herz erbebe nicht und zage nicht.
Ein neues Gebot gebe ich euch, dass ihr einander liebt, wie Ich euch geliebt habe. Daran wird jedermann erkennen, dass ihr Meine Jünger seid, wenn ihr Liebe untereinander habt. Ihr habt mich nicht erwählt, sondern Ich habe euch erwählt und euch eingesetzt, dass ihr hingeht und Frucht bringt und das eure Frucht bleibe, auf das, was ihr immer den Vater bittet in Meinem Namen Er es euch gäbe."

Dieses Angebot gilt auch für uns. Wir brauchen uns nur auf dieses mehr als großzügige Angebot einlassen, und mit Jesus wird ein Frieden in unser Herz einziehen, wie wir ihn vorher noch niemals empfunden haben. Ein Frieden, der uns frei von den Ängsten der Welt macht. Ein Frieden, der es uns ermöglicht, in allen Menschen den Bruder und die Schwester zu erkennen. Ein Frieden, wie ihn nur diejenigen erleben dürfen, deren Herzen in wahrhafter Liebe zu unserem Jesus erbrannt sind.

Diese Liebe wird unser Herz in solche Höhen erheben, dass uns die sogenannten Freuden der Welt wie ein verschimmeltes Stück Brot erscheinen, und wir werden verstehen, was es heißt, wenn der Psalmist David ausruft: *„O Herr, wie wunderbar sind Deine Werke und meine Seele weiß das gar wohl!"*

Mit dieser Einstellung können wir die scheinbaren Ungerechtigkeiten, die uns sicherlich auch im nächsten Jahr begegnen werden, dankbar annehmen, und unser Herz wird, durch den himmlischen Frieden gestärkt, nicht verzagen. Unsere Seele wird uns immer wieder darauf aufmerksam machen, wie wunderbar und unerschöpflich die Werke des Herrn in unserem Leben sind. Und der himmlische Frieden wird uns frei von allen irdisch-materiellen Sorgen machen, denn wie sagte der Herr dereinst zu seinen Jüngern:

„Darum sage ich euch: Macht euch nicht Sorge um euer Leben, was ihr essen, noch um den Leib, was ihr anziehen sollt. Denn das Leben ist mehr als die Speise und der Leib mehr als die Kleidung.
Betrachtet die Raben; sie säen nicht, sie ernten nicht, sie haben weder Kammer noch Speicher, und Gott ernährt sie. Wie viel wertvoller seid ihr als die Vögel! Wer unter euch vermag mit seinen Sorgen seinem Lebensweg eine einzige Elle hinzuzufügen? Wenn ihr also nicht einmal so Geringes vermögt, was macht ihr euch Sorge um das übrige?
Betrachtet die Lilien, wie sie wachsen; sie arbeiten nicht und spinnen nicht, und doch sage ich euch: Selbst Salomon in all seiner Pracht war nicht gekleidet wie eine von ihnen. Wenn nun Gott das Gras auf dem Felde, das heute steht und morgen in den Ofen geworfen wird, so kleidet, wie viel mehr euch, ihr Kleingläubigen! So fragt auch ihr nicht danach, was ihr essen und was ihr trinken werdet, und beunruhigt euch nicht! Denn nach all dem trachten die Heiden der Welt; euer Vater aber weiß, dass ihr dessen bedürft. Sucht vielmehr sein Reich, und dies wird euch dazugegeben werden." (Luk. 12,22-31)

Hand aufs Herz, hat es der Herr, als er vor 2000 Jahren diese Worte sprach, nicht genau auf den Punkt gebracht? Gehören wir nicht auch ein bisschen zu den Kleingläubigen, die sich ständig um alles Mögliche kümmern, nur nicht um das, auf was es im Leben wirklich ankommt? Sind uns nicht oftmals die Probleme am Arbeitsplatz, im Straßenverkehr oder in der Familie wichtiger, als nach dem Reich Gottes zu suchen? Passiert es uns nicht auch gelegentlich, dass uns siedend heiß bewusst wird, dass wir uns bei der Lösung eines persönlichen Problems an alle möglichen Leute gewandt haben, nur an den, der unser Heiland sein will, an den haben wir leider nicht gedacht?

Lasst uns das neue Jahr dazu nutzen, in diesen Dingen sensibler und aufmerksamer zu sein. Lasst uns versuchen, in all unseren Handlungen Jesus zu integrieren. Warum fragen wir uns nicht noch viel mehr als bisher, wie

Jesus in der einen oder anderen Situation gehandelt hätte. Seien wir milder im Umgang mit den Menschen, die uns nicht so liegen.

An der Hilfe des Herrn wird es bei der Umsetzung dieser Gedanken bestimmt nicht mangeln. Jesus freut sich über jeden erneuten Versuch, unsere alten eingefahrenen Verhaltensmuster aufzubrechen. Ihm macht es Freude, wenn Er sieht, wie sich seine zukünftigen Kinder im liebevollen Umgang mit ihren Mitmenschen üben. Er wird auch im neuen Jahr nichts unversucht lassen, uns mit den Situationen zu konfrontieren, die es uns ermöglichen, Jesus zur Richtschnur all unseres Tun und Lassens zu machen.

Genau genommen ist es doch so, wir, denen es noch ziemlich oft schwerfällt, Jesus zu unserer alleinigen Richtschnur zu machen, brauchen Ihm eigentlich nur den kleinen Finger der Weltüberwindung zu reichen. Wir brauchen doch nur den ernsthaften Willen zu bekunden, dass wir in unserem Herzen für Jesus Raum schaffen wollen, und schon steht er parat, um uns dabei behilflich zu sein. Es ist unvorstellbar, was der Herr in seiner Barmherzigkeit für uns in Bewegung setzt, damit aus dem kaum glimmenden Liebesfunken in unserem Herzen ein loderndes Flammeninferno der göttlichen Liebe entstehen kann.

Diese Liebesfeuersäule wird dann jegliche Weltliebe verzehren und wird unseren, aus der Welt gespeisten Willen zu einem glühenden Jesusverehrer machen. Unsere Lebensqualität wird einen Quantensprung, machen und wir werden nicht mehr verstehen können, wie wir in unserer Schwachheit so kleingläubig sein konnten.

Hierzu lädt uns der Herr ein. Er möchte uns führen, wenn wir nicht mehr weiter wissen. Er möchte uns stützen, wenn wir zu straucheln drohen. Er möchte uns trösten, wenn wir traurig sind. Er möchte uns beschützen, wenn wir hilflos sind. Er möchte uns beim Lösen von lieb gewonnenem Falschen helfen. Er möchte unser lieber Vater, Freund und Bruder sein.

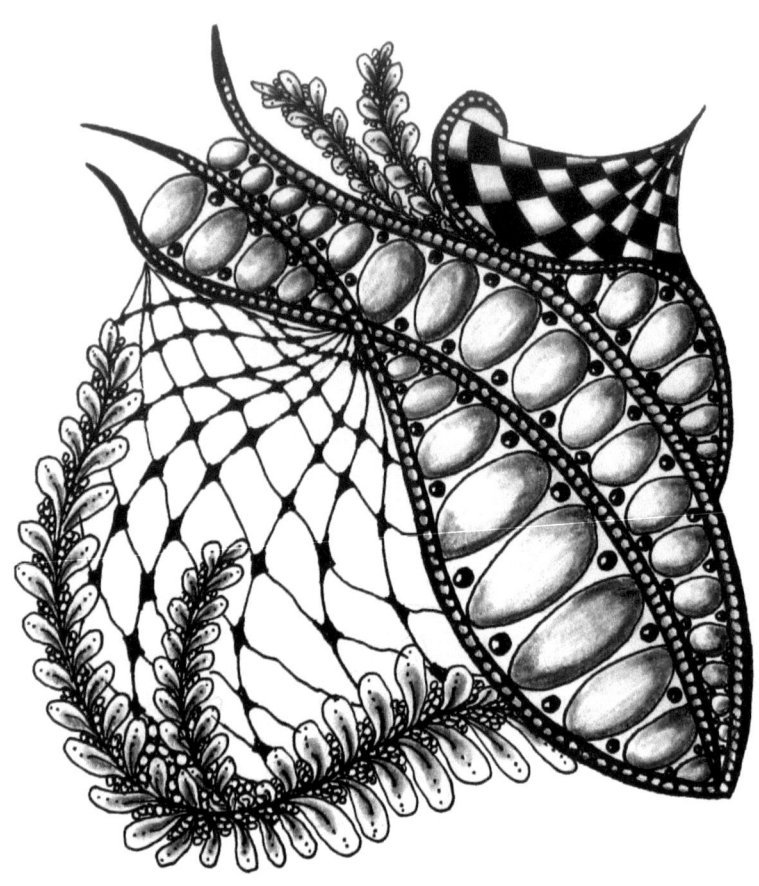

Des Menschen Heimat ist Gott, und dem Geheimnis von Gottes Liebe verdankt er seine Entstehung. Der Mensch ist ein Bild Gottes und ein Partner aller Kreaturen der Welt. So war es Gottes Plan von Anfang an.
[Hildegard von Bingen]

Die Hochzeit

Der gerade erfolgte Jahreswechsel wird von vielen Menschen zum Anlass genommen, die kommenden Wochen und Monate dazu zu verwenden, um einige Dinge in ihrem Leben zu verändern. Sei es, dass sie mit dem Rauchen aufhören wollen, etwas für ihre Figur tun wollen oder dass sie im Beruf vorankommen möchten. Wahrscheinlich wird jeder Mensch das eine oder andere Detailproblem finden, das er gerne bei sich oder in seinem Umfeld verändern möchte.

Es liegt wohl in der Natur des Menschen, dass er mit sich selbst und seiner Welt nie so ganz zufrieden ist und von daher immer wieder etwas findet, was er gerne in seinem Sinne umgestalten würde. Wobei es meist äußere, in der materiellen Welt liegende Dinge oder Umstände sind, die er ändern möchte. Von daher ist es in der Regel so, dass der Mensch alles Erdenkliche unternimmt, um die äußeren Lebensbedingungen so zu gestalten, dass er sein Leben noch angenehmer und zufriedener leben kann, als er es ohnehin schon tut.

Leider neigen sehr viele Menschen dazu, ihre Unzufriedenheit dadurch beseitigen zu wollen, indem sie sich in alle möglichen Aktivitäten stürzen, die ihnen das Gefühl vermitteln etwas gegen die vermeintlichen Störfaktoren zu unternehmen. Und so wird oftmals sehr viel Zeit, Kraft und Geld dafür aufgewendet, um die äußeren Gegebenheiten dem inneren Empfinden anzupassen. Ganze Industriezweige leben davon, dass sich die Menschen alle möglichen Produkte kaufen können, die sie jünger, schöner und gesünder aussehen lassen. Und die sogenannte Freizeit- und Unterhaltungsindustrie lässt nichts unversucht, um uns so abzulenken, dass wir gar nicht erst auf den Gedanken kommen, dass irgendetwas in unserem Leben nicht in der Ordnung ist.

Sicherlich geht auch an uns diese massive Meinungsbeeinflussung seitens der Industrie nicht ganz spurlos vorüber. Denn obwohl wir uns darum bemühen, den Kosmos hinter dem Kosmos gedanklich zu durchdringen, sind wir aufgrund unseres in Raum und Zeit begründeten Gefühlslebens nicht ganz frei von den Verlockungen dieser Welt. Und so lässt es sich nicht verhindern, dass in uns der Wunsch nach irgendwelchen Bedürfnissen geweckt wird, die unser Herz unruhig werden lassen.

Ich denke, dass einer der Hauptgründe dafür, dass sich die meisten Menschen ziemlich leicht von der Welt einfangen lassen, darin zu suchen ist, dass die Verbindung ihrer Seele zum Herrn gar nicht oder nicht ausreichend vorhanden ist. Denn solange sich der Mensch auf dem Falschem der Welt begründet und die Existenz einer geistigen Welt leugnet, solange wird er versuchen, sein Glück in der Welt zu finden. Was zur Folge hat, dass er immer auf der Suche nach neuen Glücksmomenten ist. Hat er welche gefunden, muss er die bittere Erfahrung machen, dass sie leider nie lange vorhalten, denn die Welt mit ihrer Vergänglichkeit ist in letzter Konsequenz nicht in der Lage, wirkliche innere Freude und inneren Frieden zu schenken.

Ein kluger Mensch würde sich in solch einer Situation von dem geschäftigen Alltagsleben zurückziehen, in die Stille gehen und darüber nachdenken, was ihm zu seinem wahren Glück wirklich fehlt. Vielleicht würde er ja zu der Erkenntnis gelangen, dass die von seinem weltzugewandten Willen angestrebten Weltfreuden letztendlich nur immer von kurzer Dauer sind und oftmals mehr Verdruss als wirkliche Lebensfreude bringen. Aus dieser fundamentalen Erkenntnis heraus kann der Verstand des Menschen nach Wegen suchen, wie sein Wille ein weltunabhängiges Lebensglück finden kann.

Wenn in dieser Situation der Verstand erkennt, dass das wahre Lebensglück nur bei Gott zu finden ist, dann kann es geschehen, dass sich das Herz für den Einfluss der göttlichen Liebe öffnet. Natürlich hat der Herr seit Äonen von Jahren auf diesen Augenblick gewartet und so ist es sicherlich völlig nachvollziehbar, wenn Gott nichts unversucht lässt, um unter Wahrung des freien Willens eine Verbindung mit dem Menschen einzugehen. Durch Emanuel Swedenborg wissen wir, dass der Wille des Menschen nur durch die Weisheit des Verstandes umgebildet werden kann. Natürlich ist hier nicht die Weltweisheit, sondern die himmlische Weisheit gemeint, die der Mensch dadurch erlangt, dass er sich mit der Liebe des Herrn verbindet.

Der Herr möchte unser Bräutigam sein, denn nur durch die Vermählung zwischen der göttlichen Jesusliebe mit unserem Verstand kann in uns das Kind der himmlischen Weisheit geboren werden. Diese mit der Liebe des Herrn durchsetzte Weisheit hat die Kraft, unseren weltzugewandten Willen so umzubilden, dass wir dereinst ein Bewohner des verheißenen Himmelreiches werden können.

Wenn wir wollen, dass die Hochzeit zwischen unserem Verstand und der Liebe des Herrn stattfinden soll, dann ist es ganz bestimmt von Vorteil, wenn wir den Ratschlag der Heiligen Schrift beherzigen, und jederzeit danach streben genug Öl der gelebten Nächstenliebe in unserer Glaubenslampe zu haben. Es wäre doch einfach fatal, wenn Jesus in der Nacht unserer natürlichen Weisheit zu uns käme und wir ihn nicht in unser Herz einlassen könnten, weil wir unser Öl zur Befriedigung unseres weltzugewandten Willens verschwendet haben.

Ja, lieber Leser, ohne das Licht unserer Glaubenslampe kann es schon recht finster in unserer Seele werden. Wenn wir in solch einer Situation einen Blick in unsere Seele werfen könnten, dann würden wir wie in einer leicht bewölkten Nacht zunächst einmal gar nichts sehen. Erst nachdem sich unsere Augen ein wenig an die Dunkelheit gewöhnt haben und sich einige Lichtstrahlen vom Mond unserer Glaubenswahrheiten durch die Wolkendecke mogeln, können wir etwas von unserer Umgebung erkennen.

Aus den teilweise schemenhaften Umrissen unserer Umgebung schält sich heraus, dass wir uns in so eine Art karger Heidelandschaft befinden. Es sind einige vereinzelte Bäume auszumachen und ein tastender Griff zum Boden lässt uns erkennen, dass es sich bei dem Bodenbewuchs um so etwas wie Erika handeln muss. Es weht ein leichter Wind und die Kühle der Nacht lässt uns leicht frösteln. In der Ferne sind ein paar Lichter auszumachen, die von einem Dorf oder einem großen Gehöft herstammen könnten.

Unwillkürlich lenken wir unsere Schritte der Lichtquelle entgegen. Im näherkommen erkennen wir, dass sich das Licht aus den Fenstern eines großen Gutshauses seinen Weg in die Finsternis bahnt und die unmittelbare Umgebung des Gehöfts erleuchtet. Je mehr wir uns dem Anwesen nähern, um so heller wird es und wir finden uns in unserer Annahme bestätigt, dass es sich bei der Landschaft um eine Heide handelt. Jetzt, wo wir kurz vor dem großen Eingangstor sind, fliegen Musikfetzen zu uns herüber und es scheint so, als ob in dem Haus ein großes Fest im Gange ist.

Zaghaft gehen wir durch das große Tor in den Hof hinein und sehen sofort, wie festlich der Hof geschmückt ist. An der Hauswand sind Tische aufgestellt, an denen feierlich gekleidete Menschen auf langen Bänken sitzen und von flinken Bediensteten mit Speisen und Getränken versorgt werden. Überall flattern kleine Fahnen und der Hof ist mit Girlanden überspannt. Und in der Mitte des Hofes steht ein kleines Podest, auf dem Musikanten mit fröhlicher Musik aufspielen, um die Anwesenden kurzweilig zu unterhalten.

Doch irgendwie scheint ihnen dies nicht so richtig zu gelingen, denn die Menschen an den Tischen machen nicht den Eindruck, als ob sie fröhlich und ausgelassen wären. Wenn sie nicht so farbenfroh gekleidet wären und die Musik nicht so beschwingt wäre, könnte man fast annehmen, dass es sich um eine Trauerfeier handelt.

Noch immer am Tor stehend, haben wir unsere Beobachtungen gerade verinnerlicht, als einer der Bediensteten auf uns zukommt und uns fragt, ob wir ein geladener Gast seien? Ehrlicherweise müssen wir ihm gestehen, dass wir nicht geladen sind, sondern nur deshalb hier wären, weil wir uns verlaufen haben und für die Nacht eine Unterkunft suchen. Der Bedienstete lädt uns ein, an einem der Tische Platz zu nehmen, während er sich auf die Suche nach den Hausherren begeben würde, um ihn zu fragen, ob noch ein Bett für uns frei wäre.

Dankbar lassen wir uns zu einem der Tische führen, nehmen dort Platz und während der Bedienstete nach den Hausherren sucht, nutzen wir die Gelegenheit unseren unglücklich dreinschauenden Tischnachbarn zu fragen, was denn der Anlass für dieses Fest sei. Der Gefragte schaut uns einen kurzen Moment traurig an und teilt uns dann mit, dass hier ein Hochzeitsfest gefeiert wird. Wahrscheinlich bemerkt unser Nachbar unseren fragenden Blick, denn er fügt noch hinzu, dass die ganze Gesellschaft deshalb so bedrückt ist, weil dem Bräutigam ein großes Unglück wiederfahren ist. Er hat, wie man leicht erkennen kann, für die Hochzeit alles vortrefflich vorbereitet, alle geladenen Gäste sind gekommen doch, wer nicht gekommen ist, - ist die Braut.

Wir wollen gerade unser Verständnis für die gedrückte Stimmung zum Ausdruck bringen, als der Bedienstete kommt und uns bittet, ihm zu folgen. Gerne kommen wir dieser Aufforderung nach und lassen uns in das einfach aber stilvoll eingerichtete Haus führen. Nachdem wir in den ersten Stock zu einer Tür geführt wurden, klopft unser Führer an die Tür und eine freundliche Stimme fordert uns auf einzutreten. Wir öffnen die Tür und betreten einen großen, Würde ausstrahlenden Raum. Ein gutgekleideter Mann kommt uns entgegen und teilt uns mit, dass er hier der Hausherr sei und fragt uns dann, was er denn für uns tun könnte.

Nun sagen wir, wir haben uns in der Dunkelheit völlig verirrt, sind dann auf dieses Anwesen gestoßen und wollten fragen, ob wir vielleicht hier übernachten könnten. Der etwas ernst dreinschauende Mann gibt uns zu verstehen, dass er sich sehr freuen würde, wenn wir hier blieben, und lädt uns ein, an der Feier teilzuhaben.

Artig bedanken wir uns für diese Einladung und fragen ihn, ob man nicht etwas unternehmen könnte, um den bedauernswerten Bräutigam etwas aufzumuntern. Ein kleines Lächeln huscht über das Gesicht des Hausherrn und dann sagt er, dass er nicht wüsste, wie wir ihn aufmuntern sollten. – Na Klasse, denken wir; das einzige Fettnäpfchen weit und breit und wir müssen natürlich reintreten.

Wir wollen uns schon diskret zurückziehen, als der Bräutigam uns einlädt mit ihm gemeinsam auf der im Raum befindlichen, sehr bequem aussehenden Sitzbank platz zu nehmen. Gerne nehmen wir dieses Angebot an und setzen uns zu dem sehr sympathisch wirkenden Mann. Kaum haben wir uns hingesetzt, eröffnet dieser auch schon das Gespräch, in dem er uns fragt, ob wir denn wüssten, wo seine Braut abgeblieben wäre.

Ein wenig verblüfft über diese Frage, sagen wir ihm wahrheitsgemäß, dass wir zum einen leider gar nicht wissen, wie seine Braut aussieht und zum anderen sind wir aber auch auf unserer Wanderung durch die Finsternis auf keine Menschenseele gestoßen. Ohne auf unsere Worte eine Regung zu zeigen, fragt uns der Gastgeber freundlich, ob wir aus der Heiligen Schrift das Gleichnis von den zehn Jungfrauen kennen.

Etwas erstaunt darüber, dass uns ein sitzen gelassener Bräutigam nach einem Bibelzitat fragt, sagen wir zu ihm, dass wir dieses Gleichnis kennen und auch schon über diese Worte nachgedacht hätten. Und dann fügen wir noch scherzend hinzu, dass seine vermisste Braut vielleicht beim Händler ist, um Öl einzukaufen.

So richtig möchte unser Gastgeber über diesen kleinen Scherz nicht lachen, denn er verzieht keine Miene und fragt uns mit einem ernsten Ton in der Stimme: ob wir nicht wüssten, dass es in der Seelenwelt sehr schlimm ist, wenn die Braut nicht zur Hochzeit erscheint. Denn, so fährt er fort, die Braut stellt in der Seele des Menschen den Bereich der zu gründenden Kirche dar, also den Bereich, in dem der wahre, von den aus Raum und Zeit entlehnten Vorstellungen befreite Jesus Christus einziehen kann.

Wahrscheinlich hat uns unser Gegenüber angesehen, dass wir nicht wirklich verstehen, was er uns mit diesen Worten sagen will, denn er fährt mit dem Gespräch fort, indem er uns fragt, ob wir bei unseren Wanderungen durch die unendlichen Weiten unserer Seele schon einmal Jesus begegnet wären.

Irgendwie ist ja der von seiner Braut im Stich gelassene putzig. Statt sich darüber Gedanken zu machen, wo seine Braut abgeblieben ist, fragt er uns nach Jesus. Und so erzählen wir ihm etwas mitleidig, dass wir Jesus bei unserer Wanderung durch die Finsternis nicht begegnet sind. Genaugenommen, fügen wir hinzu, sind die Bewohner und Gäste auf diesem Gutshof die ersten Menschen denen wir in dieser finsteren Welt begegnet sind.

In der Hoffnung, unseren recht sympathischen Bräutigam etwas aufzumuntern, erzählen wir ihm, dass wir sehr gerne Jesus treffen würden, zumal wir hoffen, durch Ihn die Hilfe zu erhalten, die wir benötigen, um die Finsternis in unserer Seele zu beseitigen. Immerhin hat er uns ja versprochen, dass wir uns an Ihn als das Licht der Welt wenden dürfen, als er sagte: *„Kommet alle, die ihr mühselig und beladen seid, ich will euch erquicken."*

In der Tat scheinen diese Worte unsern Gastgeber zu erfreuen, denn mit einem liebevollen Lächeln im Gesicht sagt er uns, dass er sich sehr darüber freut, dass wir nach Jesus suchen. „Aber", fragt er uns, „hast du schon einmal darüber nachgedacht, warum du in deiner Seelenfinsternis das Licht der Welt noch nicht gefunden hast?"

Diese Frage trifft uns sehr tief, haben wir doch keine Ahnung, warum sich der Herr vor uns verborgen hält, obwohl wir mit tiefem Ernst nach Ihm gesucht haben und immer noch suchen. Und so sagen wir mit bedrücktem Herzen zu unserem Gesprächspartner: „Freund, wir wissen nicht warum sich der Herr trotz all unserer Bibelstudien und Gebete von uns fern hält. Kannst Du, der sich in dieser Welt recht gut auszukennen scheint, uns vielleicht einen Rat geben, welchen Weg wir einschlagen müssen, um den Herrn zu finden?"

Unser Freund schaut uns eine ganze Weile freundlich aber prüfend an, dann lädt er uns ein, mit ihm auf den Balkon zu gehen, welcher sich an der Rückseite des Zimmers befindet. Gerne kommen wir der Aufforderung nach und betreten mit unserem Freund einen recht geräumigen Balkon, von dem aus man einen guten Ausblick auf die nur sehr spärlich beleuchtete Gegend hat. Indem er auf die Landschaft zeigt, sagt unser Freund: „Schau, alles, was du hier in dem spärlichen Licht deiner Weltweisheit erkennen kannst, ist die Errungenschaft deines weltzugewandten Willens. Solange dein Wille noch nicht so umgebildet ist, dass die Liebe zu Gott an erster Stelle steht, solange wird es hier nicht heller werden".

Offensichtlich sieht uns unser Freund unsere Bestürzung über diese Worte an, denn er legt seine Hand auf unsere Schulter uns sagt zu unserer Beruhigung, dass der Herr natürlich um unser Anliegen weiß und deshalb schon vor Äonen von irdischen Jahren alles so vorbereitet hat, damit wir von Ihm das Schwert der himmlischen Weisheit erhalten können. Denn nur mit dem Schwert der himmlischen Weisheit ist es möglich, das Unkraut unserer auf Falschem und Bösem begründeten Lebensliebe mit Stumpf und Stiel aus dem kargen Boden unseres weltzugewandten Willens herauszuhauen.

Das hört sich ja alles ganz gut und schön an, denken wir, aber wie um Himmelswillen sollen wir an dieses Schwert herankommen? Als ob unser Freund unsere Gedanken lesen kann, sagt er zu uns: „Himmlische Weisheit erlangt der Mensch dann, wenn sich sein Verstand mit der Liebe des Herrn verbindet. Denn nur durch den Einfluss der göttlichen Liebe in deinem Verstand kann die karge Heidelandschaft deines Willens in blühende Gärten umgebildet werden. Oder," fügt er noch hinzu, „um es in der Entsprechungssprache[15] auszudrücken, es muss eine Eheschließung zwischen der Liebe des Herrn und dem Verstand des Menschen stattfinden und das Kind, welches aus dieser Ehe hervorgeht, ist das scharfe Schwert der himmlischen Weisheit".

Irgendwie dringen diese Worte tief in unser Herz ein, machen sie uns doch bewusst, wie dringend wir den Einfluss der göttlichen Liebe benöti-

---

[15] siehe Seite 250

gen, wenn wir dereinst ein Bewohner des obersten Himmels werden wollen. Aus der Erkenntnis heraus, dass wir ohne den Herrn nichts vermögen, mit Ihm aber alles zum Guten wenden können, keimt in uns ein Gefühl der tiefen Traurigkeit und Ohnmacht auf, und wir können aus tiefstem Herzen mitfühlen, wie es unserem lieben Freund gehen muss, wo er doch von seiner Braut versetzt wurde.

Mit Tränen der inneren Erschütterung in den Augen schauen wir unseren lieben Freund an, und fragen ihn, ob er uns nicht den Weg zum Herrn zeigen könnte?

Unser Freund schaut uns aus seinen klaren Augen liebeerst an, nimmt wortlos unsere Hände und drückt sie ganz fest an sein Herz. Erst wollen wir unsere Hände zurückziehen, doch dann spüren wir, wie ein völlig unbekannter Kraftstrom von Liebe, Wärme und Licht über unsere Hände und Arme direkt von dem Herzen unseres Freundes in unser Herz fließt. Es ist, als ob Ströme lebendigen Wassers durch unsere ganze Seele fließen und den ganzen Weltunrat, der sich im Laufe unseres bisherigen Lebens angesammelt hat, mit sich fortreißen.

Die daraus entstehende Reinheit unserer Gefühle lässt uns wie zu einer Salzsäule erstarren, denn uns wird blitzartig klar, wer uns die ganze Zeit gegenübersteht. Vor übermächtiger Freude und grenzenloser Liebe zu unserem liebsten Jesus möchten wir wie ohnmächtig zusammensinken, doch unser Jesus nimmt uns in Seine starken Arme, drückt uns ganz fest an Seine göttliche Brust und es ist als würde Er sagen: „Mein Kind, nun endlich kann das große Fest beginnen, denn du warst es ja auf die ich solange gewartet habe, denn du bist meine Braut und ich bin dein Bräutigam."

* * *

Ist es nicht ein wunderbarer Gedanke, dass der Herr in Seiner grenzenlosen Barmherzigkeit bereits in der Zeit, als wir noch als formloser Keim in der Erde lagen, damit begonnen hat, für uns das große Hochzeitsfest vorzubereiten. Noch bevor wir das Licht dieser Welt erblickt haben, hat der Herr alles so eingerichtet, dass wir unter der Beibehaltung unseres freien Willens, alle nur erdenklichen Chancen erhalten haben um Ihn kennen, lieben und schätzen zu lernen. Selbst die Tatsache, dass wir, die wir in Raum und Zeit eingebunden sind, Ihn zunächst einmal nur nach dem äußeren Buchstabensinn der Heiligen Schrift kennenlernen können, hat unser Jesus schon vor sehr langer Zeit bedacht. Und natürlich hat Er auch die äußeren weltlichen Rahmenbedingungen nicht vergessen, die notwendig sind, damit für den Erhalt unseres Körpers stets so gesorgt wird, dass wir uns körperlich und seelisch weiterentwickeln können.

Auch der Umstand, dass wir die Schriften von Emanuel Swedenborg kennenlernen durften, verdanken wir ausschließlich der göttlichen Geduld mit der uns unser Jesus immer wieder aufs Neue mit den Lebenssituationen konfrontiert hat, die uns die Erkenntnis ermöglicht haben, welch einen Schatz die Swedenborgtexte darstellen. Und durch Swedenborg dürfen wir erfahren, welch einen hohen Stellenwert die Hochzeit in der geistigen Entwicklung des Menschen hat. In der „Erklärten Offenbarung", Nr. 252, heißt es: *„Die Hochzeit bezeichnet die Verbindung des Guten und Wahren."* Und in seinem Werk „Das Neue Jerusalem und dessen Himmlische Lehre", schreibt Swedenborg in der Nr. 13: *„Die Verbindung des Guten und Wahren wird im Himmel die himmlische Ehe genannt; denn alle sind dort in dieser Ehe. Daher kommt es, dass im Wort der Himmel mit der Ehe verglichen wird, und dass der Herr Bräutigam und Mann, der Himmel aber Braut und Weib heißt und in gleicher Weise die Kirche."*

Mit diesen, wie so oft nicht gerade leichtverständlichen Worten möchte Swedenborg zum Ausdruck bringen, dass unser Jesus als der Bräutigam mit den Seelenbereichen, die unsere innere Kirche ausmachen, eine innige Verbindung eingehen möchte. Jeder einzelne Mensch ist eingeladen, sein Herz für die göttliche Liebe soweit zu öffnen, dass er mit dem Brautkleid der göttlichen Wahrheiten geschmückt werden kann.

Wer bereit ist dieses Geschenk der göttlichen Barmherzigkeit anzunehmen, der wird erfahren, wie in ihm die Weltweisheit abnimmt und die himmlische Weisheit zunimmt. Und er wird erfahren, wie sein weltzugewandter Wille durch die himmlische Weisheit soweit umgewandelt wird, dass die Strahlen der göttlichen Liebe in die Bereiche seiner Seele vordringen können, die seiner inneren Kirche entsprechen.

Dort, in der inneren Kirche unserer Seele hat der Herr alles vorbereitet, um uns zum Traualtar zu führen. Der große Raum ist festlich mit Blumengebinden und vielen brennenden Kerzen geschmückt. Durch die großen bunten Kirchenfenster strahlt das Licht der göttlichen Liebe und lässt das Kirchenschiff in einem mystischen Glanz erstrahlen. Der Raum ist von dem Duft der Blumen erfüllt und die Kerzen flackern aufgeregt im

leichten Luftzug hin und her. Auf dem Altar sind die Kerzen des sieben-
armigen Leuchters bereits entzündet und es ist, als ob aus der aufgeschla-
genen Heiligen Schrift ein starkes Licht herausstrahlen würde, so, als ob
sich das Wort des Johannes in diesem Moment erfüllen wollte, als er in
seinem Evangelium niederschrieb: *„In Ihm war Leben, und das Leben war
das Licht der Menschen"*.

Aus einem Nebengemach heraus können wir durch einen kleinen Spalt in
der Tür beobachten, wie durch das große Hauptportal die ersten festlich
gekleideten Hochzeitsgäste die Kirche betreten und von den Kirchendie-
nern zu ihren Sitzplätzen geführt werden. Nachdem es sich die Gäste auf
ihren Sitzplätzen gemütlich gemacht haben, werden sie nach und nach von
der feierlichen Schwingung des Raumes ergriffen und es dauert nicht lange, bis die göttlichen Liebesstrahlen, welche aus der Heiligen Schrift her-
vorquellen ihre Augen zum Strahlen bringen.

Jetzt, wo sich der Raum mit Gästen immer mehr anfüllt und der Organist
damit beginnt die ersten Töne einer himmlischen Sphärenmusik anzu-
schlagen, werden wir doch ein wenig aufgeregt, steht doch einer der wichtigsten Momente in unserem Leben unmittelbar bevor. Denn was gibt es
Bedeutenderes im Leben eines Menschen als vor dem Altar der göttlichen
Liebe zu treten und die Vermählung zwischen der himmlischen Jesusliebe
und dem eigenen Verstand, der sich für das Göttliche Wahre geöffnet hat,
zu vollziehen.

Plötzlich hören wir, wie ein leises Raunen durch das Kirchenschiff geht
und die Musik noch feierlicher wird. Ein Blick durch unseren Türspalt
lässt uns erkennen, dass unser Bräutigam in einem festlichen Gewand
würdevoll zum Altar schreitet und es ist, als ob das vom Altar ausgehende
Licht noch um ein Vielfaches intensiver wird. Am Altar angekommen,
strahlt unser Jesus sein Liebeslicht durch den ganzen Raum und mit einem
Lächeln im Gesicht fragt der Bräutigam: Wo ist denn meine liebe Braut?

Natürlich möchten wir dem Ruf unseres Herrn sofort Folge leisten, doch
vor lauter Aufregung werden unsere Knie weich und wir kommen so ins
Wanken, dass wir keinen Schritt mehr gehen können. Wenn uns der Herr
nicht zwei Engel als Brautführer zur Seite gestellt hätte, wären wir wahrscheinlich kraftlos zusammengesunken.
Offensichtlich spürt der Herr unseren kleinen Schwächeanfall, denn zur
allgemeinen Verwunderung der Hochzeitsgäste verlässt Er den Altar und

eilt mit großen Schritten zu unserem Nebengelass. Dort angekommen öffnet Er die Tür, kommt auf uns zu, nimmt uns wortlos in Seine Arme und an Seiner Brust liegend dürfen wir verspüren, wie von Ihm ein stärkender Liebeskraftstrom in uns einfließt.

Nachdem wir uns etwas gestärkt haben, nimmt uns unser Jesus auf seine starken Arme und trägt uns durch den Kirchenraum bis hin zum Altar. Auf dem Weg dorthin werden wir uns, in Seinen Armen liegend, darüber bewusst, wie oft uns der Herr in den vielen ausweglosen Situationen unseres Lebens gestützt und getragen hat. Uns wird noch einmal ganz deutlich, welch eine unendliche Geduld Er aufbringt, um unser kleines Lebensschiff durch das tosende Weltenmeer zu lenken, damit wir nicht an den Klippen unserer gutbegründeten Irrtümer zerschellen. Und uns wird klar, dass wir im Grunde genommen nichts aber auch gar nichts dazu beigetragen haben, dass wir hier an der Brust unseres Jesu liegen dürfen, um den Herzschlag des Lebens zu verspüren. Genaugenommen verdanken wir unser ganzes Lebensglück ausschließlich der unendlichen barmherzigen Liebe Gottes, die wirklich nichts unversucht gelassen hat, um unseren Verstand mit dem Brautschleier der demütigen Liebe zu Gott und zu unserem Nächsten zu schmücken.

All diese Gedanken und tiefen Liebesgefühle durchdringen unser ganzes Sein sosehr, dass wir vor lauter Lebensglück einer Ohnmacht nahe sind. Natürlich weiß unser Bräutigam von unserer Gefühlslage und so stellt Er uns, am Altar angekommen, ganz vorsichtig auf unsere Beine und hält uns an den Händen so fest, dass wir einen ganz sicheren Stand haben. Nachdem Er uns mit Seinen klaren Augen eine ganze Weile angeschaut hat, beugt Er sich zu uns herüber und sein wohlgeformter Mund gibt uns einen Kuss auf die Stirn.

Es ist als würden sich die Himmel öffnen und wir verspüren, wie sich soeben unser Verstand mit der göttlichen Liebe vermählt hat. Die geistige Sonne in unserer Seele geht auf und ihre wärmenden Strahlen lassen es in unserer ganzen Seele hell werden. Noch immer hält uns unser Jesus ganz fest und es ist als würde Er sagen: „Kind, nun endlich bist du bereit himmlische Wahrheiten in dir aufzunehmen. Wahrheiten, die es dir ermöglichen deinen Willen so umzubilden, dass dein ganzes Sein von meiner Liebe durchglüht wird und du zu einem leuchtenden Stern in meinem Liebeshimmel werden kannst."

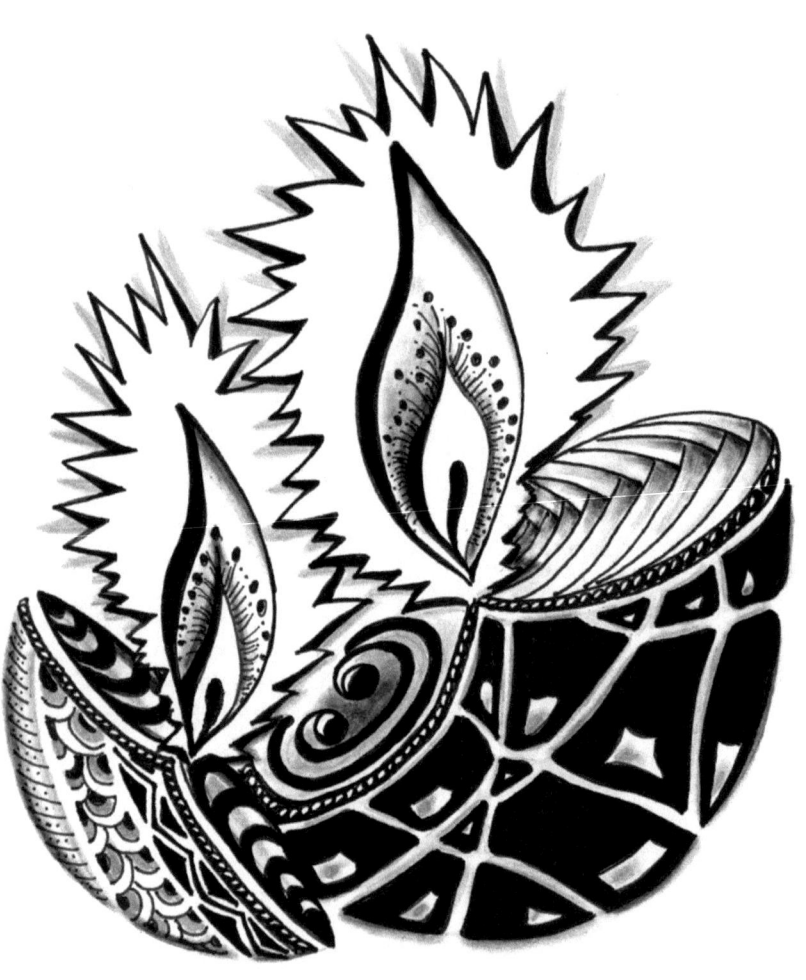

Ich bin das Alpha und das Omega, der Anfang und das Ende, der Erste und der Letzte". Ich will dem Durstigen geben von der Quelle des lebendigen Wassers umsonst. [Offenbarung des Johannes]

Anmerkungen:

Emanuel Swedenborg wurde am 29.Januar 1688 in Stockholm als Sohn Jesper Swedbergs, Bischof von Västergötland, geboren. Nach geistes- und naturwissenschaftlichen Studien in Uppsala unternahm er 1710 seine erste Auslandsreise. Sie brachte ihn mit so berühmten Gelehrten wie Newton, Halley und Flamsteed in Berührung. Im Jahre 1716 wurde er Assessor des Bergwerkskollegiums zu Stockholm. In dieser Stellung lagen die Schwerpunkte seiner wissenschaftlichen Tätigkeit bei technischen Konstruktionen, Studien zur Kristallographie und Kosmogonie, daneben astronomischen, geologischen, paläontologischen und anatomisch-physiologischen Arbeiten. Er entdeckte die Lokalisation der Gehirnfunktionen und entwarf eine Flugmaschine, die 1897 gebaut wurde und wie ein Segelgleiter geflogen ist. 1718 ließ er zur Belagerung von Frederikshall sieben Schiffe auf Rollen über Berg und Tal transportieren. 1719 wurde er von Königin Ulrike in den Adelsstand erhoben und führte von nun an den Namen Swedenborg.

Seine Suche nach der Seele führte ihn in eine religiöse Krise, deren Höhepunkt zwei Christus-Visionen in den Jahren 1744/45 waren. Daraufhin wurden Swedenborg die Augen des Geistes geöffnet und der innere Sinn der Bibel enthüllt. Seine umfangreichen Bibelkommentare, seine Werke aus der Engelsweisheit und seine theologischen Werke künden von einem Christentum der inneren Gotteserfahrung. 1758 gab er das Werk heraus, das seinen Ruf als Seher vor allem begründet hat: „Himmel und Hölle aufgrund von Gehörtem und Gesehenem." Der Einfluss dieses Werkes auf die Jenseitsvorstellungen war groß. So schrieb Jorge Luis Borges: „Von Swedenborg an denkt man [was Himmel und Hölle betrifft] in Seelenzuständen und nicht an eine Fortsetzung von Belohnungen und Strafen." Während einer Reise erkrankte er in London und starb dort am 29. März 1772. Seine sterblichen Überreste ruhen seit 1908 im Dom von Uppsala.

Swedenborgs Wirken hat viele Spuren in den Werken bekannter Persönlichkeiten hinterlassen. Goethe, Lavater, Strindberg, Schelling, Oberlin, Balzac und viele andere ließen sich von seiner „himmlischen Philosophie" (Oetinger) anregen. So schrieb z. B. Heinrich Heine im Nachwort zum "Romanzero":

"Swedenborg ist eine grundehrliche Haut und glaubwürdig sind seine Berichte über die andere Welt ... Der große skandinavische Seher begriff die Einheit und Unteilbarkeit unserer Existenz, so wie er auch die unveräußerlichen Individualitätsrechte des Menschen ganz richtig erkannte und anerkannte. Die Fortdauer nach dem Tode ist bei ihm kein idealer Mummenschanz, wo wir eine neue Jacke und einen neuen Menschen anziehen; Mensch und Kostüm bleiben bei ihm unverändert."

Entsprechungskunde

In seinen religiösen Werken konnte der Naturforscher und Visionär Emanuel Swedenborg nachweisen, dass die Bibel neben dem äußeren Buchstabensinn noch einen tiefer gehenden, geistigen Sinn hat. Ihm war es gegeben, die Erkenntnisse seiner sicherlich inspirierten Bibelstudien wissenschaftlich so aufzuarbeiten, dass er eine alte, in der Zeit verlorengegangene Wissenschaft dem Dunkel der Vergessenheit entreißen konnte. Eine Wissenschaft, die es dem Leser alter spiritueller Schriften, wie z. B. der Bibel ermöglicht, deren Inhalt besser zu verstehen.

Um den Hintergrund dieser Wissenschaft verstehen zu können, muss man bedenken, dass Worte gewissermaßen Gefäße für geistige Inhalte sind. Die Worte, die der Leser eines Textes aus den einzelnen Buchstaben zusammenfügt, bringen ihm ja nur dann einen Nutzen, wenn er die darin enthaltenen Informationen auch verstehen kann. Dies ist natürlich bei Schriften, die vom Geist Gottes inspiriert sind, auch nicht anders. Der einzige Unterschied zu nicht inspirierten Texten besteht lediglich darin, dass dort mit natürlichen Worten Dinge beschrieben werden, die aus der Welt des Unaussprechlichen stammen.

Bei genauer Betrachtung ist die Entsprechungswissenschaft ein Hilfsmittel, um die als einfache Worte getarnten Gefäße göttlicher Wahrheiten dem Leser der Heiligen Schrift verständlich zu machen. Dabei ist es den Verfassern der Bibel gelungen, die Tiefen der menschlichen Seele und dessen Verquickung mit der göttlichen Liebe und Weisheit in kleine, meist recht harmlos klingenden Geschichten, zu verpacken, die allerdings oftmals in ihrem Buchstabensinn für den modernen Menschen etwas unlogisch erscheinen.

Die absolute Meisterschaft, was die Auslegung und die Erzählung von Entsprechungsgeschichten anbelangt, hat Jesus Christus erlangt. Dies kann durch die verschiedensten Bibelstellen belegt werden, in denen Er vor Seinen Zuhörern in Gleichnissen sprach. Emanuel Swedenborg schreibt, dass Jesus aufgrund seiner unmittelbaren Nähe zu Gott nur in Gleichnissen gesprochen hat. Der Grund hierfür liegt darin, dass Gott als unerschaffenes Wesen keinen direkten Kontakt zu seinen Geschöpfen aufnehmen kann. Wir würden als stoffliche Wesen die Sprache des göttlichen Geistes, welche ja außerhalb von Raum und Zeit ist, nicht verstehen können. Gott kann sich nur über den Kanal der Entsprechungen seinen Geschöpfen mitteilen. Eine der unendlich vielen Möglichkeiten, sich Seiner Schöpfung mitzuteilen, waren die Worte, die Jesus zu Seinen Jüngern sprach.

Jehova

JHWH (hebräisch יהוה; engl. auch YHWH) ist der Eigenname des Gottes Israels im Tanach, der Hebräischen Bibel, der sich seinem Volk im ersten der Zehn Gebote vorstellt:

„Ich bin JHWH, dein Gott, der ich dich aus dem Land Ägypten, aus dem Sklavenhaus, herausgeführt habe." (Ex 20,2–3)

Spätestens seit 100 n. Chr. wurde der Gottesname im Judentum nicht mehr genannt. Daher ging das Wissen um seine ursprüngliche Aussprache allmählich verloren. Sie wurde wegen der masoretischen Punktuation im Mittelalter auch im Judentum selbst weithin vergessen.

Seit dem frühen 18. Jahrhundert versuchten historisch-kritische Alttestamentler die Aussprache des Tetragramms und seine Urform zu rekonstruieren. Dabei knüpften sie an die biblischen Kurzformen und ihre masoretische Vokalisierung an. Der lutherische Theologe Romanus Teller zählte 1749 folgende Lesarten auf: Jevo, Jao, Jahe, Jave, Javoh, Jahve, Jehva, Jehovah, Jovah, Jawoh oder Javoh.
Die Aussprache „Jahwe" war um 1800 bereits rekonstruiert worden; sie gilt heute als die wahrscheinlichste. [Wikipedia]

Ihr Frauen seid euren Männern untertan

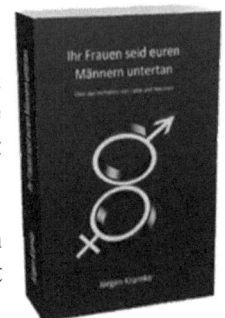

In seinem Buch "Ihr Frauen seid euren Männern
untertan" setzt sich Jürgen Kramke mit der Tatsache
auseinander, dass den Frauen auf dieser Welt meist
eine untergeordnete Rolle zugewiesen wird.

Erleben Frauen doch weltweit, was es heißt, von
einem Mann geschlagen, tyrannisiert und gedemütigt
zu werden. Die Frauenhäuser, in die sich Frauen zurückziehen müssen, weil sie von Männern körperlich und seelisch verletzt
wurden, sprechen eine deutliche Sprache. Die Demütigungen, welche
heutige Frauen im normalen Alltag erdulden müssen, sind bisweilen recht
heftig. Sei es im Berufsleben, wo es darum geht, sich in einer von Männern dominierten Welt zu behaupten, oder sei es in der Familie, wo sie
mit der Doppelbelastung durch Beruf und Haushalt klarkommen müssen.
Auch wenn es in der Wirtschaft, Wissenschaft und Politik einigen Frauen
gelingt, Führungspositionen einzunehmen, ändert dies nichts an der Tatsache, dass die Mehrheit der Frauen schlechter als Männer gestellt ist.

Bei der Suche nach den Ursachen für die weltweite Unterdrückung der
Frau blieb es nicht aus, dass sich der Autor mit den in der fernen Vergangenheit liegenden Ursachen für dieses Phänomen auseinandersetzen
musste. Dabei ist er zu der Erkenntnis gelangt, dass in unserem Kultur-
kreis die religiöse Prägung der Menschen durch die Bibel eine zentrale
Rolle spielt. Denn dort wird bereits im zweiten Kapitel des ersten Buch
Mose der Grundstein für das negativ belastete Frauenbild gelegt. Eva, die
aus der Rippe Adams entnommene Frau, war es, die den Mann zum Ungehorsam gegenüber Gott verführt hat, und so das Leid in die Welt brachte.
Das Buch zeigt auf, dass diese von Generation zu Generation übernom-
menen Unterdrückungsmechanismen der Frauen auf eine fatale Fehlinter-
pretation alter religiöser Texte zurückzuführen sind. Dies führt dazu, dass
in den Ländern, deren Kultur von großen Weltreligionen geprägt ist,
Frauen häufig als Menschen zweiter Klasse behandelt werden.

Das kann in jeder Buchhandlung, im Internet oder von dem Autor bezogen werden.

Herstellung und Verlag: BoD – Books on Demand, Norderstedt
ISBN 978-3744887168
VK 7,99 €

Im ICE zu Gott

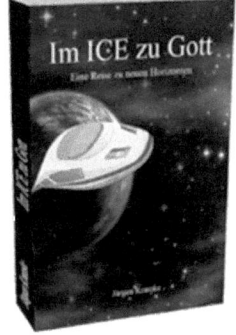

Wer sich einwenig mit der göttlichen Vorsehung auskennt, der weiß, dass der Herr in seiner unendlichen Barmherzigkeit nichts auslässt, um jeden Menschen immer wieder aufs neue Denkanstöße zu geben. Genau dies ist dem gottungläubigen Daniel in meinem Buch "Im ICE zu Gott" passiert.

Normalerweise ist Bahnfahren für Daniel eine ziemlich langweilige Sache. Doch diese Fahrt nach München ist wohl die spannendste Bahnfahrt, die er je gemacht hat. Nichts ahnend setzt er sich in ein Abteil und befindet sich nach kurzer Zeit in Gespräche verwickelt, die sein ganzes Weltbild infrage stellen.

Sicherlich, Daniel hat sich schon den einen oder anderen Gedanken über sich und die Welt gemacht, aber in diesen Gesprächen sieht er sich ziemlich unvermittelt mit den elementaren Sinnfragen des Lebens konfrontiert. In der Unterhaltung mit seinen Mitreisenden muss sich Daniel mit Themen auseinandersetzen, die für ihn völlig ungewohnt sind.

Themen wie: Gibt es ein Leben nach dem Tod? Stammt der Mensch vom Affen ab? Wie war das mit dem Urknall? Ist der Mensch ein Geschöpf Gottes? Und wenn ja, wer oder was ist Gott? Wenn es einen Gott gibt, warum lässt er soviel Not und Leid zu? Welcher Gott ist der Richtige? Die Antworten, die Daniel durch seine Mitreisenden erfährt, sind für ihn so beeindruckend, dass er alles, was er bisher über Gott und die Welt gedacht hat, neu überdenken muss.

Das Buch ist sehr gut für Leser geeignet, die sich bisher noch wenig Gedanken über das Woher, Wohin und Warum gemacht haben. Aber auch Leser, die nach einem tieferen Einblick in die Grundfragen des Lebens suchen, werden bei der Lektüre des Buches auf ihre Kosten kommen.

Das Buch kann in jeder Buchhandlung, im Internet oder von dem Autor bezogen werden.

Verlag: Books on Demand, Norderstedt
ISBN: 978-3741282478
VK 6,99 €

Das Mysterium der Schöpfung

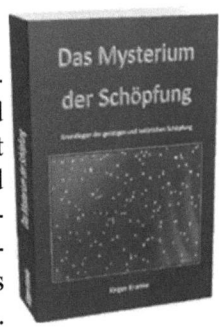

In seinem aktuell erschienenen Buch setzt sich Jürgen Kramke mit den Grundlagen der geistigen und natürlichen Schöpfung auseinander. Als Fundament für seine Ausführungen bezüglich der Ursachen und Kräfte, die das Universum entstehen ließ und bestehen lässt, beruft sich der Autor neben der Naturwissenschaft auf die Aussagen des Naturforschers und Visionär Emanuel Swedenborg (1688 -1772). Viele Erkenntnisse aus der Quantenphysik hat Emanuel Swedenborg, dessen Werke im Weltdokumentenerbe der UNESCO verzeichnet sind, vorweggenommen. So wusste er z. B., dass der Urgrund der Materie geistiger Natur ist. Eine Erkenntnis, die die erst viele Jahrzehnte nach Swedenborgs Tod von dem Physiker und Nobelpreisträger Max Planck formuliert wurde. Auch die von dem Quantenphysiker Hans-Peter Dürr postulierte Existenz einer jenseitigen Welt und dem Weiterleben nach dem Tod, hat Swedenborg in seinen Werken nachgewiesen. Swedenborg kannte wie kaum ein Anderer die Verhältnisse und Gesetzmäßigkeiten der geistigen Welt mit ihren Wechselwirkungen zur natürlichen Welt.

Mit diesem Hintergrund setzt sich der Autor in seinem Buch mit den existenziellen Fragen der Schöpfung und des Lebens auseinander. Dabei werden die folgenden Themen ausführlich behandelt:

Die Entwicklung des Lebens vom Mineralreich zum Menschen
Die Lehre von den Graden
Raum und Zeit
Die Entsprechungskunde
Gott ist Mensch
Die Verhältnisse in der jenseitigen Welt

Dieses Buch möchte Ihnen neue Sichtweisen über die Grundlagen der geistigen und natürlichen Schöpfung nachvollziehbar aufzeigen.

Das Buch kann in jeder Buchhandlung, im Internet oder von dem Autor bezogen werden.

Verlag: Books on Demand, Norderstedt
ISBN 9783738611465
VK 8,99 €

Geheimsache Bibel

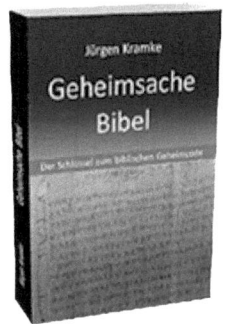

Immer wieder entbrennen weltweit Diskussionen darüber, ob die Bibel geheime, codierte Botschaften enthält. Botschaften, die sich auf konkrete Ereignisse der Vergangenheit, aber auch auf die heutige und zukünftige Zeit beziehen sollen. Viele Bibelexperten entschlüsseln aus der Bibel grauenvolle Endzeitszenarien, die bereits jetzt ihre unheimlichen Schatten über die Menschheit werfen. Umweltkatastrophen, Kriege und die sittliche Verrohung der Menschheit werden als Bestätigung der geheimen Bibelbotschaften angesehen.

Gibt es diese geheimen Bibelbotschaften wirklich?

Vor fast 300 Jahren hat der schwedische Naturforscher und Visionär Emanuel Swedenborg, dessen Manuskripte im Weltdokumentenerbe der UNESCO verzeichnet sind, ein revolutionäres System zur Decodierung der Bibel entdeckt. Dieses fast in Vergessenheit geratene System ermöglicht es dem Leser, die im äußeren Buchstabensinn verborgen liegenden Botschaften der Bibel zu entschlüsseln. Durch die konsequente Anwendung des durch Swedenborg aufgezeigten Bibeldecodierungssystems ist es möglich, aus der gelebten Vergangenheit den aktuellen Lebenszustand zu verstehen und so die eigene Zukunft zu beeinflussen. Das Buch zeigt an konkreten Textbeispielen auf, welch ein tiefer Weisheitsschatz in der Bibel verborgen liegt.

Um dem Leser das eigene decodieren der Bibeltexte zu erleichtern, wurde dem Buch ein Index beigefügt, der die verwendeten, entschlüsselten Codeworte, beinhaltet.

Das Buch kann in jeder Buchhandlung, im Internet oder von dem Autor bezogen werden.

Verlag: Books on Demand, Norderstedt
ISBN: 978-3749448708
VK 8,99 €